FUNKTIONELLES HANTELTRAINING

Bibliografische Information der Deutschen Nationalbibliothek
Die Deutsche Nationalbibliothek verzeichnet diese Publikation in der Deutschen Nationalbibliografie. Detaillierte bibliografische Daten sind im Internet über http://dnb.d-nb.de abrufbar.

Für Fragen und Anregungen
info@rivaverlag.de

Wichtige Hinweise
Sämtliche Inhalte dieses Buches wurden – auf Basis von Quellen, die die Autoren und der Verlag für vertrauenswürdig erachten – nach bestem Wissen und Gewissen recherchiert und sorgfältig geprüft. Trotzdem stellt dieses Buch keinen Ersatz für eine individuelle Fitnessberatung und medizinische Beratung dar. Wenn Sie medizinischen Rat einholen wollen, konsultieren Sie bitte einen qualifizierten Arzt. Der Verlag und seine Beauftragten sowie der Autor haften für keine nachteiligen Auswirkungen, Personen-, Sach- und Vermögensschäden, die in einem direkten oder indirekten Zusammenhang mit den Informationen stehen, die in diesem Buch enthalten sind.

Ausschließlich zum Zweck der besseren Lesbarkeit wurde auf eine genderspezifische Schreibweise sowie eine Mehrfachbezeichnung verzichtet. Alle personenbezogenen Bezeichnungen sind somit geschlechtsneutral zu verstehen.

2. Auflage 2022

Türkenstraße 89
80799 München
Tel.: 089 651285-0
Fax: 089 652096

Redaktion: Klaus Bartelt
Umschlaggestaltung: Kristin Hoffmann, München
Umschlagabbildungen und Fotos im Innenteil: Nopphadol Viwatkamolwat
Layout: mediathletic bild + design • www.mediathletic.com
Satz: Daniel Förster, Belgern
Druck: Firmengruppe APPL, aprinta Druck, Wemding
Printed in Germany

ISBN Print: 978-3-86883-731-5
ISBN E-Book (PDF): 978-3-86413-995-6
ISBN E-Book (EPUB, Mobi) 978-3-86413-996-3

CHRISTOPH DELP

FUNKTIONELLES HANTELTRAINING

riva

INHALT

TEIL III
TRAININGSGESTALTUNG UND -PLÄNE

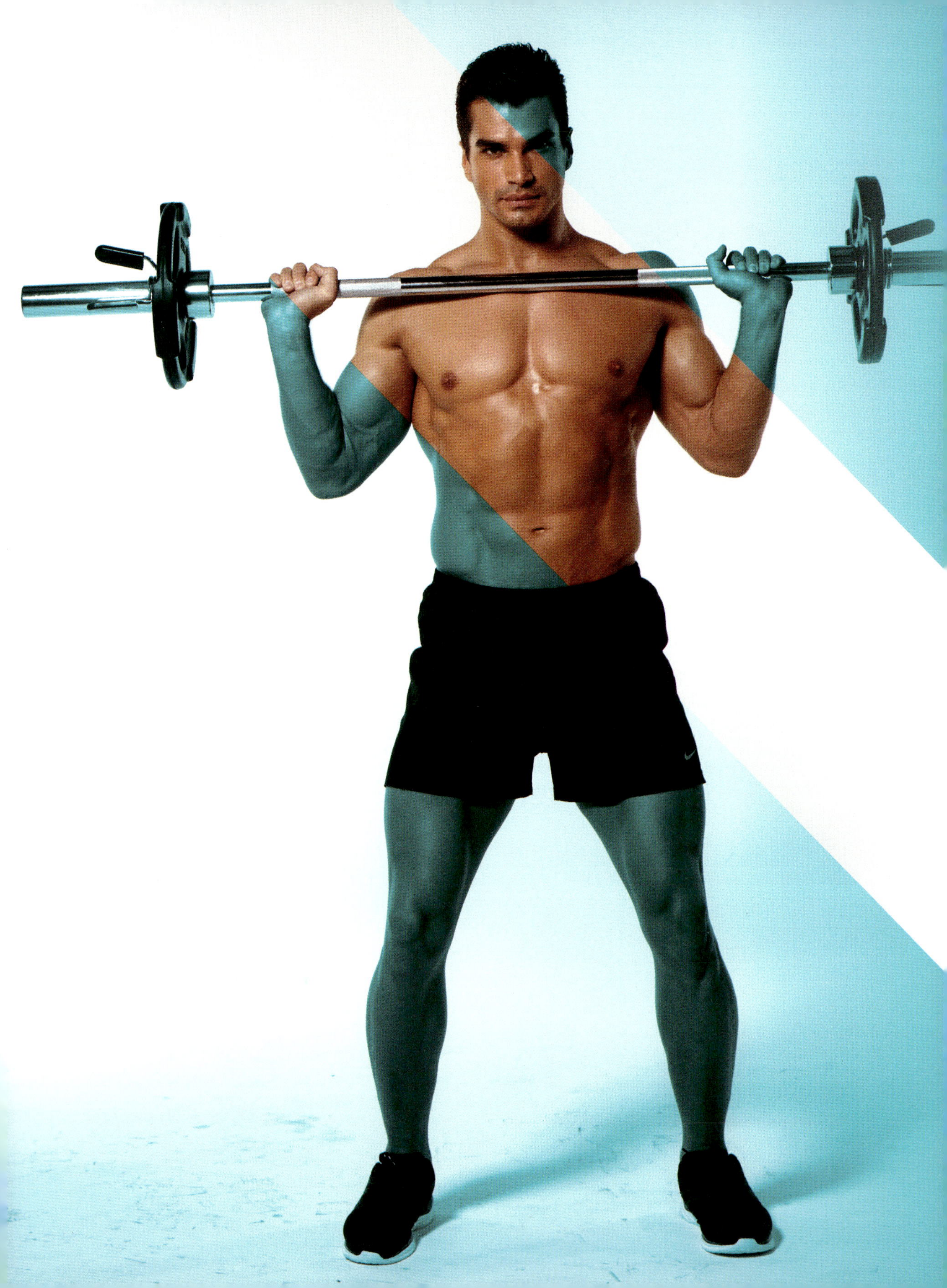

TEIL I

GRUNDLAGEN DES TRAININGS

1. Hintergründe zum Hanteltraining
2. Functional Training
3. Gute Gründe
4. Häufige Fragen
5. Trainingsausrüstung

1. HINTERGRÜNDE ZUM HANTELTRAINING

Das Hanteltraining hat sich bereits seit Langem als sehr effektive Methode zur Körperkräftigung bewiesen, unabhängig davon, ob es im Training daheim oder im Fitnessstudio ausgeführt wird. Auch beim populären funktionellen Training hat sich gezeigt, dass die Hanteln, insbesondere die Kurzhanteln, ein optimales Tool sind. Hanteln ermöglichen es, bei funktionellen Bewegungen die Intensität anhand von Gewichtsscheiben genau abzustimmen. So können die Anforderungen sehr einfach progressiv gesteigert werden. Bei den meisten anderen Trainings-Tools ist das nicht so problemlos machbar.

Hanteln haben zwar schon seit vielen Jahren ihren festen Platz im Fitnesstraining; sie wurden dabei aber meistens eingesetzt, um einzelne Muskeln aufzubauen, oft aus optischen Gründen (wie beispielsweise einen großen Bizeps). Im funktionellen Hanteltraining werden stattdessen Bewegungsabläufe trainiert. Es ist beabsichtigt, das Muskelzusammenspiel zu verbessern, um eine größere Leistungsfähigkeit des gesamten Körpers zu entwickeln; außerdem werden körperliche Schwachstellen beseitigt.

Hanteln mit unterschiedlichen Gewichten sind in gut ausgerüsteten Fitnessstudios in verschiedensten Ausführungen vorhanden. Auch für das selbstständige Training daheim sind Hanteln hervorragend geeignet, denn bereits zwei Kurzhanteln mit verschiedenen Gewichtsscheiben ermöglichen eine große Übungsvielfalt; außerdem lassen sich Hanteln leicht verstauen. Kurzhanteln werden in guter Qualität bereits für wenig Geld angeboten – es gibt sie aber auch im hohen Preissegment. Hanteln können von Frauen und Männern eingesetzt werden, und mit dem richtigen Gewicht sind sie für Fitnesseinsteiger ebenso wie für Leistungssportler geeignet. Hanteln sind wichtiger Bestandteil im funktionellen Krafttraining; derartige Übungen sollten in jeden Trainingsplan integriert werden.

Dieses Buch zeigt Ihnen alles Wichtige zum funktionellen Hanteltraining. Sie erfahren die Trainingsgrundlagen und was Sie beim Training berücksichtigen müssen. Auch berät das Buch beim Kauf von Hanteln und Zubehör. Sie lernen die wichtigsten Übungen kennen, um das Muskelzusammenspiel zu fördern, dazu ergänzende Übungen für Schwachstellen sowie solche, die für die Entwicklung von Schnellkraft ausgeführt werden. In diesem Buch sind Trainingspläne und Work-outs enthalten, nach denen Sie Ihr Training gestalten können, oder aber Sie nutzen diese Angebote als Anregung für eine eigenständige Trainingsplanung. Es wird ein gesundheitsförderndes Training angeboten, mit dem Sie sofort loslegen können. Wenn Sie allerdings verletzt sind, Probleme mit Gelenken oder der die Wirbelsäule stützenden Muskulatur (»Stützkorsett«) haben, müssen Sie dies vor dem Trainingsstart mit einem Orthopäden besprechen.

INFO: WAS SIND HANTELN?

Hanteln gehören zu den populärsten Geräten im Fitnesstraining, da sie eine Vielzahl von Übungen ermöglichen; der Körper wird ausgeglichen und sehr effektiv trainiert. Durch die genaue Abstimmung des Gewichts ist eine progressive Trainingssteigerung durchführbar. Weibliche und männliche Fitnesssportler aller Leistungsstufen können mit Hanteln trainieren, außerdem werden Langhanteln auch als Wettkampfgerät eingesetzt.
Mit dem Begriff Hantel wird ein Sportgerät bezeichnet, bei dem an den Enden einer Stange zwei gleich schwere Gewichte angebracht sind. Die Gewichte sind entweder fest mit der Stange verbunden (Hantel aus einem Guss) oder sie bestehen aus Scheiben, die sich wechseln lassen und mit einem Schraubgewinde, einer Schraube oder Feder fixiert werden. Eine Kurzhantel ist eine kleine

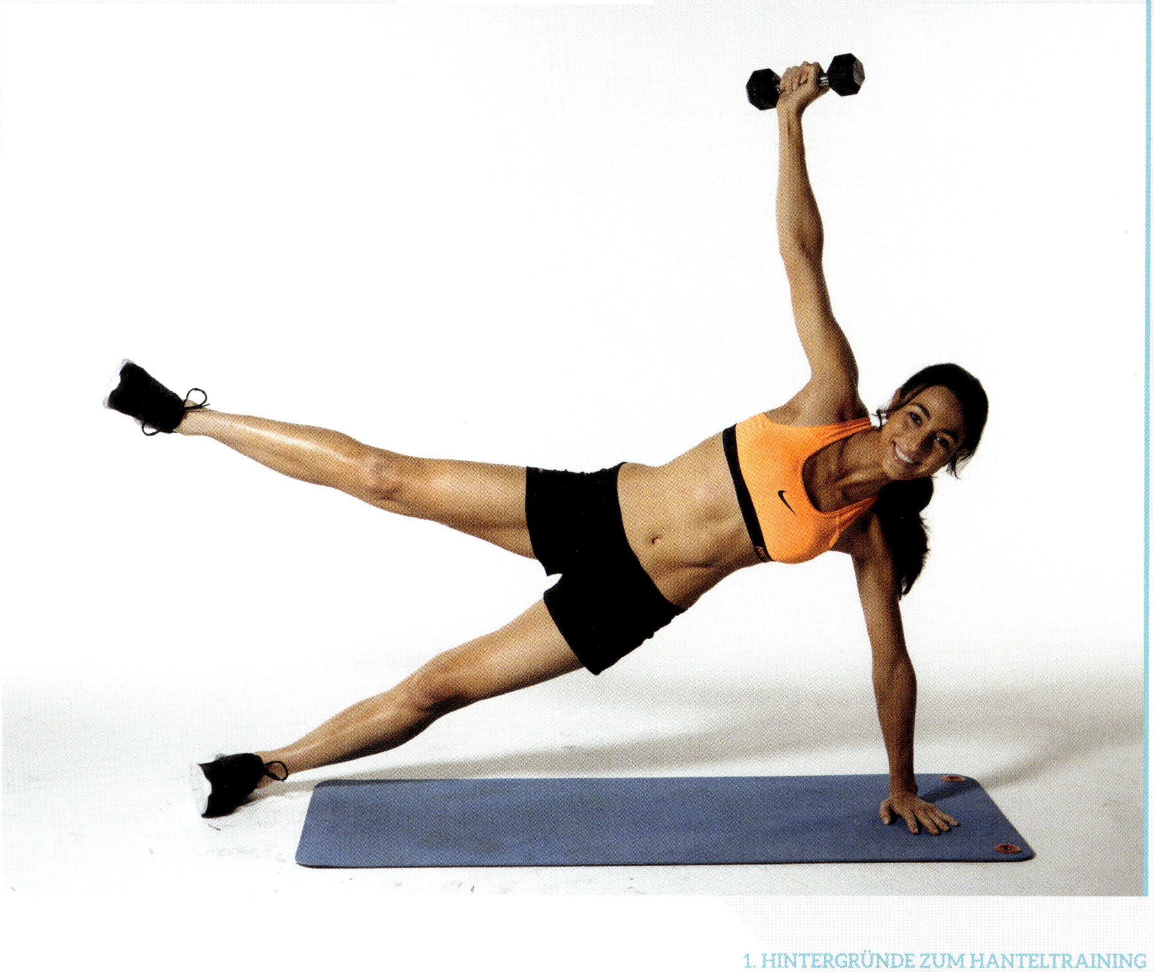

Stange mit einem Durchmesser von meistens 30 mm, die mit einer Hand gehalten wird. Die Langhantel, die bei den meisten Übungen mit beiden Händen bewegt wird, gibt es in unterschiedlichen Längen und Stärken. Im Fitnessbereich wird zumeist eine Länge von 160 cm und eine Stärke von 30 mm verwendet; im professionellen Bereich ist die Länge deutlich größer, und der Durchmesser beträgt 50 mm.

Ergänzend kann das Training mit der Kettlebell (Kugelhantel) zum Hanteltraining gezählt werden; bei diesem Übungsgerät wird eine Kugel mit einem Griff gehalten. Das Kettlebell-Training ist zwar nicht Gegenstand dieses Buches; es kann jedoch fast jede Übung mit einer Kurzhantel auch mit einer Kugelhantel ausgeführt werden, vorausgesetzt, dass ein oder zwei Kugelhanteln mit dem notwendigen Gewicht verfügbar sind.

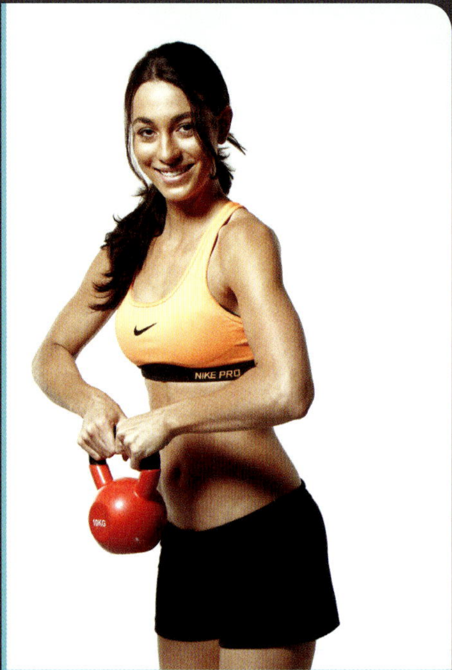

Die Kugelhantel (Kettlebell).

Feste Hanteln gibt es mit unterschiedlichen Füllungen (z. B. Gusseisen, Vinyl, Zement, Wasser) und Beschichtungen (z. B. Chrom oder Gummi). Die festen Hanteln sind in Gewichten zwischen 0,5 und 50 kg erhältlich; einige Händler bieten noch höhere Gewichte an.

Für das Training zu Hause werden vorrangig Hanteln genutzt, bei denen die Gewichtsscheiben austauschbar sind. Gewichtsscheiben gibt es aus Gusseisen mit oder ohne Chrombeschichtung oder mit einer Gummibeschichtung, um den Boden zu schonen. Die Scheiben werden zumeist in den folgenden Gewichtsstufen hergestellt: 0,5 kg, 1,25 kg, 2 kg, 5 kg, 10 kg, 15 kg, 20 kg und 25 kg. Einzelne Hersteller bieten auch andere Einteilungen an und auch Scheiben mit höherem Gewicht.

2. FUNCTIONAL TRAINING

Das Functional Training ist der aktuelle Trend im Fitness- und Gesundheitswesen. Bei dieser Methode wird der Körper ganzheitlich trainiert und gekräftigt. Es werden effiziente, alltagsähnliche Bewegungen ausgeführt und dabei der Körper stabilisiert, um die Gelenke zu schonen. Das Ziel ist es, den Körper fit für Alltag und Sport zu machen, anstatt große Muskelberge aufzubauen. Diese Trainingsform ist mittlerweile so populär, dass Fitnessstudios spezielle Bereiche dafür bereitstellen, sogenannte Freezones, in denen die Mitglieder die optimalen Voraussetzungen für das Functional Training vorfinden. Viele neue Studios richten sich sogar so ein, dass sie nur noch Functional Training anbieten. Und auch im Training daheim lässt sich diese Trainingsmethode sehr effektiv ausführen.

Muskelketten

Jeder Bewegung des Körpers liegt ein komplexes Zusammenspiel der Muskulatur zugrunde – gleich, ob bei Alltagsbewegungen oder bei der Ausführung einer Sportart. Um diesen Anforderungen gerecht zu werden, führen die Aktiven im funktionellen Training vorrangig freie Übungen aus, bei denen möglichst viele Gelenke bewegt und Muskelgruppen einbezogen werden. Über Jahre hinweg war es in Fitnessstudios dagegen üblich, Muskeln eindimensional mit fixierten Maschinenbewegungen zu trainieren. Die funktionellen Übungen optimieren die Bewegungsabläufe, verbessern die Leistungsfähigkeit und verringern die Verletzungshäufigkeit, da auch die Koordination der Muskeln trainiert wird.

Stabilisatoren

Ziel des Functional Trainings ist es auch, das Gleichgewicht und die Koordination zu verbessern sowie die Verletzungsgefahr von Bändern, Sehnen und Gelenken zu verringern. Deshalb wird nicht nur das Zusammenspiel von Muskelgruppen gefördert, sondern es werden auch die stabilisierenden Muskeln an den Gelenken gekräftigt, die sogenannten Stabilisatoren. Deren Training vermindert das Verletzungsrisiko des Bewegungsapparats infolge von Fehlstellungen und Ausweichbewegungen wie beispielsweise Fußumknicken. Für das Training der stabilisierenden Muskeln müssen die Bewegungen nicht unbedingt über mehrere Gelenke ausgeführt werden, denn auch kleine Bewegungen auf instabilem Untergrund bewirken positive Effekte. Nutzen Sie deshalb im Training immer wieder Positionen auf instabilem Untergrund, damit der Körper das ständige Ausbalancieren lernt und dabei die Stabilisatoren kräftigt.

Core-Training

Das gezielte Training der sogenannten Core-Muskulatur, den stabilisierenden Muskeln der Körpermitte, ist ebenfalls ein wichtiger Bestandteil im funktionellen Training. Der Grund dafür ist, dass die Körpermitte bei allen Bewegungen in Sport und Alltag eine entscheidende Komponente für die Kraft- und Energieweiterleitung darstellt. Es werden im Functional Training deshalb viele intensive Rumpfübungen in alle Bewegungsrichtungen ausgeführt.

Typisch für das funktionelle Training sind also erstens das Verbessern des Zusammenspiels der Muskelgruppen, um optimale Kraftentwicklung und -weiterleitung zu ermöglichen, zweitens die Kräftigung der stabilisierenden Muskeln an Fuß-, Knie-, Hüft-, Schulter-, Ellbogen- und Handgelenken und drittens der Aufbau einer kräftigen Core-Muskulatur. Außerdem ist entscheidend, dass das Training ganzheitlich und ausgeglichen erfolgt und sich keine Ungleichgewichtungen ausbilden, wie sie beispielsweise zwischen Zug- und Druckbewegungen des Oberkörpers sowie der vorderen und hinteren Beinmuskulatur auftreten können.

Trainingsgeräte und Übungsauswahl

Das Functional Training bietet ein großes Übungsangebot, sodass das Training auch zu Hause möglich ist. Die Übungen werden mit dem eigenen Körpergewicht ausgeführt und mit Geräten, bei denen die Bewegungen und die Körperpositionen stabilisiert werden müssen. Typische Trainingsgeräte sind Hanteln, Kettlebells, Medizinball, Schlingentrainer, Physioball, Sandbag sowie Kleingeräte, die den Körper in ein Ungleichgewicht bringen (z. B. Balance-Pad, Leverage Discs und Therapiekreisel). Die Hanteln, insbesondere die Kurzhanteln, spielen eine wichtige Rolle im funktionellen Training, da sie sehr viele Einsatzvarianten bieten, um den Körper effektiv und ausgeglichen zu trainieren; auch ermöglichen sie es, den Ober- und Unterkörper kombiniert zu kräftigen sowie die Schnellkraft zu fördern.

Bei der Übungsauswahl ist es wichtig, das Programm abwechslungsreich und spannend zu gestalten, anstatt monoton Kraftübungen mit vielen Wiederholungen auszuführen. Es soll auch die geistige Leistungsfähigkeit gefördert werden, denn der Aktive muss sich in das Training einbringen und nicht mental mehr oder weniger unbeteiligt seinen vorgegebenen Plan abarbeiten. Die Anforderungen werden progressiv erhöht, indem schwerere Hantelgewichte genutzt werden sowie durch die Nutzung von instabilem Untergrund beziehungsweise Anheben eines stützenden Körperteils vom Boden. Die Muskulatur baut sich dabei ebenfalls auf, was einen schönen Nebeneffekt darstellt.

Trainingsstunde

Die Trainingseinheiten werden möglichst kurz gehalten mit der Absicht, effektiv und intensiv zu trainieren. Eine Trainingseinheit dauert zumeist etwa 60 Minuten, kann aber auch

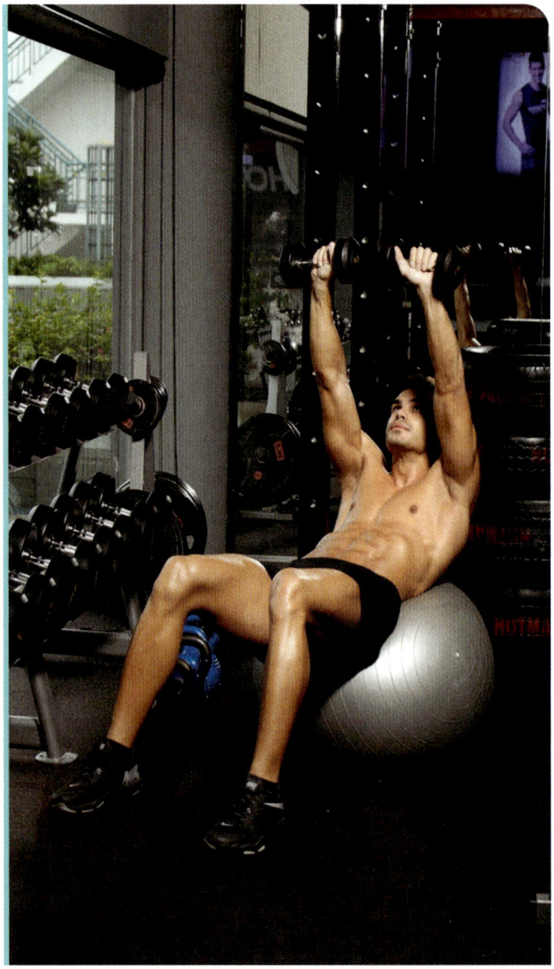

kürzer sein, was sich vor allem für das Training daheim anbietet. Es ist besser, häufig mit unterschiedlichen Übungen zu trainieren, als den Körper selten und sehr intensiv zu belasten.

Ein Satz einer Übung wird abhängig vom Trainingsziel für die Dauer von 30 bis 90 Sekunden ausgeführt. Es wird möglichst kurz zwischen den einzelnen Übungen pausiert; dazu wird häufig nach einem Satz für eine Bewegungsrichtung (z. B. Druck nach vorne) ein Satz für die gegensätzliche Bewegungsrichtung (z. B. Zug nach hinten) ausgeführt. So kann die jeweils nicht geforderte Muskulatur regenerieren und ist anschließend bereit für den nächsten Satz.

Oft wird im funktionellen Training auch ein sogenanntes Zirkeltraining ausgeführt, bei dem man von einer Übung direkt zur nächsten Übung übergeht. Nach einem Zirkeldurchgang von meistens sechs bis zehn Übungen wird dann zwei bis fünf Minuten lang pausiert. Viele Aktive finden ein solches Training mit Intervallen und wechselnden Anforderungen spannender als das Abzählen von Wiederholungen und ständiges Pausieren zwischen den Sätzen. Sie können aber auch weiter die Wiederholungen zählen und Sätze einer einzelnen Übung hintereinander ausführen, falls Ihnen ein solches Training angenehmer sein sollte.

Das Training einzelner Sätze für mehrere unterschiedliche Übungen hintereinander setzt voraus, dass Sie genügend Hanteln und Gewichte verfügbar haben, sodass Sie mit dem jeweils richtigen Gewicht üben können, ohne nach jedem Satz Gewichtsscheiben austauschen zu müssen. Gegebenenfalls ist es notwendig, die Übungsreihenfolge zu variieren (also Übungen hintereinander durchzuführen, für die dasselbe Gewicht genutzt wird) oder aber einen Zirkel in mehrere Unterzirkel aufzuteilen.

Im Gruppentraining leitet der Trainer durch den Zirkel, wobei er die einzelnen Übungen individuell an das Leistungsniveau des Aktiven anpasst. So eignet sich das Training für jeden – gleich welchen Alters und Fitnesslevels. Dies ist auch ein großer Vorteil der funktionellen Übungen, denn bereits eine kleine Veränderung an einer Übung vereinfacht oder intensiviert diese deutlich. Im Einzeltraining ist das Training mit dem Intervall-Timer populär, bei dem Sie die Übungsdauer und die Pausen einstellen können und so motiviert werden, bis zum Signalton durchzuhalten (siehe Seite 27).

Trends

Es haben sich Trends im Functional Training entwickelt, bei denen die Aktiven immer mehr körperliche Leistung präsentieren wollen. So entstanden auch Vergleichswettbewerbe wie bei CrossFit®. Häufig werden dabei allerdings Leistungen durch Fehlstellungen erzielt, und der Körper wird überlastet. Dies ist entgegen der Zielsetzung des funktionellen Trainings, denn der Körper soll hierbei mit effektivem und gesundem Training aufgebaut und nicht geschwächt oder verletzt werden.

Es ist auch zu bedenken, dass nicht alles schlecht ist, was bisher gemacht wurde; auch das Maschinentraining kann hilfreich sein, beispielsweise können damit einzelne Muskeln kontrolliert wieder aufgebaut werden (z. B. nach einer Operation). Es gilt, den größten Nutzen für sein Training aus den möglichen Angeboten zu ziehen, wobei auch das isolierte Krafttraining seinen Platz haben kann. Trainieren Sie überlegt und gesundheitsbewusst und schöpfen Sie die positiven Effekte des Fitnesstrainings und all seiner Möglichkeiten voll aus! So tun Sie Ihrem Körper langfristig Gutes.

3. GUTE GRÜNDE

Das Hanteltraining, insbesondere mit Kurzhanteln ausgeführt, hat hervorragende Effekte für die Entwicklung der körperlichen Leistungsfähigkeit, für die Gesundheit und für den Aufbau eines attraktiven Erscheinungsbildes. Das Kurzhanteltraining hat sich als eines der effektivsten Trainings-Tools für das funktionelle Krafttraining erwiesen.

Gute Verfügbarkeit

In nahezu allen Fitnessstudios ist eine große Auswahl von Hanteln vorhanden. Sie können ebenso zu Hause effektiv trainieren, denn ein Hantelset lässt sich kostengünstig erwerben. Bereits mit zwei Kurzhanteln mit auswechselbaren unterschiedlichen Gewichtsscheiben können Sie ein sehr effektives Trainingspro-

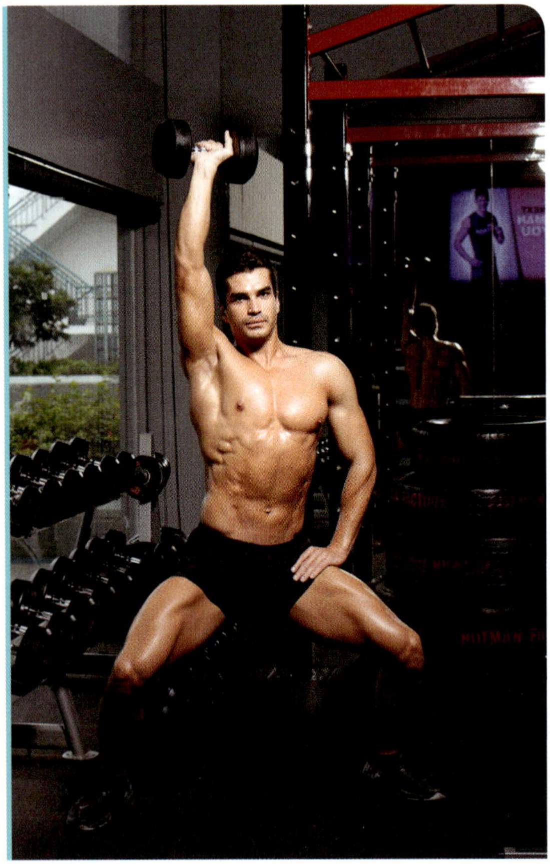

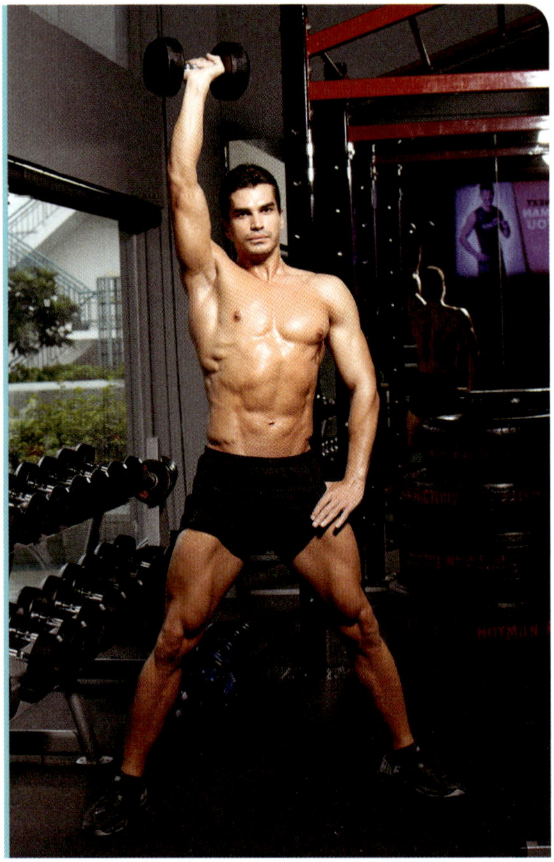

gramm ausführen. Sie benötigen weder viel Platz für das Training noch zum Aufbewahren der Hanteln; es muss allerdings immer gewährleistet sein, dass die Hanteln sicher vor Kindern aufbewahrt werden. Bei Bedarf kann das Training langfristig mit Trainings-Tools erweitert werden, um den Körper mit neuen Reizen zu fordern und abwechslungsreich zu üben.

Vielseitiges Trainingsgerät

Hanteln bieten eine große Vielfalt von Einsatzmöglichkeiten. Primär werden sie zum progressiven Kraftaufbau eingesetzt. Die Rumpfmuskulatur muss alle freien Bewegungen stabilisieren und wird so wirkungsvoll entwickelt; das Hanteltraining ist somit immer auch ein Training der Körperhaltung. Dies steht im Gegensatz zu Übungen an fest installierten Maschinen, bei denen der Rumpf an einer Lehne positioniert wird. Auch sind bei Maschinen die Drehachsen vorgegeben, was gelenkbelastend sein kann.

Es gibt so viele Hantelübungen und Variationen, insbesondere beim Kurzhanteltraining, dass das Training nicht eintönig wird. Auch können Sie Trainings-Tools nutzen; beispielsweise werden die Übung auf instabilen Untergründen wie Gymnastikball oder Therapiekreisel deutlich schwerer. Ergänzt man im Training eine Möglichkeit zum Sichselbst-Hochziehen, beispielsweise an einer Klimmzugstange, dann können alle wichtigen Bewegungen des Körpers gefördert werden. Außerdem können Fortgeschrittene ein sehr effektives Explosivtraining mit Lang- oder Kurzhantel ausführen, insbesondere das Hochziehen und Reißen vom Boden haben sich als wirkungsvoll gezeigt.

Verbessertes Muskelzusammenspiel und verbesserte Gelenkstabilität

Das Hanteltraining bewirkt ein verbessertes Muskelzusammenspiel durch den Einsatz in mehrgelenkigen Bewegungen. Es lassen sich gut Bewegungen von Oberkörper und Unterkörper miteinander kombinieren und auch Drehbewegungen einfügen. Dies verbessert das Muskelzusammenspiel des ganzen Körpers, und infolge davon erhöht sich das Leistungsvermögen bei jeder sportlichen Betätigung ebenso wie im Alltag; auch die Verletzungsgefahr verringert sich, denn alle Bewegungen können effizient und besser koordiniert ablaufen. Für Fortgeschrittene, insbesondere wenn das Hanteltraining zum Aufbau einer größeren Leistungsfähigkeit in einer anderen Sportart ausgeführt wird, ist das Üben von einarmigen Bewegungen wichtig, denn viele Sportaktivitäten (etwa ein Boxschlag oder ein Handballwurf) erfolgen einarmig.

Aufgrund des Hantelgewichts werden nicht nur die anhebenden Muskeln intensiv angesprochen, sondern auch die stabilisierenden Muskeln gekräftigt, am Rumpf ebenso wie an Fuß-, Knie-, Schulter- und Handgelenken. Dies verringert die Gefahr von Bänderverletzungen an Gelenken – vorausgesetzt, dass die Muskulatur ausgeglichen trainiert wird.

Alltagsähnliche Bewegungen und bessere Körperhaltung

Bewegungen in Sport und Alltag werden schnell und oftmals einseitig ausgeführt; der Körper ist gefordert, um die Bewegungen zu stabilisieren. Wenn Sie Ihre Muskulatur an Maschinen trainieren, ist die Position des Körpers bereits durch die Maschine stabilisiert; Sie bauen zwar Kraft und Muskulatur auf, der Körper lernt aber nicht, diese schnell zur Verfügung zu stellen sowie eine freie Position zu stabilisieren.

Bei den freien Bewegungen im funktionellen Hanteltraining ist immer auf das Stabilisieren von Ausgangsposition und Bewegungsfolge zu achten. Da dies mit zusätzlicher Gewichtsbelastung konzentriert geübt und kontinuierlich gesteigert wird, wird Ihnen das Einhalten von Körperposition und Körperspannung auch bei Sport- und Alltagsbewegungen leichter fallen. Fortgeschrittene im Hanteltraining sollten die Anforderungen immer weiter steigern, indem sie auch einarmig und einbeinig üben sowie instabile Untergründe nutzen. Im Ergebnis werden sie immer leistungsfähiger und können den Körper vor Verletzungen sowie frühzeitigem Verschleiß schützen.
Durch das Hanteltraining stellen sich aufrechte Körperhaltung und selbstbewusstes Gangbild ein. Die kräftige Muskulatur stützt und schützt den Körper, Haltungsschäden sowie sich daraus entwickelnder vorzeitiger Gelenkverschleiß werden vermieden. Korrekte Körperpositionen und Rumpfspannung werden gefördert, so wird beispielsweise die Wirbelsäule beim Anheben von schweren Gegenständen geschützt.

Effektive Körperfettreduktion

Ist das Abnehmen Ihr Ziel, dann müssen Sie mehr Energie verbrauchen, als Sie dem Körper zuführen. Dabei gilt es, das Körperfett zu reduzieren, nicht hingegen Muskelmasse abzubauen. Mit dem Hanteltraining steigern Sie den Energieverbrauch durch die intensive Trainingsbelastung sowie den Nachbrenneffekt in der Regenerationsphase deutlich. Außerdem bewirkt das Hanteltraining einen Aufbau der Muskelmasse, was den Energiegrundumsatz des Körpers erhöht. Das funktionelle Training mit mehrgelenkigen Übungen erzielt Muskelwachstum bei allen Körperpartien. Mit einer auf die Zielsetzung abgestimmten Ernährung können Sie durch Hanteltraining schnell und effektiv überschüssiges Körperfett verringern.

Wenn Sie hingegen mit einer Diät eine schnelle Gewichtsreduktion ohne Krafttraining erwirken, dann verringert sich die Muskelmasse des Körpers; kurzfristig kann eine Gewichtsreduktion auf der Waage festzustellen sein, nach wenigen Wochen stellt sich dann aber bei gleicher Nahrungsaufnahme das alte Gewicht wieder ein. Es wird oft sogar überschritten, da der Körper wegen der geringeren Muskelmasse nun weniger Energie verbraucht.

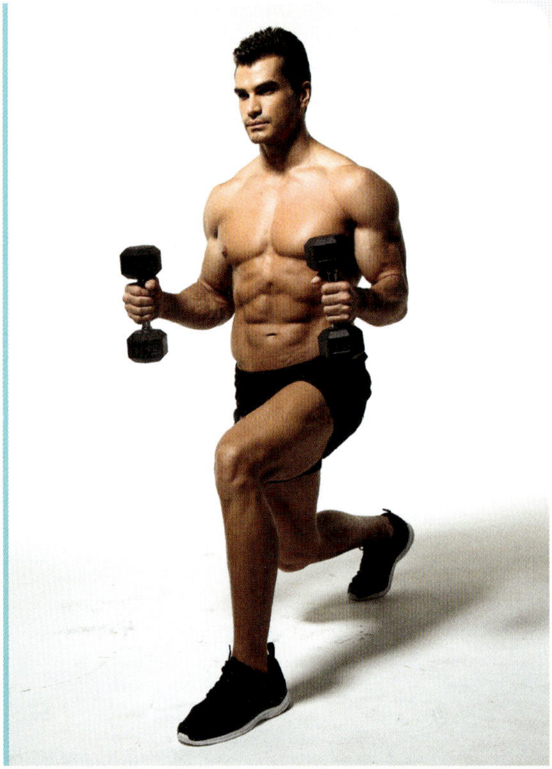

4. HÄUFIGE FRAGEN

Zum funktionellen Hanteltraining werden immer wieder die folgenden oder ähnliche Fragen gestellt:

Für wen eignet sich funktionelles Hanteltraining?

Das funktionelle Hanteltraining bietet vielfältige Übungen und Varianten, sodass jeder Erwachsene trainieren kann – gleich, ob Fitnesseinsteiger oder Profisportler. Unabhängig vom Alter können Frauen ebenso wie Männer Hanteltraining ausüben, wenn die grundlegenden Regeln beachtet werden: Sie müssen die für Sie persönlich geeignete Übungsvariante mit dem passenden Gewicht nutzen. Die Übungen sind immer mit der richtigen Technik auszuführen und dürfen nicht durch Fehlstellungen bewältigt werden, beispielsweise verursacht durch den Einsatz von zu schwerem Gewicht.

Was ist beim Training von Jugendlichen zu beachten?

Das Hanteltraining ist für Jugendliche gesundheitsfördernd, vorausgesetzt, es wird richtig und altersgerecht durchgeführt. Das Training dient zur Beseitigung von Haltungsmängeln, zur Schulung der Koordination, zum kontrollierten Aufbau von Muskelmasse und gegebenenfalls zur Verringerung des Körperfettanteils. Körperbewusstsein und Fitnessverhalten sollen dabei geschult werden. Ein richtig dosiertes Krafttraining hilft, einen gesunden, sportlichen Körper zu entwickeln.

Bei Jugendlichen lässt sich oftmals eine zu schwach oder unausgeglichen entwickelte Rumpfmuskulatur feststellen, weshalb das Training von Bauch- und unterer Rückenmuskulatur ein Trainingsschwerpunkt sein sollte. Auch ist zu beachten, dass viele Sportarten die Muskulatur recht einseitig belasten, was Belastungsschmerzen verursachen kann und die Verletzungsgefahr erhöht. Es treten beispielsweise bei Jugendlichen, die viel Fußball spielen, häufig Knieschmerzen auf, verursacht durch ein Ungleichgewicht in der Beinmuskulatur. Ein Training der hinteren Oberschenkelmuskulatur hilft zumeist recht schnell und reduziert auch das Verletzungsrisiko.

Viele junge männliche Fitnessinteressierte sind übermotiviert, Vorzeigemuskeln wie einen großen Bizeps oder ein Sixpack zu entwickeln. Infolgedessen trainieren sie einseitig und ohne genügend Regeneration. Muskelwachstum stellt sich zwar schnell ein, allerdings passt sich die Muskulatur schneller als die Sehnen und Bänder an die Belastungen an, wodurch ein Überlastungsrisiko entsteht, beispielsweise für Sehnenscheidenentzündungen an den Handgelenken. Auch können sich aus einseitigem Training Haltungsschäden entwickeln.

Das Training muss ausgeglichen erfolgen, und die Übungen sollen eher langsam mit geringen Gewichten durchgeführt werden. Es ist kein Training bis zur vollständigen Muskelerschöpfung durchzuführen, denn der sich noch im Wachstum befindende Körper soll nicht zu intensiv belastet werden. Der Sportler muss beim Training mit Gewichten lernen, die richtige Haltung zu bewahren, was dazu führt, dass er automatisch bei Alltagsbewegungen eine bessere Körperhaltung einnimmt. Eltern sollten das Training mit dem Jugendlichen besprechen und gegebenenfalls (etwa bei selbstständigem Training zu Hause) überwachen. Es sollte das Bewusstsein dafür gefördert werden, dass ein starker und gesunder Körper mit aufrechter Körperhaltung das Trainingsziel darstellt und dafür ausgeglichen trainiert werden muss. Aufwärmphase, korrekte Übungstechnik und Abwärmphase sind ebenso grundlegend wie eine angemessene Trainingsplanung. Ist dies sichergestellt, dann ist das Hanteltraining für Jugendliche sinnvoll.

Für Kinder hingegen ist das Hanteltraining nicht notwendig. Bei Kindern soll Spaß im Vordergrund stehen, um die Motivation für Sport zu fördern. Dazu eignen sich Gruppentrainings unter Aufsicht eines erfahrenen Übungsleiters. Oberste Priorität beim Training ist immer die Sicherheit des Kindes; beim Hanteltraining besteht jedoch für Kinder die Gefahr, sich durch Unaufmerksamkeit zu verletzen, beispielsweise durch Fallenlassen der Hantel. Für Kinder empfehlen sich Übungen, bei denen sie das eigene Körpergewicht transportieren; nicht hingegen Übungen mit zusätzlichem Gewicht. Falls Sie jedoch Ihr Kind auch mit Hanteln zu Hause üben lassen wollen, dann erlauben Sie nur leichte Gewichte und achten Sie genau auf korrekte Übungsdurchführung. Nach dem Training gilt es, die Kurzhanteln wieder sicher zu verstauen, damit das Kind nicht selbstständig, ohne Aufsicht, daran üben kann.

Baue ich mit funktionellem Training Muskelmasse auf?

Die funktionellen Übungen ermöglichen ein sehr effektives Training der Muskeln. Es werden vorrangig komplexe Übungen ausgeführt, d. h. Übungen, die gleichzeitig mehrere Muskelgruppen aktivieren und somit ein besseres Muskelzusammenspiel bewirken. Dies ermöglicht Ihnen, beim Krafttraining ebenso wie in anderen Sportarten und im Alltag mehr Muskelkraft freizusetzen und somit kraftvoller zu agieren. Das funktionelle Hanteltraining führt auch zu Muskelwachstum, wobei sich dieser Effekt durch Übungsauswahl und Trainingsintensität steuern lässt. Sie können durch kontinuierliche Gewichtssteigerungen deutlich Muskelmasse aufbauen, vorausgesetzt, Sie nehmen genügend Eiweiß zu sich (1,5 bis 2 g pro Kilo Körpergewicht sind empfehlenswert.) Sie können aber ebenso einen ungewollten Gewichtsanstieg vermeiden, wenn Sie Ihr Training entsprechend dosieren und die Intensitätssteigerung durch Erschweren der Übungsanforderungen vornehmen, beispielsweise von Schwierigkeitslevel 1 zu 2 wechseln.

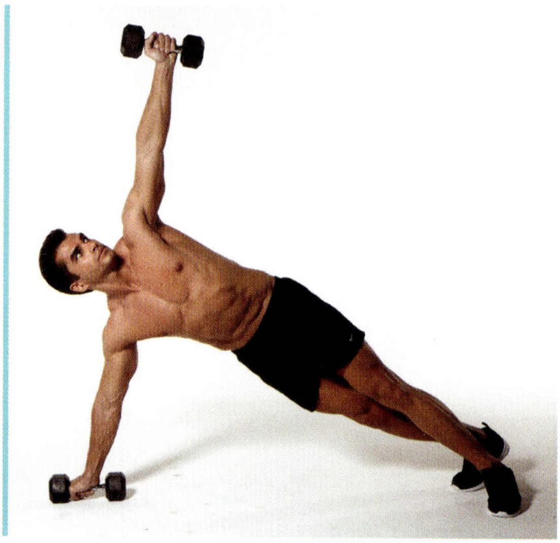

Wie oft und wie lange soll ich trainieren?

Die Trainingsgestaltung ist abhängig von Ihren Trainingszielen sowie dem bereits erreichten Leistungsvermögen. Auch ist zu überlegen, ob Sie noch andere Sportarten ausführen und wie stressig sich Ihre aktuelle Lebensphase darstellt, wie viel Zeit Sie beispielsweise für die Regeneration haben.

Für Einsteiger lässt sich festhalten, dass bereits mit zwei bis drei wöchentlich ausgeführten Einheiten Krafttraining gute Ergebnisse erzielt werden können. Als Trainingszeit im Hauptteil sind 30 bis maximal 60 Minuten zu wählen, zuzüglich Aufwärmphase und Abwärmphase. Die Belastungsintensität sollte mittelschwer sein, denn sehr intensives Training eignet sich nicht für Einsteiger. Ansonsten ist das Risiko zu groß, sich zu überlasten und zu verletzen.

Für Fortgeschrittene, die ein Split-Programm ausführen, wird häufig eine Trainingshäufigkeit von vier Mal pro Woche empfohlen. Allerdings ist dies nicht zwingend, da es viele Möglichkeiten der Trainingsgestaltung gibt; Zielsetzung des Trainingszyklus sowie Rahmenbedingungen sind entscheidend. Als Trainingsdauer sind auch hier 30 bis 60 Minuten intensives Krafttraining zu empfehlen.

Kann das Training in ein Stadium von Übertraining führen?

Jedes Training – auch das mit Hanteln – führt zu einem Zustand von Übertraining, wenn Sie Ihrem Körper nicht genügend Zeit zur Regeneration bieten. Nach jeder Trainingseinheit muss sich der Körper erholen, um zuerst einmal das alte Leistungsniveau wiederherzustellen und es dann – nach einem überschwelligen Trainingsreiz – weiter zu verbessern. Wie lange der Körper zur Regeneration benötigt, ist davon abhängig, wie intensiv die Trainingsreizsetzung erfolgt ist und wie die Regeneration gestaltet wird. Üblicherweise wird empfohlen, die bei der trainierten Bewegungsrichtung vorrangig beanspruchten Muskelgruppen ein bis drei Tage zu regenerieren, je nachdem, wie intensiv die Trainingseinheit war.

Im dritten Kapitel finden Sie vollständige Trainingsprogramme. Planen Sie jedoch Ihr Training selbstständig, dann achten Sie darauf, dass Sie zwischen dem zweimaligen Ausführen des gleichen Work-outs mindestens einen Tag Abstand halten. Auch gilt es, wenn Sie noch eine andere Sportart trainieren, deren Einsatz mit dem Krafttraining im Wochentrainingsplan abzustimmen. Denn generell häufiges Training kann ebenfalls zu Übertraining führen, wenn der Körper nicht genügend Zeit zur Regeneration erhält. Wie lange der Körper für die Erholung benötigt, ist von der Reizsetzung, Regeneration und Ernährung abhängig. Je intensiver Sie trainieren, desto mehr müssen Sie Ihren Körper unterstützen und pflegen, damit er kontinuierlich seine Leistungsfähigkeit steigern kann.

Was für ein Gewicht soll ich wählen?

Sie müssen ein Gewicht wählen, mit dem Sie die Übung über die geplante Intervalldauer beziehungsweise über alle geplanten Wiederholungen noch technisch korrekt ausführen können, d. h. Sie sollen sich bei der letzten Wiederholung eines Satzes deutlich angestrengt fühlen, aber es soll noch möglich sein, diese Wiederholung auszuführen, ohne den Körper zu verdrehen. Generell sollten Sie Gewichte besser zu leicht als zu schwer wählen, um keine Verletzung durch Körperfehlstellung zu riskieren. Abhängig von Ihrem Trainingsziel sollten Sie aber mindestens acht Wiederholungen mit dem Gewicht technisch sauber ausführen können.

Sie müssen sich an dieses Gewicht durch Ausprobieren herantasten und gegebenenfalls Anpassungen für den nächsten Übungssatz vornehmen. Tragen Sie das Gewicht nach der Trainingsstunde in Ihrem Trainingsbuch (siehe Seite 229–230) ein. Am Anfang ist es noch etwas schwer, das richtige Übungsgewicht zu bestimmen, aber je länger Sie trainieren, desto besser wird Ihnen das Abschätzen gelingen.

Welche Hanteln soll ich mir kaufen?

Wenn Sie Hanteln für das Training zu Hause erwerben wollen, dann empfiehlt sich ein Kurzhantelset mit unterschiedlichen Gewichtsscheiben. Geeignet sind Kurzhanteln, die ein Gewinde mit Sternverschluss haben; diese sind sicher, und die Gewichte lassen sich recht schnell wechseln.

Für weibliche Sportler beziehungsweise männliche Sportler mit geringerem Körpergewicht und geringerer Körperkraft bietet sich der Erwerb eines Kurzhantelsets aus zwei Hanteln mit austauschbaren Scheiben von jeweils 10 kg an. Das Set sollte Scheiben von 0,5 kg, 1,25 kg und 2,5 kg umfassen. Als Alternative können leichte Kurz-

INFO: GEFAHREN BEIM HANTELTRAINING

Grundsätzlich besteht beim Hanteltraining kaum Verletzungsgefahr, vorausgesetzt, Sie beachten die folgenden Aspekte:

- Wenn Sie Hanteln mit austauschbaren Hantelscheiben nutzen, dann müssen Sie vor jeder Übung sicherstellen, dass der Verschluss fixiert ist, insbesondere wenn Sie Kurzhanteln für Bewegungen über Kopf und Körper nutzen.
- Falls Sie noch nicht wissen, welches Übungsgewicht geeignet ist, dann müssen Sie sich an das Gewicht herantasten. Beabsichtigen Sie, mit hohem Gewicht zu trainieren, ist es empfehlenswert, zumindest beim Ausprobieren eines Übungsgewichts einen Trainingspartner zur Verfügung zu haben, der im Notfall Hilfestellung leisten kann.
- Greifen Sie die Hanteln mit festem Griff; ein Herausgleiten muss ausgeschlossen sein. Deshalb nutzen einige Sportler den Kreuzgriff (eine Handfläche vorne und eine hinten), wenn sie eine schwere Langhantel vom Boden anheben.
- Korrekte Übungstechnik ist grundlegend. Achten Sie immer darauf, dass der Rumpf in Spannung ist, sowie auf einen geraden Rücken. Gelingt dies nicht und es entsteht eine Fehlhaltung, ist es wichtig, die Übung zu stoppen.
- Ein Risiko besteht, wenn Sie Bewegungen unkontrolliert ausführen beziehungsweise die Körperspannung nicht halten können – insbesondere wenn Sie explosiv trainieren. Erlernen Sie deshalb Bewegungen wie das »Reißen« (Snatch) mit leichtem Gewicht und üben Sie dabei, die Muskulatur in Spannung zu bringen und zu halten.
- Beim Hanteltraining können die Gewichte anhand der Scheiben kontinuierlich und schnell gesteigert werden. Allerdings passt sich die Muskulatur schneller an die Anforderungen an als die Sehnen und Bänder. Es besteht daher die Gefahr, dass man die Gewichte zu schnell steigert und den Körper überlastet. Erhöhen Sie deshalb zuerst die Intervalldauern beziehungsweise die Wiederholungszahlen, anstatt so schnell wie möglich die Gewichte zu steigern. Insbesondere motivierte Trainingseinsteiger müssen dringend darauf achten!

hanteln mit festem Gewicht gekauft werden, da leichte Hanteln recht wenig kosten.

Für einen männlichen Sportler mit mittlerem Körpergewicht empfiehlt sich der Kauf von zwei Kurzhanteln mit unterschiedlichen Scheiben und einem Gesamtgewicht von jeweils 15 kg, die mit gutem Preis-Leistungs-Verhältnis angeboten werden. Wenn Sie bereits recht stark sind und mehr investieren wollen, dann können Sie auch zwei Kurzhanteln mit jeweils 20 kg oder mehr erwerben; diese Sets sollten auch 5-kg-Scheiben umfassen.

In einem nächsten Schritt können Sie sich ein weiteres Kurzhantelset zulegen. Dann lässt sich auch Intervall-Training gut zu Hause durchführen, da die Gewichte für mehrere Übungen hintereinander vorbereitet werden können. Weitere Trainingsgeräte können bei langfristigem Training ergänzt werden; müssen aber nicht, denn bereits mit zwei Kurzhanteln können Sie effektiv trainieren. Nicht das beste Equipment ist für den Trainingserfolg entscheidend, sondern der Trainingswille sowie die richtige Trainingsgestaltung.

- Wenn Sie zu Hause ohne Trainingspartner trainieren, dann sind Kurzhanteln einer Langhantel vorzuziehen. Denn wird das Gewicht zu schwer, ist das Verletzungsrisiko geringer (beispielsweise wenn Sie eine Hantel im Notfall fallen lassen müssen). Auch beim Brustdrücken kann man eine Kurzhantel zur Seite wegfallen lassen, im Gegensatz zu einer Langhantel. Außerdem ermöglichen Kurzhanteln einen größeren Bewegungsspielraum.
- Üben Sie mit Langhantel über Kopf oder in Rückenlage, dann nutzen Sie leichte Gewichte, die Sie sicher bewältigen können, oder Sie müssen jemanden bitten, beim Training anwesend zu sein, um Hilfestellung leisten zu können.
- Im Trainingsraum muss immer Sicherheit gewährleistet sein, sodass Sie sich auf das Hanteltraining konzentrieren können. Das Training mit Kurzhanteln ist grundsätzlich in jedem Raum möglich, solange sichergestellt ist, dass niemand hereinplatzt und Sie beim Training überrascht, infolgedessen Sie eine Fehlhaltung einnehmen und sich verletzen könnten.
- Nach dem Training müssen Sie die Hanteln wieder geordnet ablegen. Hanteln sollen nicht unaufgeräumt im Trainingsraum herumliegen, unabhängig davon, ob Sie im Fitnessstudio oder zu Hause trainieren. Wenn Sie Kinder haben und zu Hause trainieren, dann müssen die Hanteln sicher verwahrt werden, damit die Kinder sie nicht unkontrolliert anheben und sich damit verletzen können.

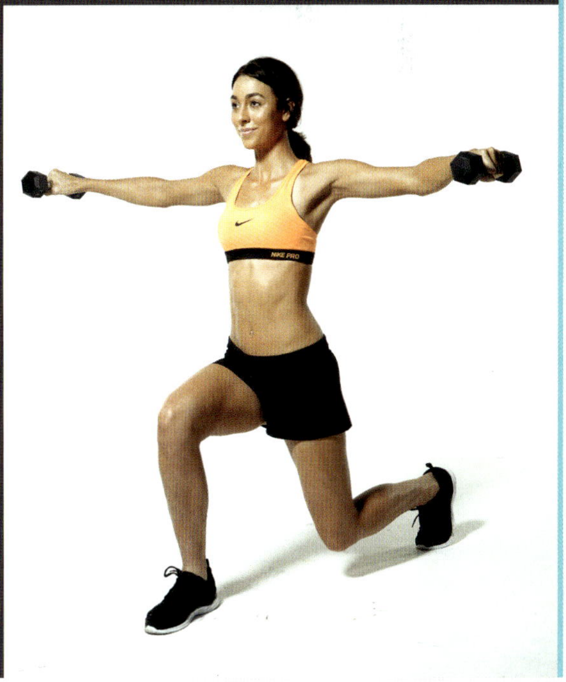

5. TRAININGSAUSRÜSTUNG

Die folgenden Hanteln und Ausrüstungsgegenstände können Sie im Training einsetzen. Im Fitnessstudio finden Sie alles, was Sie für das Training benötigen. Im Training zu Hause können Sie bereits mit zwei Kurzhanteln mit austauschbaren Gewichtsscheiben starten und die meisten Übungen ausführen. Dazu sind die meisten Hanteln im unteren Preissegment gut genug, wenn diese einen stabilen Verschluss besitzen, der einen schnellen Austausch des Gewichts ermöglicht. Weiteres Hantelzubehör können Sie bei Bedarf mit der Zeit hinzufügen.

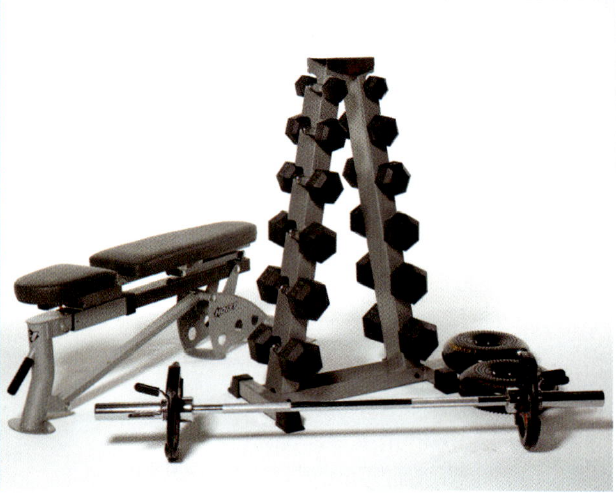

Für das Hanteltraining kann eine Vielzahl von Trainingsgeräten ergänzend genutzt werden; auch werden noch immer neue Geräte entwickelt. Dies bedeutet aber nicht, dass Sie möglichst viele Geräte für ein effektives Hanteltraining benötigen. Die Geräte dienen vorrangig dazu, bestimmte Trainingsaspekte hervorzuheben, und helfen Ihnen dabei, Trainingseintönigkeit zu vermeiden.

Das Internet bietet Hilfe bei der Entscheidungsfindung: Produkttests, Fitness-Foren sowie Rezensionen bieten schnell die Möglichkeit einer ersten Einschätzung, welcher Hersteller ein gutes Preis-Leistungs-Verhältnis anbietet. Am besten aber suchen Sie ein großes Sportfachgeschäft auf, um sich dort beraten zu lassen, die Produkte zu testen und schließlich auch dort zu kaufen. Denn von seiner guten Beratung kann das Fachgeschäft nicht leben.

ÜBERSICHT ÜBER HANTELN UND ZUBEHÖR

Für das Hanteltraining werden viele Trainings-Tools angeboten; wenn Sie Ausrüstung erwerben, dann entscheiden Sie abhängig von Trainingszielen, räumlichen Voraussetzungen und letztlich von dem Betrag, den Sie bereit sind zu investieren. Bereits mit einer relativ kleinen Investition können Sie Kurzhanteln erwerben und effektiv trainieren; das vollständige Trainingsprogramm aus diesem Buch ist damit möglich. Weiteres Trainingszubehör ist eine Option, aber nicht Voraussetzung für ein effektives Training. Machen Sie sich die folgenden Überlegungen vor dem Erwerb von Hanteln und Zubehör bewusst.

Kurzhantel (Einhand-Hantel) mit veränderbarem Gewicht

Für das Training zu Hause werden meistens Kurzhanteln mit veränderbarem Gewicht genutzt, da diese recht günstig sind und wenig Platz zum Aufbewahren benötigen. Empfehlenswert sind Kurzhanteln mit Sternverschluss und unterschiedlichen Gewichtsscheiben, damit sich das Hantelgewicht anpassen lässt. Die Preise sind sehr unterschiedlich – abhängig von Hersteller und Verarbeitung; ein Set aus zwei Kurzhanteln mit insgesamt 30 kg Gewicht kostet etwa 30 bis 40 EUR.

Für ambitionierte Fitnesssportlerinnen empfehlen sich zwei Kurzhanteln mit unterschiedlichen Gewichtsscheiben von jeweils 10 kg, so kann langfristig trainiert werden. Alternativ genügen vielen Sportlerinnen Gewichte bis 5 kg, weshalb dann auch auf zwei Paar kostengünstiger Kurzhanteln mit festem Gewicht zurückgegriffen werden kann. Für einen männlichen Fitnesssportler mittlerer Statur sollten zumindest zwei Kurzhanteln inklusive unterschiedlichen Gewichtsscheiben von jeweils 15 kg Gewicht verfügbar sein; mindestens 10 kg sind grundlegend. Wenn Sie langfristig trainieren und eher kräftig sind, dann empfehlen sich zwei Kurzhanteln inklusive Gewichtsscheiben von jeweils 20 bis 30 kg.

Als Sonderform gibt es anpassbare Hanteln, auch als Powerblock bezeichnet, bei denen über einen Regler das gewünschte Gewicht eingestellt wird. Beim Anheben wird nur das eingestellte Gewicht angehoben, das übrige Gewicht bleibt zurück. Eine solche Hantel ist zwar praktisch, aber sehr teuer; mit viel Gewicht und in guter Qualität kostet sie über 200 EUR, manche Hersteller verlangen sogar noch deutlich mehr.

Kurzhantel (Einhand-Hantel) mit festem Gewicht

Kurzhanteln mit festem Gewicht werden in großer Auswahl angeboten. Die Hanteln sind bereits ab einem Gesamtgewicht von 0,5 kg erhältlich und dann ansteigend in Gewichtsstufen mit 0,5 bis 1 kg Unterschied. Die Hanteln mit geringem Gewicht sind zumeist recht günstig. Es werden beispielsweise ein Paar Vinyl-Hanteln in guter Qualität mit einem Gewicht von 0,5 kg, 1 kg oder 2 kg ab zirka 10 EUR verkauft.

Hanteln mit hohem festem Gewicht sind jedoch teuer und finden sich deshalb zumeist in Fitnessstudios. Falls Sie beabsichtigen, eine solche Investition zu tätigen, dann kaufen Sie ein Kurzhantelset mit Ablage, damit die Hanteln sich platzsparend verstauen lassen; gut eignen sich die in diesem Buch verwendeten Hanteln mit hexagonalen und gummierten Enden. Die Sets mit hohen Gewichten kosten ab 200 EUR aufwärts bis zu deutlich mehr.

Kugelhantel (Kettlebell)

Die Kugelhantel, zumeist als Kettlebell bezeichnet, eignet sich besonders für Schwungübungen und kann auch bei vielen Kurzhantelübungen alternativ genutzt werden. Das Buch ist so aufgebaut, dass Sie keine Kettlebells benötigen, denn die vorgestellten Schwungübungen sind auch mit Kurzhanteln möglich (z. B. »H 103: Hantelschwingen beidarmig«). Wenn Sie jedoch einen umfangreichen Fitnessraum zusammenstellen wollen, dann können Sie Kugelhanteln in akzeptabler Verarbeitung und abhängig vom Gewicht ab zirka 20 EUR erwerben; sie sind aber auch noch deutlich teurer im Handel verfügbar.

Hantelscheibe

Hantelscheiben werden aus unterschiedlichen Materialien hergestellt. Sie sind häufig aus Gusseisen, teilweise verchromt; sie werden aber auch mit gummiertem Überzug und Zementfüllung angeboten. Das wichtigste Kriterium ist ein Lochumfang von 30 bis 31 mm; es sei denn, Sie trainieren mit den dicken Olympia-Hanteln, bei denen die Scheiben einen Lochumfang von 50 bis 51 mm besitzen. Die Hantelscheiben können Grifflöcher haben, was bei einigen Übungen wie »H 115: Ausfallschritt mit Drehung« vorteilhaft, jedoch nicht zwingend ist. Gummierte Scheiben sind angenehm zu transportieren, doch riechen die günstigen Modelle oftmals noch lange nach Produktion, und die hochwertigen Scheiben sind teuer. Kaufen Sie immer zwei oder besser vier gleiche Hantelscheiben, um beide Seiten der Hanteln identisch bestücken zu können. Die Scheibengewichte starten mit 0,5 kg, und es folgen zumeist 1,25 kg, 2 kg, 5 kg, 10 kg, 15 kg, 20 kg und 25 kg, was abhängig vom Hersteller ist; es gibt auch noch schwerere Scheiben. Die Preise der Scheiben sind unterschiedlich, abhängig von Gewicht und Verarbeitung; oft lohnt es sich, die Scheiben im Set zu kaufen.

Langhantel

Für Ihr Training können Sie ergänzend eine Langhantel einsetzen, die sich beispielsweise gut für die Übung »H 101: Kreuzheben« eignet. Wenn Sie sich für das Heimtraining eine Langhantel zulegen wollen, dann empfiehlt sich eine, bei der Hantelscheiben mit dem Lochdurchmesser von 30 bis 31 mm genutzt werden. Da sich dieser Standarddurchmesser auch bei Kurzhanteln findet, können die Scheiben dann für das Training mit Lang- und Kurzhanteln verwendet werden. In Fitnessstudios sowie im professionellen Krafttraining wird oft die Olympia-Hantel mit ihrem größeren Umfang eingesetzt, diese ist aber erheblich teurer und im Normfall für das Hanteltraining zu Hause überzogen. Zu beachten ist auch die Länge der Hantel, denn die Aufnahmefläche muss breit genug sein, um genügend Scheiben aufzunehmen; außerdem muss das Innenmaß so groß sein, dass Sie die Langhantel mit breitem Griff fassen können. Wenn Sie mit Langhantelablage trainieren, ist darauf zu achten, dass die Ellbogen nicht anstoßen, z. B. beim Brustdrücken mit Langhantel. Eine gerade Langhantel mit Feder- oder Sternverschluss wird ab zirka 20 EUR angeboten.

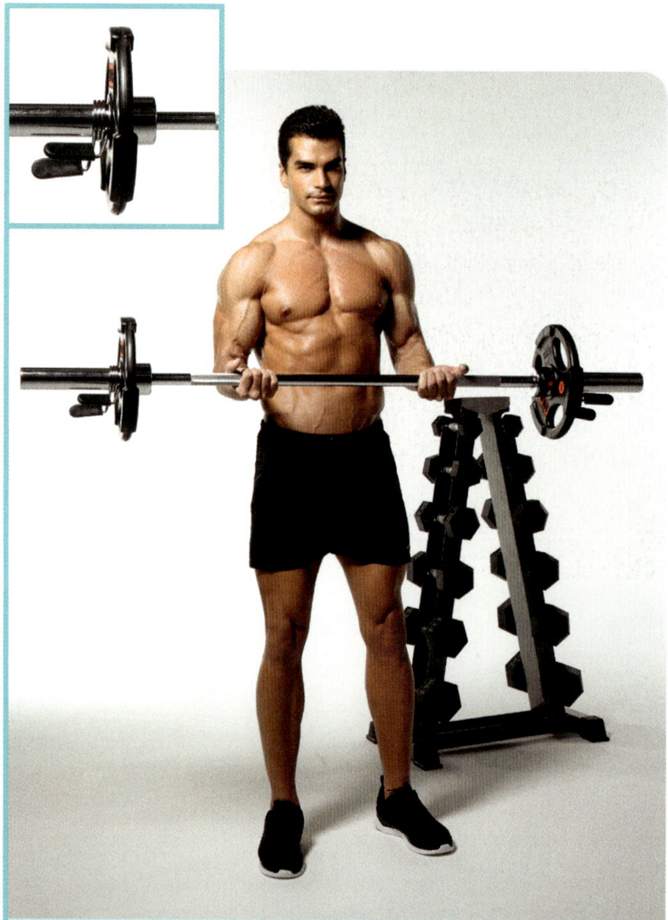

Federverschluss bei Langhantel.

INFO: HANTELVERSCHLUSS

Für das Absichern der Scheiben auf den Hanteln werden folgende Lösungen angeboten: Schraubverschluss (Kreuzverschluss), Federringverschluss und Stellringverschluss.

- Bei Hanteln mit **Schraubverschluss** befindet sich an den beiden Enden der Hantelstange ein Außengewinde. Auf das Gewinde wird ein Verschluss geschraubt, um die Scheiben zu fixieren. Der Sternverschluss hat sich als effektiv, weil stabil erwiesen – es besteht nicht das Risiko, dass die Scheiben nach außen herausrutschen. (Bei einigen schlecht verarbeiteten Hantelstangen ist allerdings die Innenabsicherung nicht gut angebracht.) Man braucht zwar etwas Zeit, um die Scheiben zu wechseln, doch ist dies die geeignete Wahl für das Kurzhanteltraining zu Hause, wenn man keine teure Investition tätigen will.
- **Federringe** werden zusammengedrückt, um den Ring auf die Hantel zu schieben oder ihn von dieser herunterzuziehen. Dies ist die schnellste und bequemste Methode, das Hantelgewicht zu verändern. Wenn allerdings die Scheiben auf den Ring drücken, kann der Ring nach außen wegrutschen, und somit können die Scheiben herausfallen, was nicht nur bei Übungen über Kopf ein sehr großes Gesundheitsrisiko darstellt. Federringe werden im Fitnesssport für das Langhanteltraining genutzt (wie auch auf den Fotos in diesem Buch), da die Gewichte so schnell gewechselt werden können, ohne dass ein Gesundheitsrisiko besteht, denn es wird mit möglichst gerade gehaltener Langhantel trainiert. Bei Kurzhanteln ist hingegen von diesem Verschluss abzuraten, da die Hanteln auch über dem Körper gedreht werden; nur bei Übungen, bei denen die Hantelstangen durchgehend waagrecht bleiben und oft das Gewicht verändert wird (wie beim »Bizeps-Curl«), ist der Einsatz vertretbar.
- Eine weitere Möglichkeit sind **Stellringe**; dies sind Rohrringe, die über die Hanteln gezogen und mit einer Schraube fixiert werden. Es gibt dabei zwei Varianten: Bei der einen befindet sich ein kleiner Hebel direkt an der Vorrichtung; bei der anderen muss man den Stellring mit einem Inbusschlüssel festziehen. Stellringverschlüsse halten zwar besser als Federringverschlüsse, allerdings dauert es länger, sie festzudrehen (insbesondere die Variante mit Inbusschlüssel, weshalb dieses System im Fitnesssport nur noch wenig genutzt wird).

Es werden verschiedene Sonderformen hergestellt, wie beispielsweise die SZ-Stange, auch Curl-Hantel genannt, die durch mehrere Biegungen der Stange bei einigen Übungen ein etwas angenehmeres Training ohne Belastung der Handgelenke ermöglicht. Die Übungen lassen sich aber auch alle mit Kurzhanteln ausführen, sodass der Erwerb einer solchen Hantel zwar möglich, aber nicht notwendig ist. Im Handel ist die SZ-Stange in guter Verarbeitung ab zirka 20 EUR erhältlich.

Trainingsbank

Als Einsteiger benötigen Sie vorerst keine Trainingsbank. Die Übungen im Sitz können Sie auf einem Stuhl machen, und die Übungen in Bauch- oder Rückenlage sind auch am Boden möglich. Wenn Sie jedoch bereits eine Weile trainieren und die Gewichte deutlich steigern, dann ist eine Hantelbank bei einigen Übungen wie »Brustdrücken« hilfreich, weil Sie dann mit größerem Bewegungsspielraum üben können und die schweren Hanteln nicht auf dem Boden bewegen müssen. Fortgeschrittene können diese Problematik kompensieren, indem sie auf einem Gymnastikball üben. Dies setzt allerdings eine kräftige Core-Muskulatur voraus, um die Position zu stabilisieren; für Einsteiger ist dies zu intensiv. Wenn Sie eine Hantelbank kaufen, dann achten Sie auf stabilen Stand und gute Verarbeitung, am besten testen Sie diese durch Probeliegen in einem Fachgeschäft. Eine einfache Hantelbank ist ab zirka 50 EUR erhältlich; Trainingsbänke sind aber auch erheblich teurer verfügbar.

Die aufwendigeren Modelle ermöglichen es Ihnen, die Rückenlehne in verschiedenen Stufen zu verstellen. So können Sie beispielsweise die Übung »Brustdrücken auf Schrägbank« ausführen. Alternativ können Sie Hantelscheiben unter die oberen Fußstützen einer Bank legen und so eine leicht positive Schräge herstellen, vorausgesetzt, eine stabile Standposition bleibt sichergestellt. Eine Schrägbank ist aber komfortabler, und häufig lässt sich an dieser auch das Sitzpolster anpassen. Wenn Sie eine Bank mit verstellbarer Rückenlehne kaufen, dann prüfen Sie, dass sich die Umstellung der Lehne leicht und schnell tätigen lässt. Eine Hantelbank mit Schrägeinstellung ist im Fachhandel ab zirka 55 EUR erhältlich.

Wenn Sie viel mit Langhanteln trainieren, kann eine Bank mit Langhantelablage lohnend sein. Für die Work-outs in diesem Buch ist dies jedoch nicht erforderlich, da für alle Übungen mit Langhanteln auch Varianten mit Kurzhanteln angeboten werden. Auch besteht die Möglichkeit, sich nachträglich eine Langhantelablage ohne Bank zu erwerben. Eine Hantelbank mit Langhantelablage ist in akzeptabler Verarbeitung ab zirka 70 EUR erhältlich und eine Ablage für die Langhantelstange allein ab zirka 50 EUR.

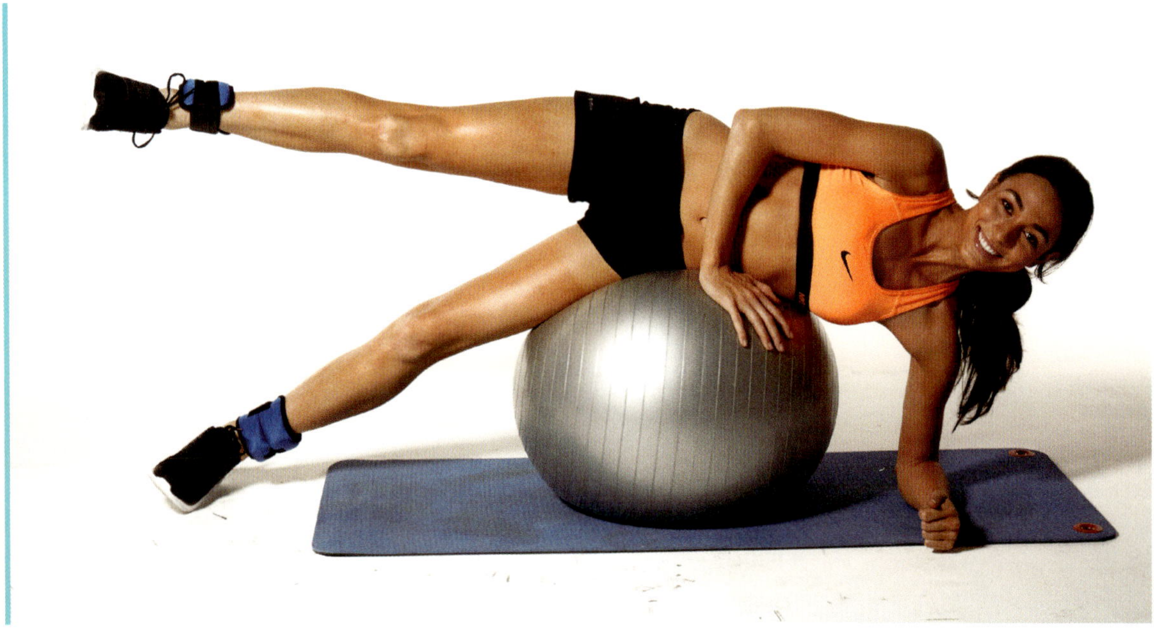

Hantelregal (Rack)

Wenn Sie mit mehreren Kurzhanteln trainieren, dann kann es lohnen, ein Hantel-Rack zu erwerben. Auf einem solchen Regal können mehrere Hanteln in ein oder zwei Höhen abgelegt werden; so sind die Hanteln leicht greifbar, wenn beim Training Gewichte schnell verändert werden sollen. Auch kann so besser Ordnung im Trainingsraum gehalten werden, und die Gefahr wird vermieden, sich an umherliegenden Hanteln zu verletzen. Auch beim Einsatz von Hantelscheiben im Langhanteltraining ist es angenehmer, wenn diese im Rack geordnet angehängt werden können und so stets leicht greifbar sind.

Optisch ansprechend sind Hantelsets, die mit Rack angeboten werden (siehe Seite 22). Allerdings sind solche Anschaffungen nicht günstig, sogar teilweise richtig teuer, und bieten sich deshalb eher für Fitnessstudios an. Ein stabiler Ständer für Hantelscheiben wird im Fachhandel ab zirka 30 EUR angeboten, ein Hantelregal gibt es ab zirka 40 EUR; beide sind auch kombiniert verfügbar. Komplette Kurzhantelsets mit Regalen sind preislich unterschiedlich verfügbar, abhängig von Gewichten, Optik und Verarbeitung.

ERGÄNZENDE TRAININGSGERÄTE FÜR DAS TRAINING DAHEIM

Die folgenden Geräte können Sie beim Hantel-Work-out daheim zusätzlich nutzen. Deren Erwerb ist jedoch nicht zwingend erforderlich, denn wenn Sie ein Paar Kurzhanteln verfügbar haben, dann können Sie umgehend mit dem Training beginnen. Überlegen Sie, welche Geräte Sie wirklich benötigen. Sie können beispielsweise ein oder zwei Kissen als instabilen Untergrund nutzen, auch wenn Therapiekreisel und Balance-Pad etwas besser kontrollierbar sind. Das Fehlen von Trainingsgeräten darf nicht als Ausrede dienen, um mit dem Hanteltraining auszusetzen oder sogar ganz darauf zu verzichten. Wählen Sie Übungsalternativen, mit denen Sie Ihr Training ausführen können.

Balance-Pad

Das Pad ist ein dickes Schaumstoffkissen, das bei Belastung (Gewicht) etwas nachgibt, damit der Übende seine Position darauf ausbalancieren muss. Das Gerät wird eingesetzt, um die Koordination zu fördern und die stabilisierende Muskulatur zu kräftigen. Sie können das Kissen bei Übungen im beidbeinigen Stand ebenso wie im Einbeinstand verwenden. Ein Balance-Pad ist im Fachhandel ab zirka 30 EUR erhältlich.

Faszienrolle (Massagerolle) und Faszienkugel (Massageball)

Um Ihre Regeneration zu beschleunigen und aktiv gegen Verspannungen vorzugehen, bietet sich eine Hartschaumrolle (Faszienrolle) an. Häufig genutzt werden Rollen mit einem Durchmesser von etwa 15 cm und einer Länge von 30 cm. Im Fachhandel wird eine solche Rolle ab zirka 30 EUR angeboten. Sie können auch eine Trigger Point Massagerolle (The Grid®) verwenden, die ab zirka 40 EUR erhältlich ist. Auch eine Faszienkugel (Massageball) oder ein Tennisball lassen sich sinnvoll zur Behandlungen von schmerzenden Bereichen und Triggerpunkten einsetzen. Die Kugel gibt es mit kleinem Durchmesser von 8 cm ab zirka 10 EUR sowie in einer größerem Ausführung (Durchmesser 12 cm) ab zirka 15 EUR.

Fußgewichte

Um die Fußgelenke können Gewichtsmanschetten angebracht werden, um die Beinhebeübungen zu intensivieren. Die Manschetten werden paarweise verkauft, zumeist mit 0,5 bis 4 kg zu einem Preis zwischen zirka 6 und 20 EUR.

Gewichtsweste

Sie können bei einigen Übungen (z. B. bei Klimmzügen) eine Gewichtsweste einsetzen. Es sind darin Taschen eingearbeitet, sodass das Gewicht variiert werden kann. Die Westen gibt es mit 5 bis 50 kg Gewicht zu einem Preis zwischen zirka 20 und 100 EUR.

Gymnastikball

Ein Gymnastikball, auch Fitnessball, Stability Ball oder Physioball genannt, bietet vielfältige Möglichkeiten, um ihn im funktionellen Fitnesstraining zu integrieren. Bei einigen Hantelübungen können Sie auf dem großen Ball sitzen, bei anderen Übungen in Bauch- oder Rückenlage auf dem Ball trainieren. Der Körper muss die Übungsbewegung auf dem Ball ausbalancieren, wodurch die Core-Muskulatur intensiv gekräftigt wird. Wählen Sie eine Ballgröße, bei der Ihre Kniegelenkswinkel im Sitzen etwas mehr als 90 Grad betragen. Ein Gymnastikball wird im Fachhandel ab zirka 15 EUR angeboten.

Intervall-Timer

Für das Training mit Zeitintervallen benötigen Sie einen Timer. Diesen können Sie im Handel ab zirka 20 EUR erwerben, beispielsweise von der Firma Gymboss. Sie können auch einen Online-Timer nutzen, wenn Sie beim Training daheim den Laptop oder das Mobiltelefon neben sich legen. Es werden zahlreiche Online-Timer im Internet kostenlos angeboten, die sich leicht finden lassen, indem Sie in eine Suchmaschine »Online Intervall Timer« oder »Online Tabata Clock« eingeben (z. B. www.tabatatimer.com und www.beach-fitness.com/tabata). Ebenso sind kostenlose Apps erhältlich.

Klimmzugstange

Für das Training der oberen Rückenmuskulatur mit Zugvarianten wie »H 27: Klimmzug« sowie der Rumpfmuskulatur mit »H 88: Beinheben im Hängen« können Sie eine Klimmzugstange nutzen. Die einfachsten Modelle lassen sich im Türrahmen anbringen und sind im Fachhandel ab zirka 20 EUR erhältlich. Es gibt auch weitaus aufwendigere Vorrichtungen mit Wandbefestigung, die ab zirka 100 EUR angeboten werden.

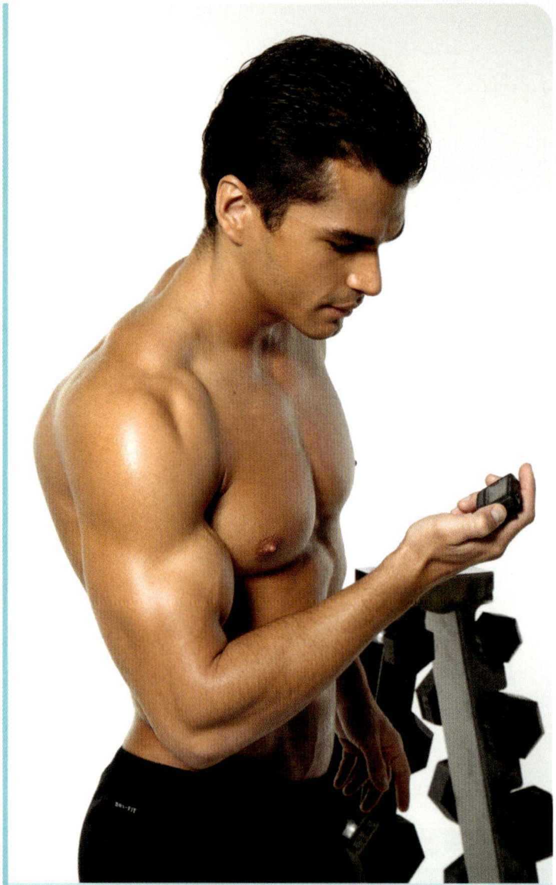

Das Training mit dem Intervall-Timer.

Sprungseil

Zum Aufwärmen vor dem Hanteltraining können Sie ein Sprungseil nutzen. Die einfachsten Modelle sind bereits ab zirka 10 EUR erhältlich. Es gibt auch aufwendigere Modelle, die jeden ausgeführten Sprung mitzählen und erheblich teurer sind.

Therapiekreisel

Der Therapiekreisel kann als instabiler Untergrund bei einigen Hantelübungen zur Intensivierung dienen. Sie können sich mit einem Fuß oder mit beiden Füßen daraufstellen, während Sie die Übung ausführen, wodurch die Position ausbalanciert werden muss. So werden die stabilisierende Beinmuskulatur und die Core-Muskulatur aktiviert. Ein Therapiekreisel ist im Fachhandel ab zirka 25 EUR erhältlich.

Trainingsmatte

Eine Trainingsmatte eignet sich für Übungen in Bodenlage und im Kniestand. Als Alternative können Sie solche Übungen auf einem Teppich oder einem großen Handtuch ausführen. Eine Trainingsmatte, z. B. eine Yoga-Matte, erhalten Sie im Fachhandel ab zirka 15 EUR.

Valslide®

Für Gleitübungen mit Füßen oder Händen eignet sich der Valslide®, den Sie im Handel ab zirka 35 EUR erhalten können. Der Slide-Trainer ermöglicht eine dynamische Bewegung mit intensiver Aktivierung der stabilisierenden Muskulatur. Alternativ können Sie günstigere Sliding/Gliding-Discs/Pads verwenden oder einfach ein zusammengefaltetes Handtuch als Gleitunterlage nutzen.

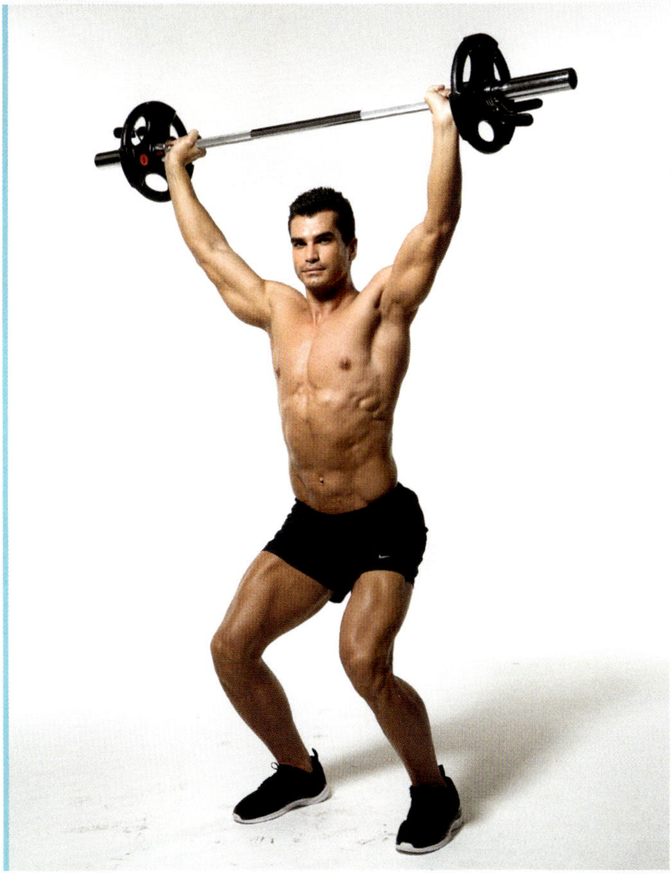

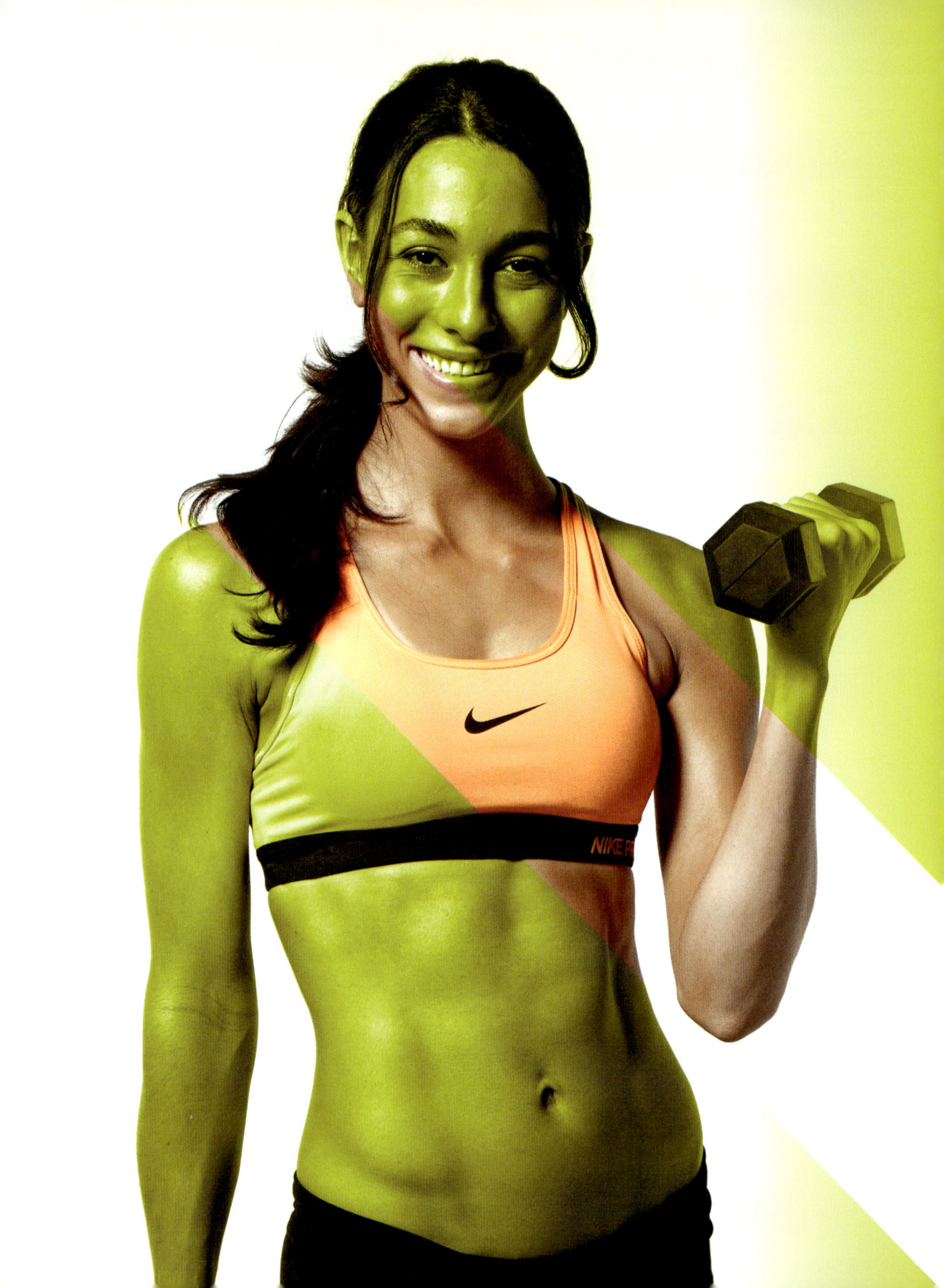

TEIL 2

METHODEN UND ÜBUNGEN

1. Zur Trainingsmethodik
2. Übungen für den Oberkörper
3. Übungen für Beine und Gesäß
4. Übungen für den Rumpf
5. Ganzkörperübungen

1. ZUR TRAININGS-METHODIK

Funktionelles Hanteltraining hat das Ziel, einen kräftigen, leistungsfähigen und gesunden Körper zu entwickeln, der optimal vor Verletzungen geschützt ist. Das Training bewirkt, dass die Muskeln besser zusammen agieren und Muskelpotenziale effektiver genutzt werden können. Es wird ein athletischer Körper aufgebaut; auch die Muskelmasse vergrößert sich, wobei dieser Effekt von körperlicher Veranlagung, Übungsauswahl und Eiweißgehalt der Ernährung abhängig ist.

Hanteln sind ein hervorragendes Trainingsgerät: mit ihnen lassen sich alle Bewegungen und somit alle Muskeln des Körpers wirkungsvoll kräftigen. In diesem Abschnitt des Buchs werden zuerst die Übungen für den Oberkörper vorgestellt, dann die für den Unterkörper und schließlich die für den Rumpf. Außerdem werden effektive Ganzkörperübungen beschrieben, wobei muskelaufbauende Übungen enthalten sind und solche, die der Verbesserung der Explosivkraft dienen.

Die Übungen sind so zusammengestellt, dass alle wichtigen Bewegungen und Muskeln effektiv trainiert werden. Es werden zahlreiche Varianten angeboten, damit sich das Training dem Leistungsniveau anpassen lässt und ortsungebunden ist. Auch sind Übungen ergänzt, die auf individuelle Bedürfnisse ausgerichtet sind.

Es wird auf ein ausgeglichenes Körpertraining geachtet, sowie auf ein intensives Training der Core-Muskeln, der tiefer liegenden Muskulatur von Bauch und Rücken; diese Muskeln sind zur Leistungserbringung ebenso wie zum Schutz beispielsweise der Wirbelsäule von großer Bedeutung.

Wenn Sie ein fortgeschrittenes Trainingslevel erreicht haben, dann wählen Sie möglichst oft einbeinige oder einarmige Ausführungen sowie Übungsvarianten auf instabilem Untergrund, denn diese anspruchsvollen Übungen müssen ausbalanciert werden, was den Rumpf und die Gelenkstabilisatoren kräftigt.

Mit Hantelübungen können Sie den gesamten Körper effektiv kräftigen: im Fitnessstudio, im Sportverein und ebenso beim Training daheim. Trainieren Sie regelmäßig nach den im Buch vorgestellten Trainingsprinzipien – so stellen Sie ein effektives Training sicher!

Prinzip 1: Trainingsreize setzen

Ziel des Trainings ist es, kontinuierlich die körperliche Leistungsfähigkeit zu steigern. Dazu müssen Sie Ihrem Körper im funktionellen Hanteltraining ebenso wie in jedem anderen Fitnesstraining sogenannte Trainingsreize setzen. Durch das Ausführen der Übungen während der Trainingseinheit ermüdet der Körper und baut seine Leistungsfähigkeit ab. Nach der körperlichen Belastung – in der Regenerationsphase – reagiert der Körper mit Anpassungsvorgängen. Wenn Sie in einer Trainingseinheit eine größere Leistung abrufen als in der vorherigen Trainingseinheit, also einen sogenannten überschwelligen Reiz setzen, dann bietet der Organismus nach der Regenerationsphase ein entsprechend größeres Leistungsniveau an. Diese Verbesserung des Ausgangsniveaus wird »Superkompensation« genannt.

Der Körper baut das größere Leistungsniveau aber nur für eine bestimmte Zeit auf; wird es nicht genutzt, dann beginnt der Körper, diese Leistungsfähigkeit wieder abzubauen. Das Ziel lautet deshalb, die nächste Trainingseinheit auszuführen, solange der Körper die größere Leistungsbereitschaft anbietet, und so durchgehend fortzufahren, um eine immer größere Leistungsfähigkeit zu entwickeln. Dabei ist zu beachten, dass die möglichen Steigerungen mit fortlaufendem Training immer geringer werden. Auch müssen Sie dem Körper genügend Zeit zur Regeneration bieten, denn ansonsten kann er die gewünschten Leistungsfortschritte nicht entwickeln.

Entscheidend für die Anpassungsvorgänge und die daraus resultierenden Leistungsverbesserungen sind Trainingsmethode und -intensität. Außerdem ist eine gesunde Ernährung mit genügend Eiweiß ein wichtiger Faktor für den Erfolg beim Krafttraining.

Prinzip 2: Regelmäßig trainieren

Für ein erfolgreiches Training ist es wichtig, regelmäßig zu trainieren. Um den Leistungsstand zu erhalten gilt für Fitnesssportler die Regel, dass die Muskulatur mindestens einmal wöchentlich trainiert werden muss. Damit Sie Ihre Leistung verbessern können, sollten Sie jede Muskelgruppe (beziehungsweise in diesem Abschnitt vorgestellte Bewegungsrichtung) zumindest zweimal wöchentlich trainieren. Die optimale Häufigkeit ist davon abhängig, wie intensiv Sie trainieren, wie lange also der Körper zur Regeneration benötigt.

Trainieren Sie mit einem Ganzkörper-Workout, dann können Sie dieses zwei- bis dreimal wöchentlich ausführen, wobei Sie mindestens einen Tag Abstand zwischen den Trainingseinheiten halten müssen. Nutzen Sie Split-Programme, dann können Sie häufiger trainieren, allerdings müssen Sie auch dann einen Mindestabstand von einem Tag zwischen Übungen für die gleiche Bewegungsrichtung einhalten. Generell empfiehlt es sich, an einem Tag pro Woche vollständig vom Training zu pausieren.

Wenn Sie länger vom Training pausieren, dann baut der Körper seine Leistungsfähigkeit langsam wieder ab. Deshalb ist es wichtig, dass Sie auch in Phasen, in denen Sie kaum Zeit für Ihr Training haben, zumindest eine wöchentliche Trainingseinheit mit Übungen für den ganzen Körper ausführen. Bei einer Verletzung gilt es zwar, die entsprechende Körperpartie zu schonen, Sie können sich dann jedoch verstärkt anderen Körperpartien widmen. Sind Sie allerdings krank, dann müssen Sie vom Training pausieren, um keine Verzögerung des Heilungsprozesses zu riskieren.

Prinzip 3: Angemessen regenerieren

Sie erzielen den optimalen Trainingseffekt, indem Sie die Pause zwischen zwei Trainingseinheiten richtig wählen. Pausieren Sie zu lange, baut der Körper seine Leistungsfähigkeit wieder ab, und eine Verbesserung des Leistungsniveaus wird nicht erreicht. Gewähren Sie Ihrem Körper hingegen nicht genug Zeit zur Regeneration, dann kann er das optimale Leistungsvermögen noch nicht wieder bereitstellen; langfristig kann dies zu einem Zustand von Übertraining führen.

Auf die Dauer der Regenerationsphase wirken viele Komponenten ein, weshalb sich diese nicht exakt bestimmen lässt. Als Regenerationsphase nach einer Trainingseinheit wird häufig eine Zeitspanne von ein bis drei Tagen empfohlen, was davon abhängig ist, wie intensiv Sie trainieren, welche Methode Sie nutzen und welchen Leistungsstand Sie bereits erreicht haben. Indem Sie auf Reaktionen Ihres Körpers achten und dazu Notizen in Ihrem Trainingsbuch anfertigen (siehe Seite 229–230), werden Sie seine Leistungskurve immer besser einschätzen und voraussehen können. Gestalten und optimieren Sie Ihr Training abhängig von den Signalen Ihres Körpers. Fühlen Sie sich kräftig und leistungsbereit, dann können Sie trainieren. Wenn Sie sich hingegen müde und kraftlos fühlen, dann machen Sie nur ein leichtes oder regeneratives Training oder verzichten Sie auf eine Trainingseinheit, solange dies nicht zur Regel wird.

Auch die Gesamtbelastungen im Wochentrainingsplan, in Beruf und Alltag sowie die Ernährungsgestaltung haben Auswirkungen auf die Erholungsdauer. Mit einer sinnvollen Regenerationsgestaltung können Sie die Erholung beschleunigen. Nutzen Sie Massagen mit der Faszienrolle, Saunabesuche und bieten Sie Ihrem Körper immer ausreichend Schlaf.

Prinzip 4: Die richtigen Übungen wählen

Die in diesem Buch vorgestellten Übungen ermöglichen es, alle Muskeln des Körpers mit unterschiedlichen Intensitäten zu kräftigen. Die Übungen sind nach Schwierigkeitsgraden in Level 1 (Einsteiger), Level 2 (leicht Geübte) und Level 3 (Fortgeschrittene/Profis) eingeteilt. Dabei gilt, dass Fortgeschrittene auch mit einem leichteren Schwierigkeitsgrad üben können, indem sie die Intensitäten/Gewichte entsprechend steigern.

Für jede Übung sind Möglichkeiten angeboten, diese zu intensivieren oder zu vereinfachen, damit Sie entsprechend Ihrem Leistungsniveau trainieren können. Wählen Sie Schwierigkeitsgrad und Übungsvariante so, dass Ihnen die

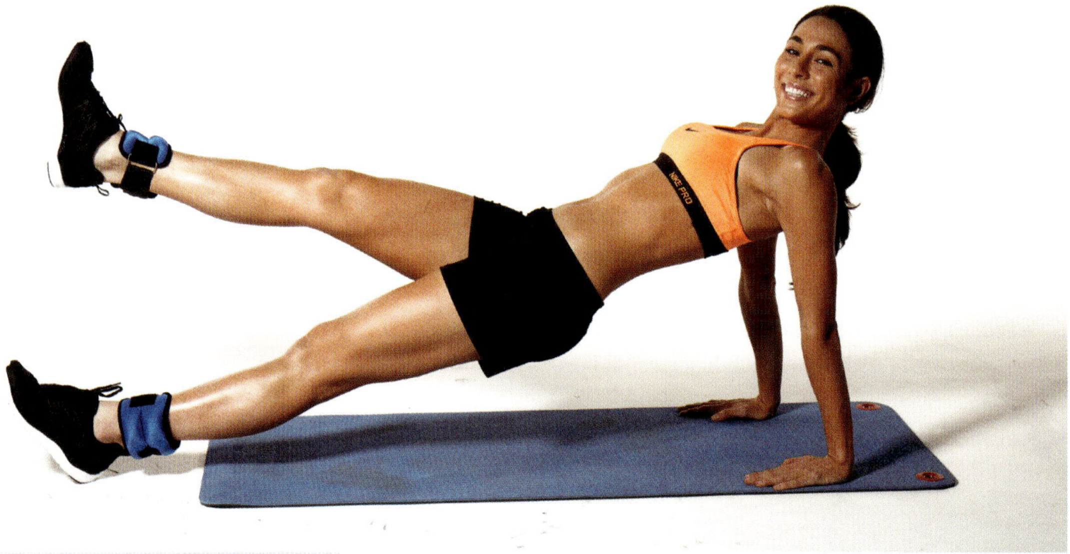

Ausführung technisch korrekt gelingt. Bevor Sie zu einem neuen Level oder zu einer schwierigen Variante im gleichen Level übergehen, sollten Sie zumindest zehn Wiederholungen der aktuellen Übung ausführen können.

Auch die Trainingspläne und Work-outs sind entsprechend nach Schwierigkeitsgraden aufgeteilt. Sie können mit diesen kontinuierlich Ihre Leistungsfähigkeit vergrößern, indem Sie nach der Beendigung eines Trainingszyklus zum nächsten Level übergehen oder die Intensität im gleichen Level erhöhen.

Es werden Ganzkörper-und Split-Work-outs vorgestellt, mit denen Sie mehrfach wöchentlich Ihre Kraft trainieren können. Achten Sie darauf, dass Sie das gleiche Work-out nicht an zwei Tagen hintereinander ausführen, und darauf, dass Sie die im Buch als grundlegend beschriebenen Bewegungsrichtungen zumindest einmal wöchentlich intensiv kräftigen; wenn Sie auch Erfolge bei den ergänzenden Bewegungsrichtungen erzielen wollen, dann gilt das gleiche Prinzip.

Prinzip 5: Mit der geeigneten Intensität üben

Als Trainingseinsteiger müssen Sie die Übungen zuerst mit geringer Intensität ausführen, die Belastung also eher zu niedrig als zu hoch wählen. Der Körper muss langsam auf eine Übungsintensivierung vorbereitet werden, denn die Muskulatur gewöhnt sich schneller an neue Anforderungen als die Sehnen und die Bänder. Erhöhen Sie kontinuierlich, aber langsam die Anforderungen. Für alle Methoden gilt, dass der Schwierigkeitsgrad der Übung erst gesteigert wird, wenn es Ihnen gelingt, die obere Grenze der Zeitdauer oder der Wiederholungszahl in einem Satz zu überschreiten. Wenn Sie die Beanspruchung zu schnell vergrößern, riskieren Sie eine körperliche Überlastung und eventuell sogar Verletzungen.

Beim Training mit Zeitintervallen wird ein Übungssatz üblicherweise 30 bis 60 Sekunden lang ausgeführt; im Kraftausdauertraining kann der Satz auf bis zu 120 Sekunden verlängert werden. Wählen Sie für jeden Übungssatz eine Intensität, die es Ihnen ermöglicht, die Übung technisch korrekt über die geplante Dauer auszuführen. Wenn es Ihnen gelingt, länger zu trainieren, dann können Sie die Belastung steigern, indem Sie eine intensivere Variante oder ein höheres Gewicht nutzen. Die Steigerung darf aber nur soweit erfolgen, dass Sie im Satz noch mindestens 30 Sekunden lang die Belastung ausführen können.

Wenn Sie hingegen mit Wiederholungsangaben trainieren, dann wählen Sie 8 bis 12 Wiederholungen bei Muskelaufbau als vorrangigem Ziel beziehungsweise 15 bis 30 Wiederholungen bei Kraftausdauer als vorrangigem Ziel. Das explosive Training gemäß diesem Buch wird mit 6 bis 12 Wiederholungen durchgeführt.

Prinzip 6: Satzzahl und Pausen abstimmen

Ein Satz beschreibt die Ausführung einer Übung ohne Unterbrechung. Meistens werden zwei bis drei Sätze von jeder Übung ausgeführt. Falls Sie wenig Trainingszeit verfügbar haben, dann können Sie auch mit Einsatztraining recht gute Ergebnisse erzielen. Erfolgreiches Einsatztraining setzt aber voraus, dass Sie die Übungen bis zur Belastungsgrenze ausführen, worauf Sie die Muskulatur zuerst mit einem Aufwärmsatz vorbereiten müssen.

Die optimale Satzzahl hängt von der Gesamtzahl der Übungen ab, denn das Work-out darf nicht zu lange dauern, um optimale Trainingseffekte zu erzielen. Dabei muss auch die Wochentrainingsplanung berücksichtigt werden, außerdem die vorhandene Trainingszeit und das Leistungsniveau des Fitnesssportlers. Für Einsteiger empfehlen sich zuerst zwei Sätze für ein Work-out mit sechs bis zehn Übungen; mit fortschreitender Trainingserfahrung führen Sie zwei bis drei Sätze abhängig von Ihrer Trainingsplanung aus.

Auch mit Hanteln können Sie das effektive Zirkeltraining durchführen, wenn Sie genügend Hanteln mit unterschiedlichen Gewichten verfügbar haben. Im Zirkeltraining wird für eine Übung ein Satz durchgeführt; danach folgt direkt ein Satz für die nächste Übung, bis schließlich für alle Übungen ein Satz durchgeführt worden ist. Danach wird für zwei bis fünf Minuten pausiert, bevor der nächste Zirkel begonnen wird. Wenn Sie einen Intervall-Timer nutzen (siehe Seite 27), dann geben Sie als Übungszeit 30 bis 60 Sekunden ein und als Pausenzeit zwischen den einzelnen Übungen 10 bis 15 Sekunden.

Alternativ können Sie so trainieren, dass Sie erst eine Muskelgruppe beziehungsweise Bewegungsrichtung üben und dann deren Gegenspieler, was sich beispielsweise für »Druck nach vorne« und »Zug nach hinten« anbietet. Dann führen Sie wieder die erste Übung aus und fahren so fort, bis Sie alle Sätze gemacht haben. Anschließend beginnen Sie mit dem nächsten Übungspaar.

Sie können auch so vorgehen, dass Sie erst alle Sätze einer Übung machen, bevor Sie mit der nächsten Übung beginnen. Da bei diesem Vorgehen aber jeweils ein bis drei Minuten zwischen zwei Sätzen pausiert wird, verlängert sich die gesamte Trainingszeit für das Work-out erheblich.

Prinzip 7: Steigende Anforderungen (Progression)

Im Hanteltraining gibt es viele Möglichkeiten, die Anforderungen zu verändern. Sie können die Belastungsintensität einer Übung verändern oder eine Übung für dieselbe Muskelgruppe aus dem nächsten Übungslevel wählen. Wichtig ist, dass Sie kontinuierlich die Anforderungen erhöhen.

- **Erhöhen der Satzbelastung.** Als erste Option, um eine Übungsprogression zu erzielen, können Sie bei jedem Work-out die Satzlänge beziehungsweise die Wiederholungszahl etwas erhöhen. Eine Intensivierung von zirka fünf Sekunden Belastungszeit oder ein bis zwei Wiederholungen ist pro Woche normalerweise möglich, vorausgesetzt, Sie regenerieren genügend und ernähren sich angemessen. Wenn Sie die Obergrenze für eine Satzleistung erreicht haben, wählen Sie eine andere Intensivierungsoption.

Weitere Optionen, um die Belastung bei der gleichen Übungsvariante zu erhöhen, sind kürzere Erholungszeiten während der Übung sowie das Ausführen mehrerer Sätze pro Woche.

- **Gewicht.** Sie können die Übungen intensivieren oder vereinfachen, indem Sie das Hantelgewicht erhöhen beziehungsweise verringern. Wählen Sie ein Gewicht, mit dem Sie die Übung noch kontrollieren und in der beabsichtigten Zeit beziehungsweise mit der geplanten Wiederholungszahl technisch korrekt ausführen können.

- **Stabilität.** Indem Sie die Position der abstützenden Kontaktpunkte verändern, können Sie die Intensität variieren. Bringen Sie beispielsweise beim Liegestütz auf Hanteln die Füße eng zusammen, dann wird die Übung intensiver; bringen Sie die Füße bis zu einer bestimmten

Position weiter auseinander, dann wird die Übung einfacher.

• **Gewichtsverlagerung.** Sie können die Übungsintensität verändern, indem Sie das Körpergewicht verlagern. Wenn Sie beispielsweise bei »H 9: Rudern vorgebeugt im Stand« den Körper weiter vorbeugen, dann wird die Übung schwieriger, da der untere Rücken mehr Gewicht stabilisieren muss.

• **Instabiler Untergrund.** Die Übungen lassen sich deutlich intensivieren, indem Sie ein oder mehrere Körperteile auf einen instabilen Untergrund stellen, wie beispielsweise beim Ausfallschritt den vorderen Fuß auf eine Leverage Disc®.

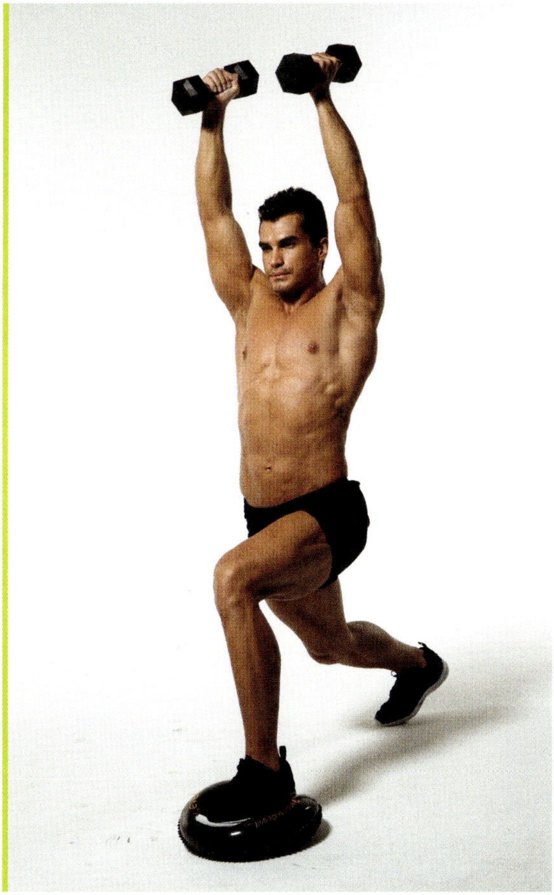

• **Komplexität.** Sie erhöhen die Übungsintensität, indem Sie eine komplexere Variante nutzen, wie beispielsweise die Kniebeugen einbeinig statt beidbeinig. Auch können Sie die Übung asymmetrisch ausführen – dies bedeutet beispielsweise, dass Sie einen Arm zur Seite ausstrecken und dann den anderen Arm über dem Körper halten. Eine sehr effektive Option für komplexe Bewegungen ist es, Übungen für Oberkörper und Unterkörper zusammenzufügen, wie dies bei »H 110: Kniebeuge, dann Schulterpresse« erfolgt.

Eine erhöhte Komplexität wird als Intensivierung bei der jeweiligen Übung beschrieben, oder aber die Bewegung wird als deutlich intensivere Variante im nächsten Übungslevel vorgestellt.

• **Übungsdurchführung.** Sie erreichen eine intensivere Muskelbeanspruchung bei einer Übung, wenn Sie dynamische Durchführung und statische Durchführung miteinander kombinieren. Dazu halten Sie eine oder mehrere Positionen für einige Sekunden während der Übungsbewegung, beispielsweise die Endposition mit maximaler Kontraktion oder mehrere Positionen auf dem Weg zur Endposition.

Ebenso können Sie Teilbewegungen in der Endposition ausführen. Dazu bewegen Sie sich in die Endposition und führen von dort kleine, langsame Bewegungen nach oben und unten aus. Wiederholungen im Bereich höchster Muskelaktivität bewirken ein besseres Trainingsergebnis. Achten Sie bei allen Haltepositionen darauf, dass Sie gleichmäßig atmen.

HINWEISE ZUR ÜBUNGSDURCHFÜHRUNG

Bei Hanteln mit austauschbaren Gewichtsscheiben müssen Sie zuerst den Hantelverschluss überprüfen, bevor Sie eine Übung ausführen, insbesondere bei Bewegungen über Kopf und Körper.

Begeben Sie sich in eine stabile Ausgangsposition. Bringen Sie die quer verlaufende Bauchmuskulatur in Spannung und aktivieren Sie die Gesäßmuskulatur. Ziehen Sie die Schultern zuerst etwas nach hinten und dann leicht nach unten. Die so aufgebaute Körperspannung wird während der Übungsdurchführung beibehalten.

Konzentrieren Sie sich auf die Übungsbewegung und halten Sie die Ziel- sowie die stabilisierende Muskulatur durchgehend in Spannung. Führen Sie die Bewegung kontrolliert aus: Die Einnahme der intensiven Position erfolgt eher langsam, die Rückbewegung in die Ausgangsposition zumeist eher zügig beziehungsweise bei Schnellkraftübungen explosiv.

Achten Sie auf eine kontrollierte und technisch korrekte Ausführung: Das Ziel lautet, die Muskulatur effektiv zu trainieren, und nicht die Übungen durch Ausweichbewegungen wie Verdrehen der Hüften oder Hochziehen von Schultern und Nacken zu bewältigen. Ausweichbewegungen helfen nicht dabei, den Körper besser zu trainieren, sondern erhöhen nur die Verletzungsgefahr und führen zu vorzeitigem Gelenkverschleiß. Um sicherzustellen, dass Sie die Übung mit der richtigen Ausgangsposition beginnen und Fehlstellungen vermeiden, kontrollieren Sie sich beim Üben hin und wieder vor einem Spiegel. Auch können Sie sich beim Training filmen lassen oder einen Trainer beziehungsweise fortgeschrittenen Fitnesssportler bitten, Sie zu kontrollieren.

Strengen Sie sich bei den Übungen ruhig an; Sie dürfen aber nicht mit Schmerzen trainieren. Treten Schmerzen während der Durchführung auf, dann müssen Sie die Übung unterbrechen. Lassen die Schmerzen im Ruhezustand umgehend nach, dann überlegen Sie, was die Ursache war, beispielsweise eine Ausweichbewegung. Versuchen Sie nun die Übung erneut; falls der Schmerz wieder auftritt, dann stoppen Sie und machen eine andere Übung für die gleiche Bewegungsrichtung oder Sie wählen die nächste Übung in Ihrem Trainingsplan. Wenn hingegen die Schmerzen auch im Ruhezustand nicht nachlassen, dann beenden Sie das Training und kontaktieren Sie Ihren Arzt; trainieren Sie keinesfalls unter Schmerzen weiter.

Intensive und mehrmals wöchentlich angesetzte Trainingseinheiten ebenso wie zeitliche Einschränkungen können dazu führen, dass die Work-outs nach Bewegungsrichtungen aufgeteilt werden müssen. Achten Sie darauf, dass alle der im Buch als wichtig vorgestellten Bewegungsrichtungen in Ihrem Wochentrainingsplan enthalten sind. Trainieren Sie Ihren Körper ausgeglichen – das bedeutet, dass Sie beispielsweise Druck- und Zugbewegungen für den Oberkörper mit der gleichen Satzzahl durchführen. Wenn Sie die Bewegungen in mehrere Trainingseinheiten pro Woche aufteilen, dann achten Sie darauf, dass die Satzzahlen im Wochentrainingsplan einheitlich sind. Die linke und die rechte Körperseite sollen jedoch in einer Trainingseinheit gleichmäßig trainiert werden.

Falls sich allerdings bei Ihnen ein deutliches Ungleichgewicht zwischen linker und rechter Körperseite beziehungsweise zwei Bewegungsrichtungen entwickelt hat, dann führen Sie für einige Wochen die doppelte Menge an Sätzen für die schwächere Muskulatur durch, bis sich wieder ein ähnliches Kraftverhältnis und eine bessere Körperhaltung einstellen. Bei vielen Sportlern ist beispielsweise die Druckkraft nach vorne deutlich besser als die Zugkraft nach hinten entwickelt, was sich in der Körperhaltung

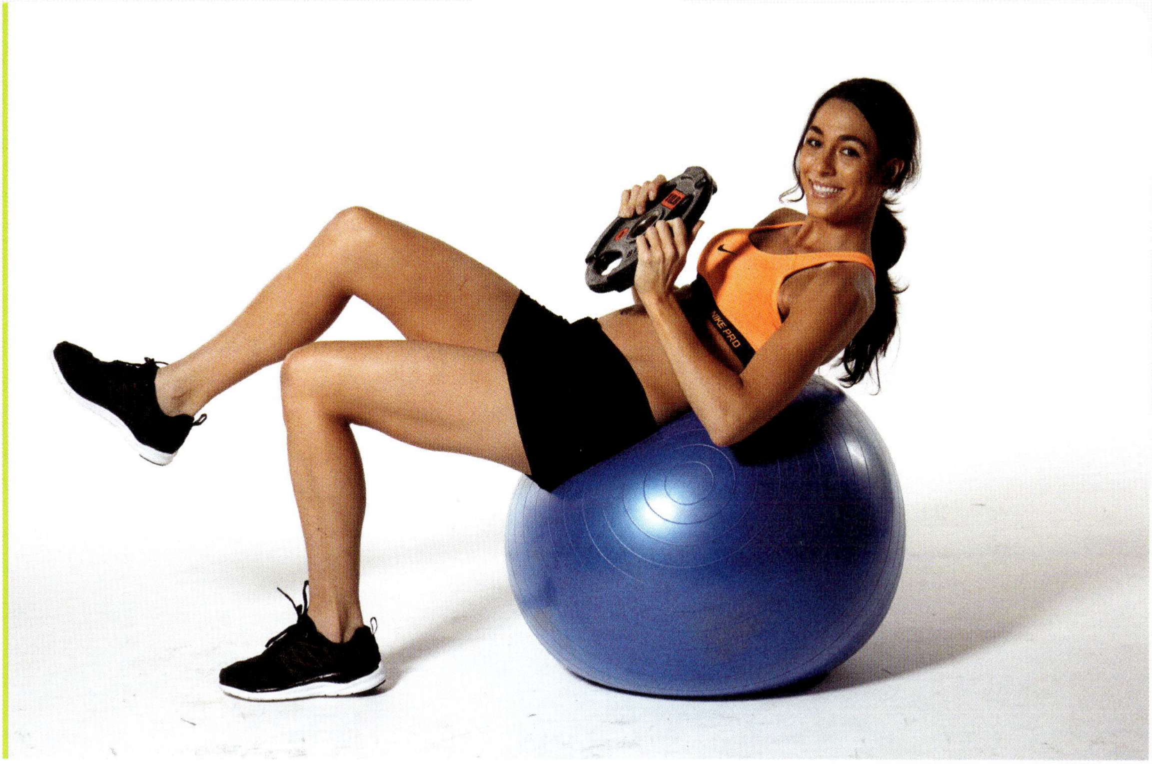

durch nach vorne oben gezogene Schultern zeigt. In einem solchen Fall ist es wichtig, die Zugkraft nach hinten verstärkt zu trainieren und gegebenenfalls zusätzlich die Schulterblattmuskeln isoliert zu kräftigen.

ATMUNG

Die korrekte Atmung ist abhängig vom Trainingsziel beziehungsweise der Trainingsmethode. Bei den Übungen zur Körperkräftigung verfahren Sie wie folgt: Atmen Sie bei der Anstrengung aus, d. h. beim Drücken, Ziehen oder Anheben, und anschließend wieder ein.

Führen Sie die Übungen jedoch sehr langsam aus, halten Sie Positionen über einige Sekunden oder über den kompletten Übungsverlauf, oder kombinieren Sie Übungen, dann atmen Sie durchgehend gleichmäßig ein und aus.

Bei explosiver Übungsdurchführung, beispielsweise beim »Reißen«, atmen Sie ein, während Sie sich in die Startposition begeben. Während der explosiven Phase atmen Sie aus.

Wenn Sie Sprungübungen mit hohen Wiederholungszahlen zur Förderung der Kraftausdauer ausführen, dann können Sie wie zuvor beschrieben atmen, oder aber Sie atmen durchgehend gleichmäßig; dies kann helfen, den Puls etwas zu senken, was es wiederum ermöglicht, die Leistung länger zu erbringen.

KÖRPERSTELLUNG

Nehmen Sie zuerst eine korrekte Körperstellung ein und bewahren Sie diese im Übungsverlauf. Dies ist die Voraussetzung für effiziente Bewegungen und eine optimale Weiterleitung der Kraft von den Füßen über Waden, Oberschenkel, Hüften, Rumpf bis hin zum Oberkörper. Sind hingegen Defizite wie eine Schiefstellung des Körpers gegeben, dann können Bewegungen nicht optimal erfolgen, und die Leistungsfähigkeit ist eingeschränkt. Außerdem führen Fehlhaltungen zu Ausweichbewegungen, aus denen Verspannungen und Verletzungen resultieren und die langfristig zu vorzeitigen Abnutzungserscheinungen des Körpers führen können (beispielsweise an Fuß-, Knie-, Hüft-, Schulter- und Ellbogengelenken).

Widmen Sie Ihrer Körpermitte besondere Aufmerksamkeit, denn sie stellt das Zentrum der Kraft dar. Es ist wichtig, dass Rumpf, Becken und Schultern perfekt ausgerichtet und ihre Positionen stabilisiert sind, denn alle Bewegungen verlaufen über diese Körperpartien.

Für eine stabile Rumpfposition wird die quer verlaufende Bauchmuskulatur in Spannung gebracht. Achten Sie auf gerade Hüften, und spannen Sie die Gesäßmuskulatur an. Halten Sie die Schultern ebenso in gerader Position, und ziehen Sie die Schultern beziehungsweise die Schulterblätter leicht nach hinten zusammen und lassen diese dann nach unten sinken. Ein vorgestreckter Brustkorb hingegen ist überzogen.

Den Kopf halten Sie gerade, das Kinn spannen Sie leicht zur Brust. Der Kopf muss mittig ausgerichtet sein; er wird häufig leicht schief gehalten. Sie können die richtige Position ausprobieren, indem Sie ein Buch auf dem Kopf balancieren.

Im Stand sollen sich die Fußgelenke, Knie, Hüften, Schultern und Ohren etwa senkrecht übereinander befinden und gerade ausgerichtet sein. Je besser Ihnen das gelingt, desto mehr werden Sie Ihre Gelenke schonen. Mit der richtigen

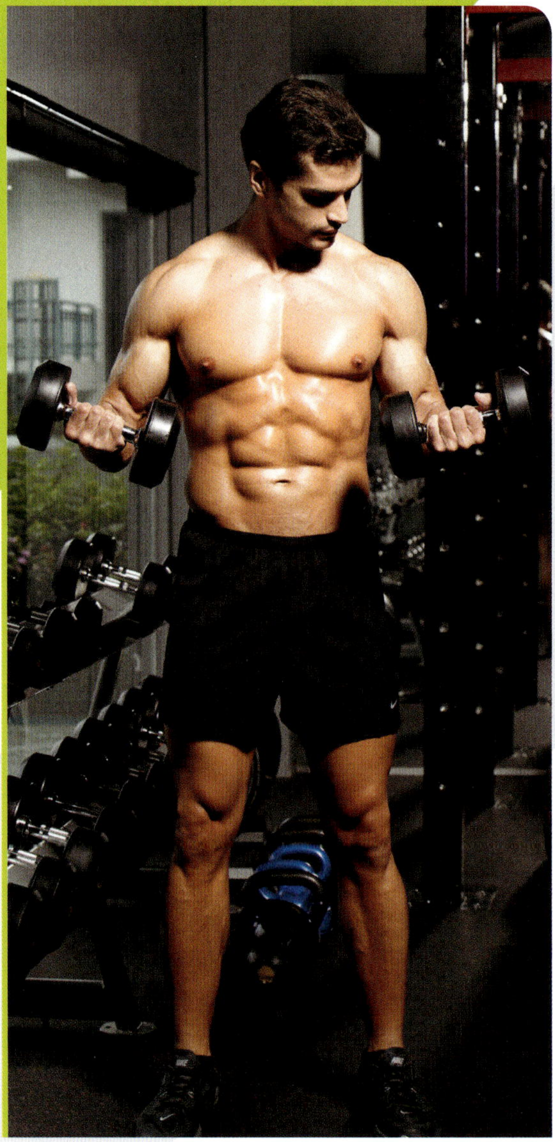

Körperhaltung werden Sie kraftvoll sein und beugen Schmerzen und Verletzungen vor.

Machen Sie sich immer wieder Ihre Körperhaltung in Training und Alltag bewusst und verbessern Sie diese. Achten Sie auf eine aufrechte Haltung sowie eine gleichmäßige Gewichtsverteilung. Überprüfen Sie Ihre Haltung auch daheim vor einem Spiegel.

INFO: ANSPANNEN DER QUER VERLAUFENDEN BAUCHMUSKELN

Der quere Bauchmuskel verläuft horizontal um den Bauch herum. Er stellt die unterste Schicht der Bauchmuskulatur dar und ist nicht sichtbar. Dieser Muskulatur kommt eine große Bedeutung zu, da sie die Wirbelsäule schützt und das Becken stabilisiert. Es ist sinnvoll, ihre Anspannung zu erlernen, um dem Körper beim Krafttraining zu schützen. Das gilt auch bei Alltagsbewegungen wie Beugen und Drehen des Oberkörpers sowie Anheben und Tragen von schweren Gegenständen.
Sie bringen die quer verlaufende Bauchmuskulatur in Spannung, indem Sie den Bauchmuskel in Richtung Wirbelsäule ein- und etwas hochziehen. Dies erfolgt, ohne die Luft anzuhalten, es wird gleichmäßig weiter geatmet. Üben Sie immer mal wieder, diese Muskulatur in Spannung zu bringen, beispielsweise während der Schreibtischarbeit oder im Stand vor dem Spiegel, bis Sie sich an diese Bewegung gewöhnt haben und sie sich natürlich anfühlt.

Ausrichtung im Stand (Athletischer Stand)

Stellen Sie sich aufrecht hin, wobei die Füße sich unter den Hüften befinden und gerade nach vorne oder minimal nach außen weisen. Einige Übungen erfordern es, die Füße etwas weiter auseinander zu stellen, was in der jeweiligen Beschreibung erwähnt wird. Verteilen Sie Ihr Gewicht gleichmäßig auf beide Füße; die Beine sind leicht gebeugt, also die Knie nicht durchgestreckt. Spannen Sie die quer verlaufende Bauch- und die Gesäßmuskulatur an. Halten Sie den Kopf und die Schultern gerade und spannen Sie die Schultern nach hinten unten. Sie intensivieren den beidbeinigen Stand, indem Sie sich auf instabilen Untergrund wie Therapiekreisel, Balance-Pads oder Leverage Discs® stellen.

Ausrichtung im Kniestand

Wenn Sie für eine Übung den Kniestand einnehmen, dann befinden sich die Knie hüftbreit auseinander. Achten Sie darauf, dass der Oberkörper aufrecht ist und der Kopf und die Schultern gerade sind. Spannen Sie die quer verlaufende Bauch- und die Gesäßmuskulatur an. Machen Sie den Kniestand am besten auf einer Matte oder einem zusammengefalteten Handtuch, um die Knie zu schonen. Wenn Sie ein Therapiekissen verfügbar haben, dann können Sie dieses zur Intensivierung nutzen.

Ausrichtung im Ausfallschritt

Im Ausfallschritt befinden sich das hintere Knie »in der Luft« (also vor dem hinteren Fuß) und das vordere über dem vorderen Fuß. Achten Sie darauf, dass das vordere Knie nicht nach vorne oder zur Seite ausweicht, was oft erfolgt, wenn die Muskulatur noch nicht ausreichend entwickelt ist. Halten Sie den Körper und die Schultern gerade und ebenso wie die Bauch- und die Gesäßmuskulatur angespannt. Sie intensivieren eine Übung im Ausfallschritt, indem Sie den vorderen Fuß auf einen Therapiekreisel oder ein Balance-Pad stellen. Auch können Sie den hinteren Fuß auf Faszienrolle, Medizinball oder Gymnastikball positionieren.

Ausrichtung im Einbeinstand

Im Einbeinstand zeigt der Fuß gerade nach vorne, und das Bein ist leicht gebeugt. Sie können sich die zu belastende Fußfläche wie ein Dreieck vorstellen: vom großen Zeh bis zum kleinen Zeh und bis zur Fersenmitte. Es werden also die Zehen, die Ballen, die Außenkante und die Ferse belastet. Das Fußinnengewölbe wird dabei leicht nach oben gezogen. Achten Sie darauf, dass die Hüften sowie die Schultern gerade stehen. Die quer verlaufende Bauch- und die Gesäßmuskulatur sind ebenso wie die Schultermuskulatur in Spannung. Sie intensivieren den Einbeinstand, wenn Sie ihn auf einem instabilen Untergrund wie dem Therapiekreisel üben.

Ausrichtung im Sitzen

Wenn Sie eine Übung im Sitzen ausführen, dann stellen Sie die Füße gerade auf, etwa hüftbreit auseinander, wobei die Winkel zwischen Ober- und Unterschenkel etwas mehr als 90 Grad betragen sollen. Ziehen Sie das Brustbein hoch, um den Körper lang zu machen, und spannen Sie die quer verlaufenden Bauchmuskeln an. Der Kopf ist gerade und das Kinn leicht zur Brust gespannt. Wenn Sie die Möglichkeit haben, setzen Sie sich in Training und Alltag möglichst oft auf einen großen Gymnastikball und achten Sie dabei auf eine gute Körperhaltung. Indem Sie üben, die Position auf dem Ball zu stabilisieren, trainieren Sie nicht nur die Rumpfmuskulatur – die Übung bewirkt auch, dass Sie auf einem Stuhl automatisch eine bessere Haltung einnehmen.

Ausrichtung im Stütz

Sie können eine Stützposition am Boden frontal, seitlich oder rückwärtig einnehmen. Dazu können Sie sich auf den Unterarmen oder intensiver bei gestreckten Armen auf den Händen abstützen. Wichtig ist, dass Sie den Körper gerade halten. Die Oberschenkel und der Rücken bilden eine gerade Linie, und

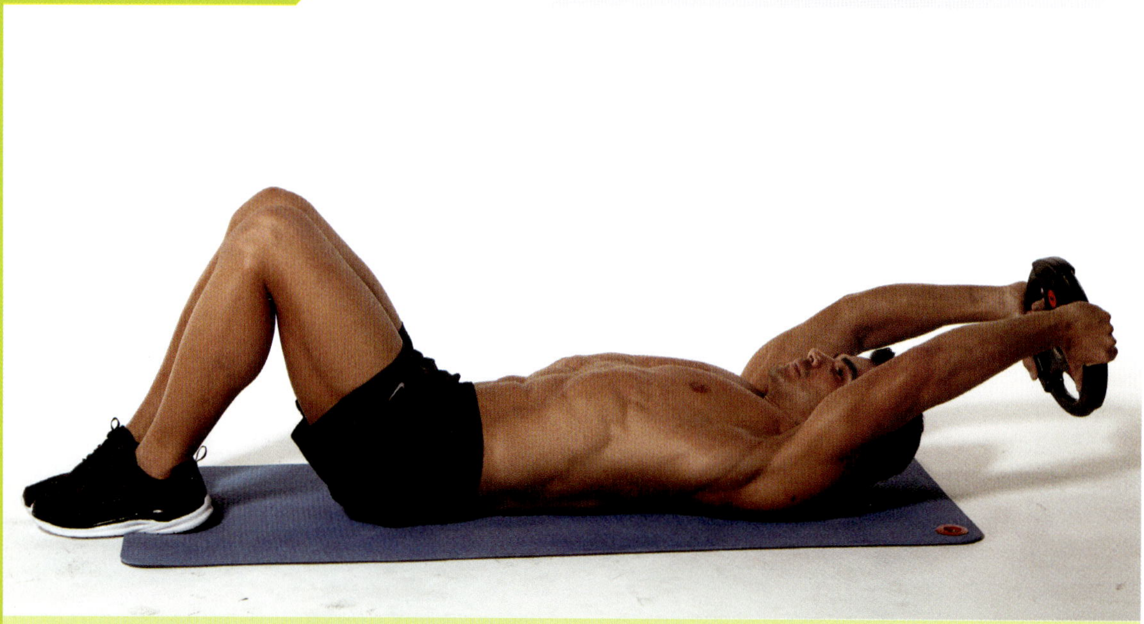

Achten Sie darauf, dass der untere Rücken aufliegt, wenn Sie in Rückenlage das Gewicht hinter den Kopf heben.

die Ellbogen befinden sich unter den Schultergelenken. Spannen Sie die Bauch- und die Gesäßmuskulatur an. Sie intensivieren eine Stützposition, indem Sie die Hände oder die Füße auf Medizinball, Gymnastikball, Therapiekreisel oder Balance-Pad positionieren.

Ausrichtung in liegender Position

Wenn Sie eine Übung liegend ausführen, dann achten Sie besonders auf die Kopfposition. Das Kinn wird leicht zur Brust gezogen, um eine Überstreckung des Kopfes zu vermeiden. Außerdem ist es wichtig, dass Sie kein Hohlkreuz machen, weshalb Sie immer die Bauch- und die Gesäßmuskulatur in Spannung halten müssen. Bei Übungen in Rückenlage drücken Sie den unteren Rücken bewusst gegen den Boden. Beim Körperanheben in Bauchlage achten Sie darauf, dass der Körper möglichst gleichmäßig angehoben wird, und versuchen Sie, die Arme beziehungsweise die Beine lang zu ziehen.

Ausrichtung im Hang

Auch bei Übungen im Hang müssen Sie auf die Körpermitte achten. Dies hilft nicht nur dabei, Ausweichbewegungen zu vermeiden, sondern stellt auch sicher, dass Sie die größtmögliche Kraft freisetzen. Aktivieren Sie die Bauch- und die Gesäßmuskulatur und spannen Sie die Schulterblätter zusammen und nach unten. Außerdem wird der Haltegriff bewusst mit allen Fingern und den Daumen möglichst kraftvoll ausgeführt. Sie intensivieren Hangübungen, indem Sie diese an einem Seil beziehungsweise Handtuch ausführen.

ÜBUNGSAUSWAHL

In diesem Buch werden Hantelübungen (bezeichnet mit dem Buchstaben »H« vor der Übungsnummer) vorgestellt, die oft eingesetzt werden und ein ausgeglichenes Training ermöglichen. Das Hanteltraining bietet aber eine so große Vielfalt, dass nicht alle möglichen Übungen beschrieben werden können. Wenn Sie eine Übung in Ihrem Work-out ergänzen beziehungsweise austauschen wollen, dann achten Sie darauf, dass Sie das Prinzip des ausgewogenen Trainings mit progressiven Steigerungen beibehalten.

Bei Übungen aus dem Level 1 ist die Ausführungstechnik am wenigsten intensiv. Sie eignen sich deshalb für Einsteiger. Wenn Sie bei einer Übung mindestens zehn Wiederholungen ausführen können, dann können Sie zu einer Übung im Level 2 übergehen, welche die gleiche Bewegung trainiert. Sie können aber auch die bisherige Übung beibehalten und die Intensität steigern (vgl. »Prinzip 7: Steigende Anforderungen«, siehe Seiten 36–39). Entsprechend verfahren Sie beim Übergang von Level 2 zu Level 3. Führen Sie jedoch Übungen aus einem höheren Level nicht zu früh aus, da diese nur sinnvoll sind, wenn sie technisch korrekt durchgeführt werden. Ein noch nicht ausreichend trainierter Körper ist dazu noch nicht in der Lage.

Im Level 3 finden Sie die technisch anspruchsvollsten Varianten, die auch das Muskelzusammenspiel intensiv fördern. Grundsätzlich gibt es immer Möglichkeiten, Übungen noch intensiver und technisch anspruchsvoller zu machen, im Normalfall reichen aber die hier gezeigten Übungen aus. Auch darf das Verletzungsrisiko nicht den möglichen Nutzen übersteigen, denn die erste Trainingspriorität ist es, sicher zu trainieren, also eine Verletzung zu vermeiden.

INFO: ÜBUNGSDURCHFÜHRUNG

Bewegen Sie sich in die Ausgangsposition und stabilisieren Sie dann diese Position, indem Sie Körperspannung aufbauen. Die Übung muss entsprechend der Beschreibung ausgeführt werden, ohne Ausweichbewegungen und Fehlstellungen. Wiederholen Sie die Übung so lange beziehungsweise so oft, wie dies Ihrem Leistungsniveau entspricht und im Trainingsplan vorgesehen ist. Wenn Sie die Übungen mit Zeitintervallen ausführen, dann gilt es, den Körper innerhalb der Übungszeit möglichst intensiv zu belasten; es geht nicht darum, möglichst schnell viele Wiederholungen auszuführen.
Wählen Sie eine Intensität, mit der Sie die Wiederholungen technisch korrekt bewältigen. Es sind immer beide Körperseiten zu kräftigen, auch wenn eine Übung nur zu einer Seite beschrieben ist. Bei den Übungen wird hervorgehoben, ob eine Muskulatur vorrangig gekräftigt (2 Hantelsymbole) oder mitgekräftigt wird (1 Hantelsymbol).

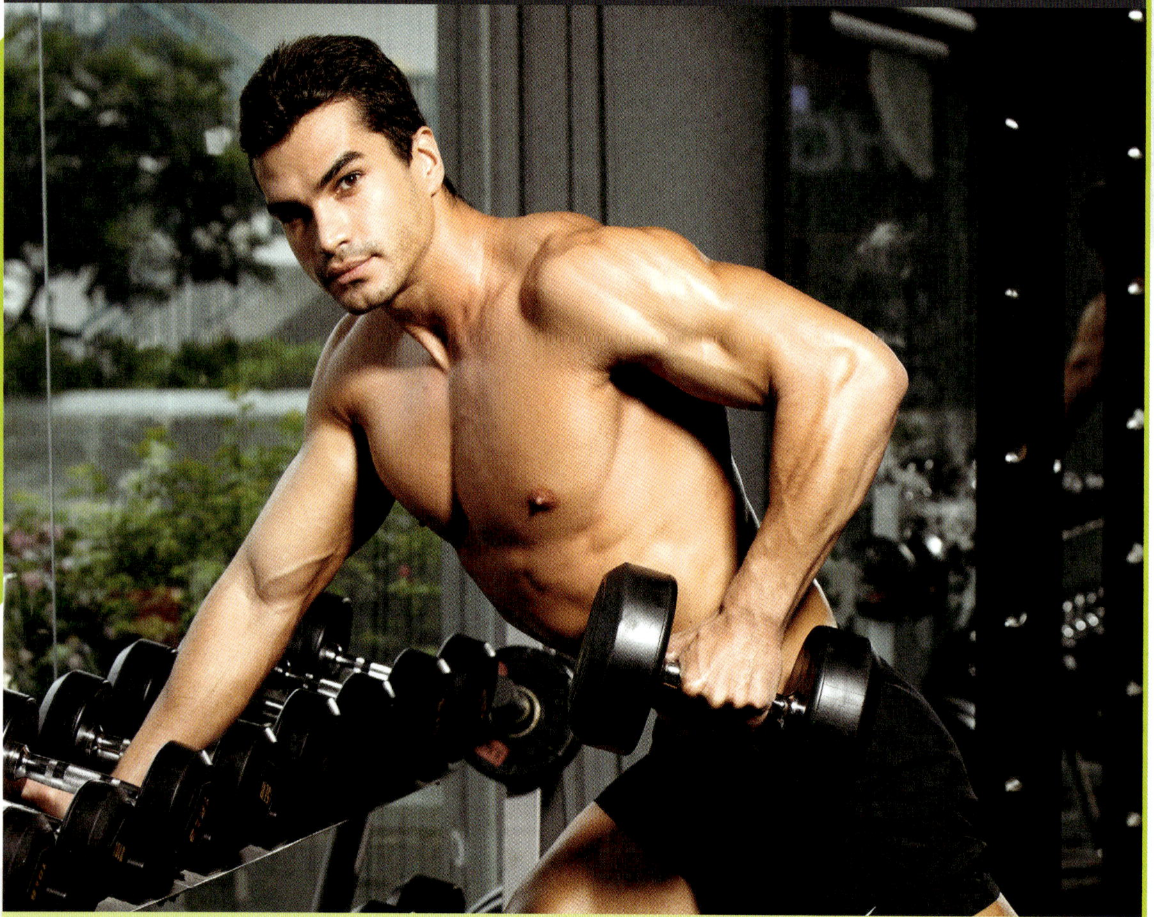

Die Übung »Rudern abgestützt«.

2. ÜBUNGEN FÜR DEN OBERKÖRPER

Zur Kräftigung des Oberkörpers werden im funktionellen Training vorrangig Übungen genutzt, die eine Vielzahl von Muskeln aktivieren, anstatt Übungen für die isolierte Kräftigung einzelner Muskeln auszuführen. Es wird darauf geachtet, den Körper ausgeglichen zu trainieren, damit er bestmöglich vor Verletzungen und vor Verschleiß geschützt ist und die Bewegungen in Sport und Alltag optimal erfolgen können. Wenn der Körper im Gegensatz dazu nur einseitig trainiert wird, dann führt dies zu Bewegungseinschränkungen und möglicherweise auch Verletzungen, was den Sportler letztlich nicht stärker macht.

Unter funktioneller Betrachtungsweise lassen sich die Übungen für den Oberkörper einteilen in Druckbewegungen nach vorne und nach oben sowie Zugbewegungen nach hinten und nach unten. Ergänzend können Sie Übungen für einzelne Muskeln machen, um Schwachstellen wie beispielsweise Ungleichgewichte der Muskulatur zu beseitigen.

Bei der Gestaltung Ihres Wochentrainingsplans müssen Sie darauf achten, dass Sie die Muskeln des Oberkörpers im selben Verhältnis trainieren. Das bedeutet, dass Sie alle vier wichtigen Bewegungsrichtung üben und zu Übungssätzen einer Bewegungsrichtung auch eine entsprechende Anzahl von Übungssätzen für die entgegengesetzte Bewegungsrichtung ausführen, also beispielsweise die Druckbewegungen nach vorne im gleichen Satzverhältnis wie die Zugbewegungen nach hinten. Da es möglich ist, die Bewegungsrichtungen in unterschiedliche Work-outs aufzuteilen, ist nicht die Satzzahl pro Trainingseinheit entscheidend, sondern die Gesamtzahl von Sätzen pro Woche.

Allerdings trainieren einige Fitnesssportler die Druckbewegung nach vorne (oft mit der Übung »Brustdrücken«) viel intensiver als die Zugbewegung nach hinten, woraus sich ein Ungleichgewicht entwickelt: Die Brust- und die vordere Schultermuskulatur sind kräftig, aber die Rücken-, die hintere Schulter- und die Schulterblattmuskeln eher schwach. Der Rücken wird häufig zu wenig gekräftigt. Aus einem solchen Ungleichgewicht können sich Körperfehlstellungen wie nach vorne oben gezogene Schultern entwickeln. Der Körper wird dadurch zu Ausweichbewegungen veranlasst, welche die Verletzungsanfälligkeit erhöhen sowie Schulterschmerzen und erhöhte Gelenkabnutzung verursachen.

Bestehen bereits solche Defizite, dann führen Sie wöchentlich doppelt so viele Sätze für die schwächere Muskulatur beziehungsweise Bewegungsrichtung aus, bis das Ungleichgewicht behoben ist. Achten Sie dabei insbesondere auf die Aktivität der Schulterblattmuskulatur, beispielsweise wenn Sie diese beim beidarmigen Rudern oder bei der Übung »Rückwärtige Fliegende« am Ende der Bewegung zusammenziehen.

Druckbewegungen nach vorne

Mit Druckbewegungen nach vorne trainieren Sie vorrangig die Brust-, den vorderen Anteil der Schulter- und die hintere Oberarmmuskulatur. Beim Hanteltraining ist die typische Übung für die Druckbewegung nach vorne das Brustdrücken, das sich in verschiedenen Varianten ausführen lässt. Durch das Ausführen auf dem Gymnastikball wird auch die Core-Muskulatur intensiv gekräftigt – tun Sie das aber nur, wenn Sie die Position sicher stabilisieren können. Fliegende Bewegungen, auch Flys genannt, können ergänzend genutzt werden. Liegestütze, die im Stütz auf Kurzhanteln ausgeführt werden, trainieren ebenfalls intensiv die Druckbewegung nach vorne.

Für das Schnellkrafttraining können Sie explosives Hantel-Boxen in Rückenlage sowie Liegestütz mit Seitsprung oder Händeklatschen üben. Haben Sie eine Multipresse für das Training verfügbar, dann können Sie die Hantelstange nach oben stoßen und in der Luft wieder fangen; mit freien Gewichten ist jedoch vom Loslassen der Hantel aufgrund der zu großen Verletzungsgefahr dringend abzuraten.

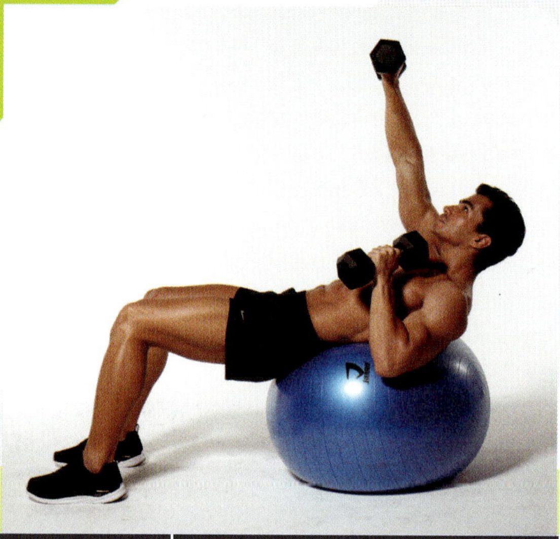

Das Hantel-Boxen.

LEVEL 1 EINSTEIGER	LEVEL 2 LEICHT GEÜBTE	LEVEL 3 FORTGESCHRITTENE
H 1: Brustdrücken auf Bank Alternative: am Boden	H 2: Brustdrücken auf Gymnastikball H 3: Hantel-Boxen auf Schrägbank Alternative: gerade Bank	H 2: Abwechselndes Brustdrücken auf Gymnastikball Alternative: einarmig H 4: Hantel-Boxen auf Gymnastikball
H 5: Fliegende auf Bank Alternative: am Boden	H 6: Fliegende auf Gymnastikball	H 6: Fliegende auf Gymnastikball mit einem Fuß angehoben
H 7: Liegestütz am Boden	H 7: Liegestütz auf Kurzhanteln	H 7: Liegestütz auf Kurzhanteln mit einem Fuß angehoben
	H 8: Liegestütz-Walk-over	H 8: Liegestütz-Seitsprung Alternative: Liegestütz mit Händeklatschen

Zugbewegungen nach hinten

Die Gegenbewegung zum Druck nach vorne ist der Zug nach hinten, womit Sie vorrangig den oberen Rücken und die hinteren Schultermuskeln trainieren. Wichtig ist, dass Sie den Zug nach hinten im gleichen Verhältnis zum Druck nach vorne trainieren. Sie erreichen optimale Ergebnisse mit den Hantel-Ruderbewegungen. Sie können die Bewegungen im vorgebeugten Stand mit oder ohne Abstützen ausführen. Erhöhen Sie progressiv die Intensität, indem Sie einbeinig oder auf instabilem Untergrund trainieren. Als Option können Sie sich aus der Rückenlage hochziehen, beispielsweise wenn Sie sich unter eine freie Hantelablage oder eine tiefe Klimmzugstange legen beziehungsweise ein Handtuch, einen Schlingentrainer oder ein Seil (wie hier gezeigt) nutzen. Mit der Übung »Rückwärtige Fliegende« wird die hintere Schultermuskulatur intensiver, die obere Rückenmuskulatur aber weniger intensiv trainiert.

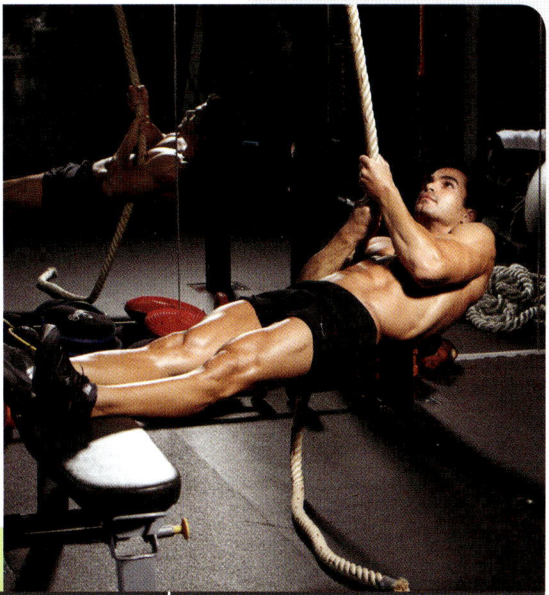

Das Hochziehen aus der Rückenlage am Seil.

LEVEL 1 EINSTEIGER	LEVEL 2 LEICHT GEÜBTE	LEVEL 3 FORTGESCHRITTENE
	H 9: Rudern vorgebeugt im Stand H 10: Abwechselndes Rudern vorgebeugt im Stand	H 11: Rudern vorgebeugt im Einbeinstand
H 12: Rudern abgestützt auf Bank Alternative: abgestützt auf Oberschenkel im Ausfallschritt	H 12: Rudern abgestützt auf Gymnastikball H 13: Einarmiges Rudern vorgebeugt	H 12: Rudern abgestützt im Einbeinstand Alternative: auf instabilem Untergrund H 13: Einarmiges Rudern vorgebeugt im Einbeinstand
H 14: Rückwärtige Fliegende vorgebeugt im Sitz H 15: Rückwärtige Fliegende in Bauchlage auf Schränkbank	H 14: Rückwärtige Fliegende vorgebeugt im Stand H 15: Rückwärtige Fliegende in Bauchlage auf Gymnastikball	H 14: Rückwärtige Fliegende vorgebeugt im Einbeinstand oder auf instabilem Untergrund H 15: Rückwärtige Fliegende in Bauchlage auf Gymnastikball mit gestreckten Beinen

Druckbewegungen nach oben

Mit der Druckbewegung nach oben kräftigen Sie vorrangig die Schultermuskeln, insbesondere den seitlichen Anteil. Die verschiedenen Varianten der »Schulterpresse« bieten beim Hanteltraining optimale Ergebnisse. Sie können dies mit Viertel-Kniebeuge zum Schwungholen verbinden, hier als »Schwungdrücken« vorgestellt, und dies mit Körperdrehung erweitern. Mit fortschreitender Trainingserfahrung erhöhen Sie die Anforderungen, indem Sie das Stabilisieren der Übung erschweren.

LEVEL 1 EINSTEIGER	LEVEL 2 LEICHT GEÜBTE	LEVEL 3 FORTGESCHRITTENE
H 16: Schulterpresse im Stand	H 16: Abwechselnde Schulterpresse im Stand H 17: Frontdrücken mit Langhantel	H 16: Einarmige Schulterpresse H 18: Schulterpresse auf instabilem Untergrund Alternative: im einbeinigen Stand
H 19: Schulterpresse im Sitz auf Bank	H 19: Schulterpresse im Sitz auf Gymnastikball	H 19: Einarmige Schulterpresse im Sitz auf Gymnastikball Alternative: mit Fuß angehoben
	H 20: Arnold-Schulterpresse im Stand Alternative: im Sitz	H 20: Einarmige Arnold-Schulterpresse Alternative: auf instabilem Untergrund
H 21: Schwungdrücken	H 21: Abwechselndes Schwungdrücken H 22: Schwungdrücken mit Langhantel	H 23: Einarmiges Schwungdrücken H 24: Schwungdrücken mit Seitdrehung

Zugbewegungen von oben nach unten

Der Klimmzug ist die beste Übung für die Zugbewegung von oben nach unten. Sie vereinfachen den Klimmzug, indem Sie sich mit einem Fuß etwas abstützen. Sie können beispielsweise ein stabiles Band oder ein Seil um die Klimmzugstange verknoten und einen Fuß in die Bandschlaufe stellen, damit Sie weniger Körpergewicht hochziehen müssen, oder aber Sie stützen sich etwas auf dem Boden beziehungsweise auf einem kleinen Kasten oder Bücherstapel ab. Sie intensivieren den Klimmzug, indem Sie eine aufrechte Kurzhantel zwischen den Füßen halten oder sich an einem Handtuch oder Seil hochziehen. Alternativ zum Klimmzug können Sie das Standziehen ausführen, das mit einarmiger Ausführung und Kurzhantel auch sehr intensiv wird.

Wenn Sie keine Klimmzugstange verfügbar haben, dann können Sie im Sitz oder Kniestand ein Handtuch gerade von oben nach unten statisch ziehen, ohne tatsächliche Bewegung, und diesen Zug mit maximaler Kraft über die Dauer des Übungssatzes hinweg aufrechterhalten; das Handtuch lässt sich beispielsweise um ein Treppengeländer legen. Alternativ können Sie sich auch in Schräglage mit dem Handtuch hochziehen beziehungsweise aufrichten.

LEVEL 1 EINSTEIGER	LEVEL 2 LEICHT GEÜBTE	LEVEL 3 FORTGESCHRITTENE
H 25: Standziehen H 27: Klimmzug vereinfacht	H 26: Einarmiges Standziehen H 27: Klimmzug	H 26: Einarmiges Standziehen mit Kurzhantel H 28: Klimmzug mit Gewicht
H 29: Ziehen nach unten im Sitz	H 29: Ziehen nach unten im Sitz auf Gymnastikball	H 29: Ziehen nach unten im Sitz auf Gymnastikball, Fuß angehoben

Ergänzende Übungen für Nacken, Schultern und Rotatoren

Die Schulterblattmuskulatur ist bei einigen Fitnesssportlern zu schwach entwickelt. Sie können diese Muskeln mit Armhebeübungen in Bauchlage kräftigen. Sie können die Arme in V-, U- und T-Haltung anheben und die jeweilige Position für 30 bis 60 Sekunden halten. Sie können das Training so gestalten, dass Sie alle drei Armhaltungen hintereinander ausführen. Durch den Einsatz von Kurzhanteln und Gymnastikball wird diese Übung sehr intensiv. Außerdem sind recht häufig Defizite bei den Rotatoren vorhanden, wozu Sie Armdrehübungen in Seitenlage machen können.

LEVEL 1 EINSTEIGER	LEVEL 2 LEICHT GEÜBTE	LEVEL 3 FORTGESCHRITTENE
H 30: V-, U-, T-Haltung ohne Gewicht	H 30: V-, U-, T-Haltung mit Gewicht	H 30: V-, U-, T-Haltung mit Gewicht auf Gymnastikball
H 31: Seitheben	H 31: Alternierendes Seitheben Alternative: einarmig H 32: Seit- und Frontheben	H 33: Seitheben im Einbeinstand Alternative: auf instabilem Untergrund
	H 34: Außenrotation in Seitenlage H 35: Innenrotation in Seitenlage	

Ergänzende Übungen für Ober- und Unterarme

Die Armmuskulatur wird bei den anderen Übungen mitentwickelt, deshalb ist ein eigenständiges Training normalerweise nicht notwendig. Wenn Sie aber Defizite bei einzelnen Muskeln haben, beispielsweise in Folge einer Verletzung, dann können sich ergänzende Übungen für die vordere und hintere Oberarmmuskulatur sowie die Unterarmmuskulatur lohnen.

Aus optischen Gründen trainieren zahlreiche männliche Fitnesssportler die Oberarmmuskulatur intensiv; wenn Sie dies auch so gestalten wollen, dann achten Sie darauf, dass Sie die vordere und die hintere Oberarmmuskulatur ausgeglichen trainieren, damit kein Ungleichgewicht entsteht.

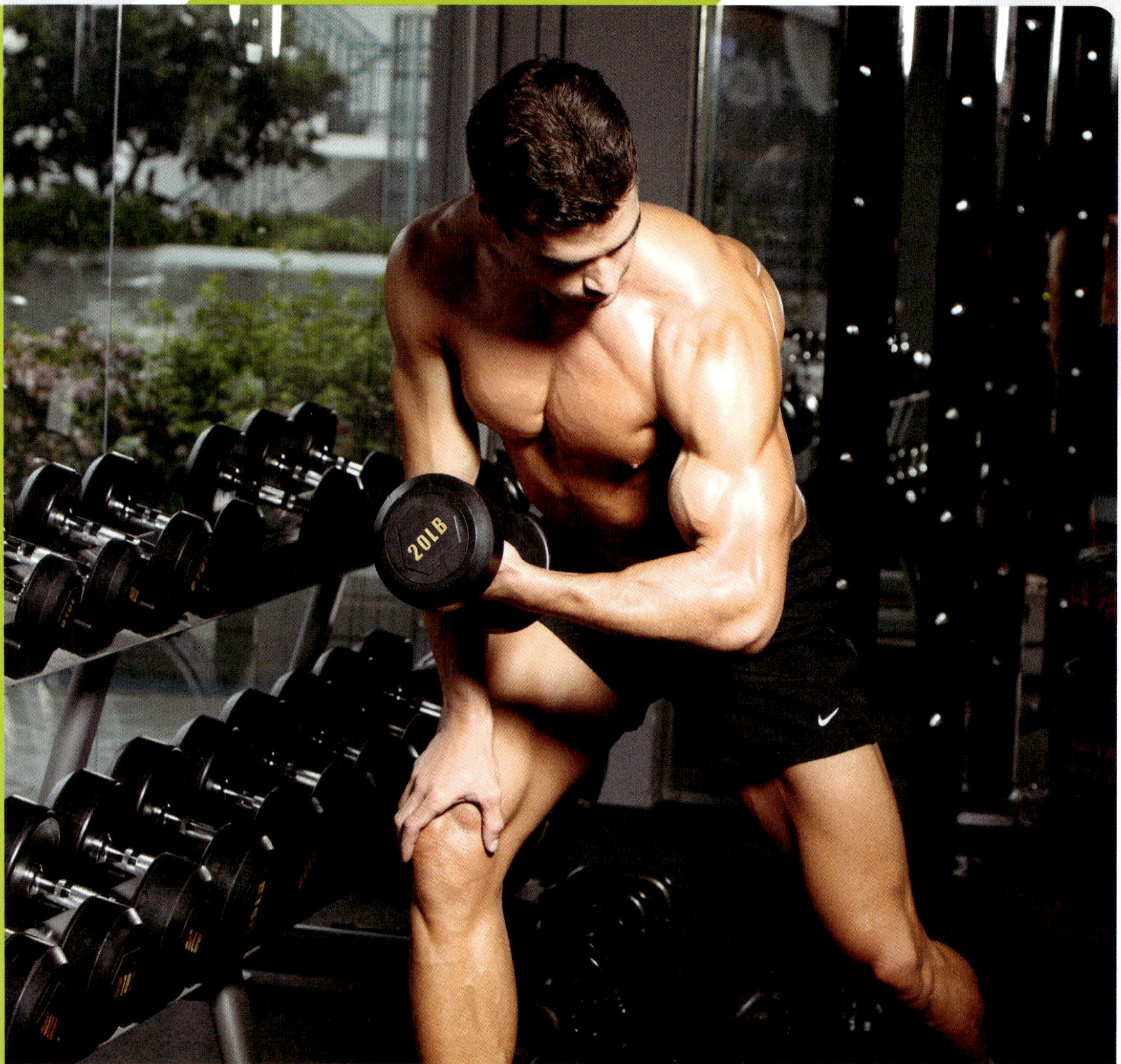

Das Bizeps-Training.

LEVEL 1 EINSTEIGER	LEVEL 2 LEICHT GEÜBTE	LEVEL 3 FORTGESCHRITTENE
H 36: Bizeps-Curl im Stand H 37: Bizeps-Curl im Sitz H 38: Konzentrations-Curl im Sitz	H 37: Bizeps-Curl im Sitz auf Gymnastikball H 38: Konzentrations-Curl im Stand	H 36: Bizepscurl im Stand auf instabilen Untergrund Alternative: im Einbeinstand
H 39: Armstrecken nach oben im Sitz Alternative: in Rückenlage H 40: Armstrecken nach hinten abgestützt	H 39: Armstrecken nach oben im Sitz auf Gymnastikball H 40: Beidarmiges Armstrecken im vorgebeugten Stand H 41: Armstrecken nach hinten in Bauchlage	H 41: Armstrecken nach hinten in Bauchlage mit gestreckten Beinen
	H 42: Handgelenk-Strecken H 43: Handgelenk-Beugen	

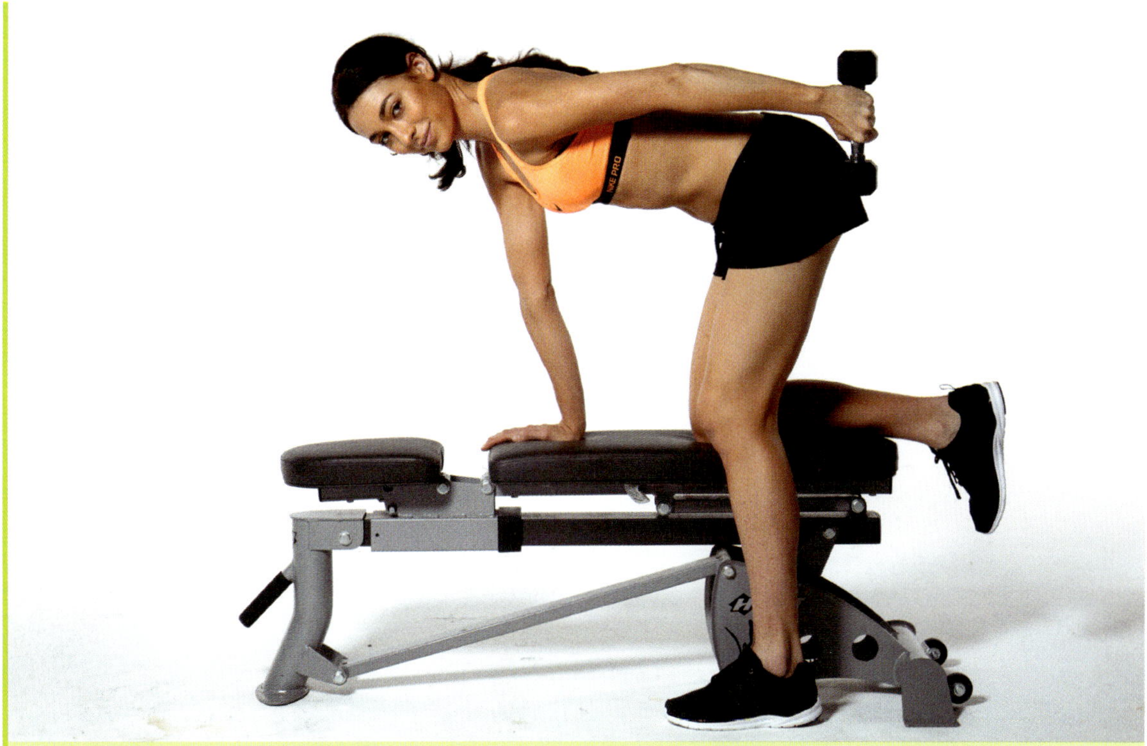

Armstrecken nach hinten abgestützt.

H 1 BRUSTDRÜCKEN

LEVEL 1

KRÄFTIGUNG

Brustmuskulatur
vordere Schulter- und hintere Oberarmmuskulatur

AUSGANGSPOSITION

Wenn Sie die Übung mit schweren Kurzhanteln ausführen, dann können Sie die Hanteln im aufrechten Sitz umgekehrt auf die Oberschenkel stellen und sie unterstützend mit den Beinen anheben. Nehmen Sie die Rückenlage ein und strecken Sie die Hanteln gerade nach oben, die Daumen zeigen nach innen. Bringen Sie die Bauch- und die Gesäßmuskulatur in Spannung und drücken Sie die Füße auf den Boden.

DURCHFÜHRUNG

Senken Sie kontrolliert die Hanteln und führen Sie diese etwas nach außen, bis die Oberarme nahezu waagrecht sind. Gleichzeitig können Sie die Ellbogen nach innen bewegen, müssen dies aber nicht. Dann drücken Sie die Hanteln in die Ausgangsposition zurück, um die Übung zu wiederholen. Achten Sie auf gerade Handgelenke und Rumpfspannung sowie darauf, dass der untere Rücken auf der Bank bleibt.

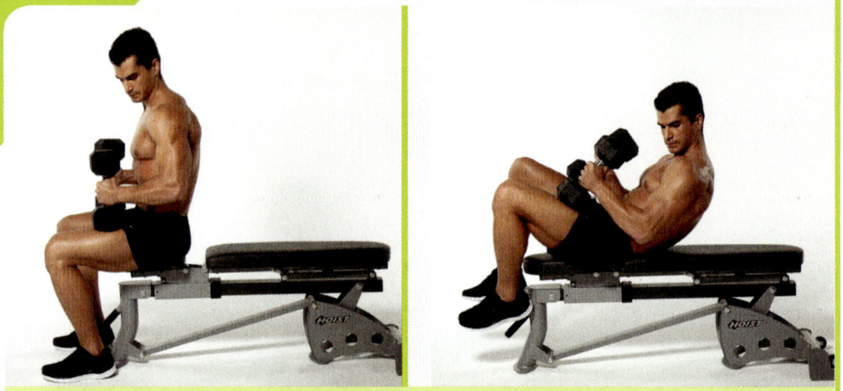

Der Bewegungsablauf in die Ausgangsposition.

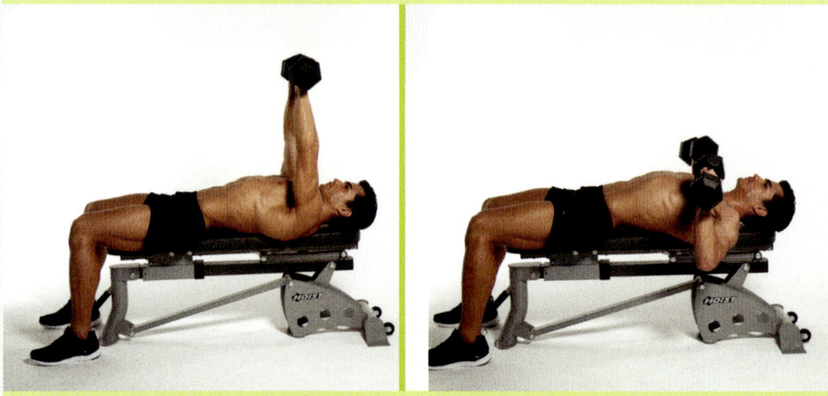

Die Ausgangs- und die Endposition.

VARIANTE

Sie können auch auf dem Boden üben, dann allerdings mit weniger Spielraum, da die Oberarme nicht abgelegt werden dürfen. Die Übung ist auch mit Langhantel möglich, wenn Sie eine Hantelablage verfügbar haben.

Sie intensivieren die Übung, indem Sie alternierendes Brustdrücken ausführen (Level 2). Dazu halten Sie in der Ausgangsposition beide Hanteln gestreckt in der Luft. Senken Sie eine Hantel kontrolliert ab. Danach strecken Sie diese Hantel wieder nach oben und beginnen gleichzeitig die Abwärtsbewegung mit der anderen Hantel. Sie können dabei die jeweilige Hantel so drehen, dass in der unteren Position die Handfläche nach innen zeigt. Dieses Vorgehen ist optional – testen Sie die Ausführungsvarianten mit und ohne Armdrehung. Alternativ können Sie erst alle Wiederholungen mit einer Hantel machen, bevor Sie die Übungsseite wechseln.

Um den oberen Brustbereich verstärkt zu trainieren, können Sie auf einer Schrägbank mit positiv eingestellter Lehne üben. Entsprechend erreichen Sie den unteren Bereich der Brustmuskulatur etwas mehr, wenn Sie auf einer Bank mit negativer Schräge üben. Um eine negative Lehnenposition zu erreichen, können Sie große Hantelscheiben unter die untere Fußstütze der Bank legen. Entsprechend können Sie Hantelscheiben unter die oberen Stützen legen, wenn die Trainingsbank keine positive Einstellung ermöglichen sollte. Allerdings muss immer eine stabile Standposition der Bank gewährleistet sein, ansonsten bitte auf diese Varianten verzichten.

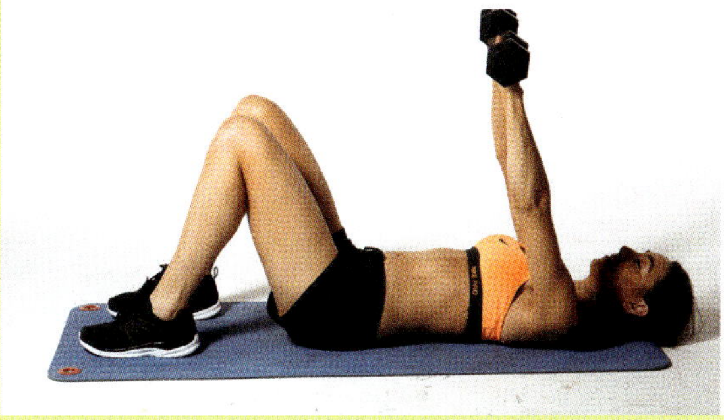
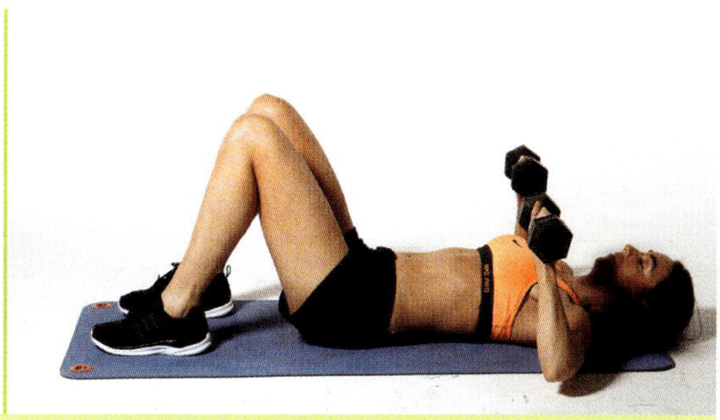

Brustdrücken, Variante am Boden.

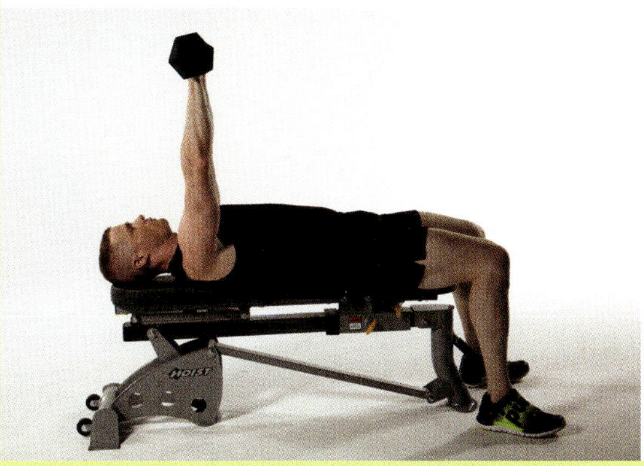
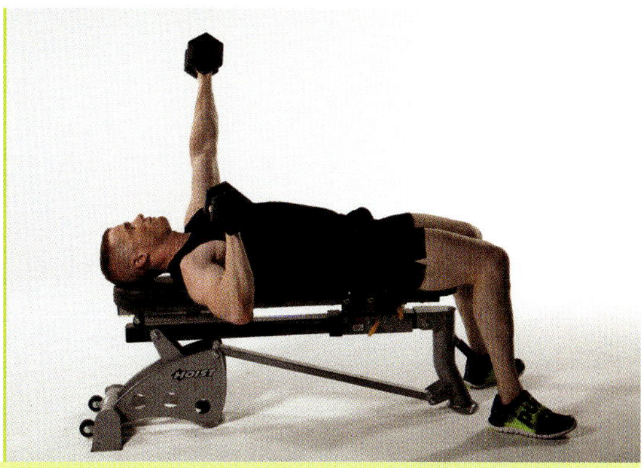

Das alternierende Üben (Level 2).

H 2 LEVEL 2 BRUSTDRÜCKEN AUF GYMNASTIKBALL

KRÄFTIGUNG

Brust- und Rumpfmuskulatur
vordere Schulter- und hintere Oberarmmuskulatur

AUSGANGSPOSITION

Sie sitzen aufrecht auf einem Gymnastikball und halten Kurzhanteln in den Händen. Machen Sie kleine Schritte nach vorne, bis Sie sich in Rückenlage auf dem Ball befinden. Drücken Sie die Füße auf den Boden und spannen Sie die Bauch- und die Gesäßmuskulatur an. Nun strecken Sie die Arme senkrecht hoch, sodass sie etwa schulterbreit auseinander stehen und die Daumen zueinander ausgerichtet sind.

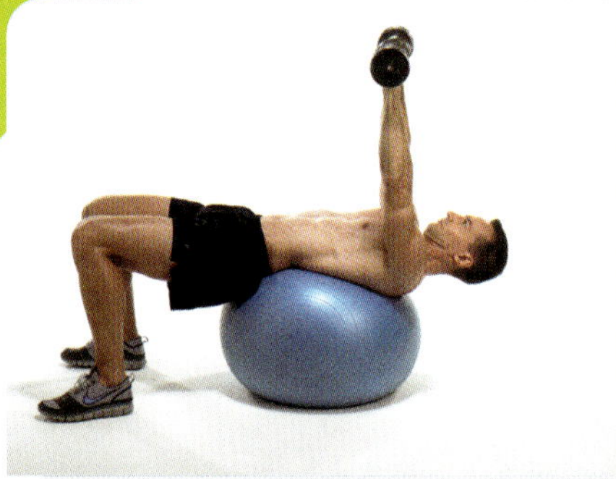

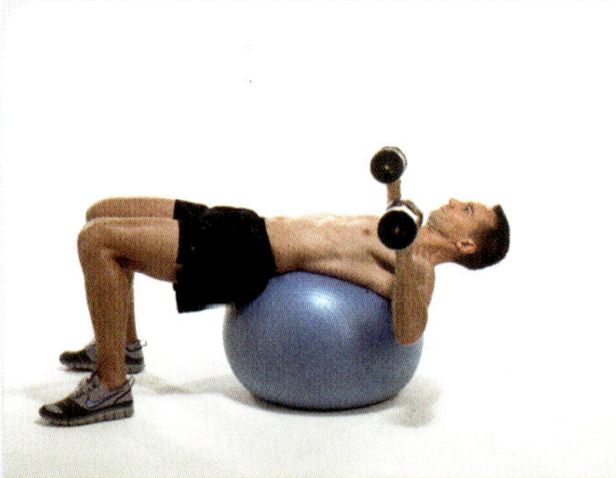

Die Ausgangs- und die Endposition.

DURCHFÜHRUNG

Senken Sie die Hanteln und führen Sie diese etwas nach außcn, bis dic Obcrarmc nahczu waagrccht sind. Dann drücken Sie die Hanteln in die Ausgangsposition zurück, um die Übung zu wiederholen. Vermeiden Sie unkontrollierte Bewegungen auf dem Ball und achten Sie darauf, dass Sie die Handgelenke gerade halten.

VARIANTE

Sie können die Übung intensivieren, indem Sie die Arme abwechselnd beugen und strecken. Auch können Fortgeschrittene einen Fuß vom Boden anheben (Level 3). Bei einer Erhöhung der Gewichte beachten Sie, dass Sie auf der instabilen Unterlage deutlich weniger Gewicht als auf einer Hantelbank nutzen können.
Die Kurzhanteln ermöglichen es, eine leichte Hanteldrehung auszuführen, wobei sich die Ellbogen nach innen bewegen. Testen Sie, ob Ihnen die Ausführungsvariante mit oder ohne Drehung angenehmer ist.

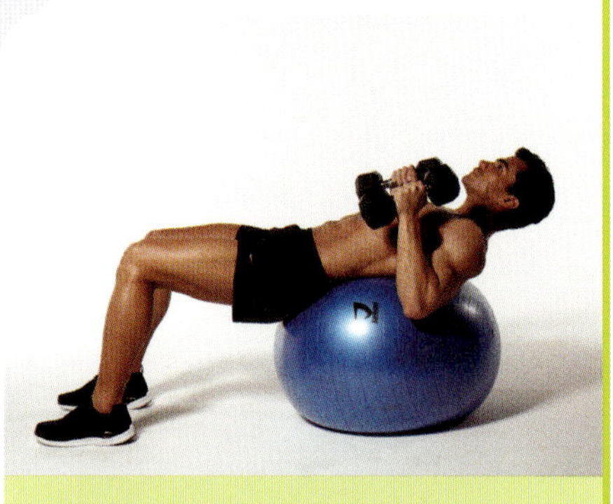

Die Variante mit Hanteldrehung.

HANTEL-BOXEN AUF SCHRÄGBANK

H 3

LEVEL 2

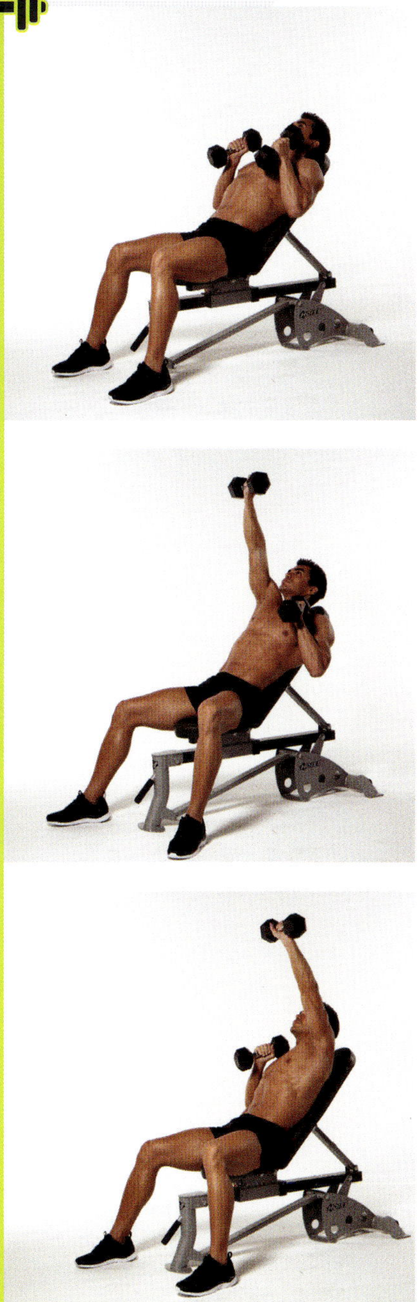

Der Bewegungsablauf.

KRÄFTIGUNG

Brust- und vordere Schultermuskulatur
hintere Oberarm- und Rumpfmuskulatur

AUSGANGSPOSITION

Mit dieser Übung trainieren Sie Ihre Explosivkraft. Nutzen Sie deutlich weniger Gewicht als bei der Grundübung »Brustdrücken«, da nun das Gewicht in der Ausgangsposition unten gehalten wird und die Zielsetzung schnelle Ausführung ist, nicht hingegen die Bewältigung hoher Gewichte. Nehmen Sie die Rückenlage auf der Schrägbank ein und bewegen Sie die Hanteln nach unten, mit den Handflächen nach innen, ähnlich, als würden Sie eine Boxdeckung einnehmen. Drücken Sie die Füße fest auf den Boden und spannen Sie die Bauch- und die Gesäßmuskulatur an.

DURCHFÜHRUNG

Strecken Sie eine Hantel explosiv gerade nach oben, wobei Sie die Hand wie beim Boxen drehen. Dann senken Sie die Hantel kontrolliert in die Ausgangsposition zurück und halten Sie sie dort einen Moment, um Vorspannung aufzubauen, bevor Sie den nächsten Boxschlag ausführen. Vermeiden Sie unkontrollierte Bewegungen, halten Sie die Handgelenke gerade und den Rumpf in Spannung. Sie können abwechselnd rechts und links boxen oder erst alle Wiederholungen mit einer Seite machen und dann die Seite wechseln.

VARIANTE

Sie können alternativ beide Arme gleichzeitig nach oben stoßen. Bewegen Sie danach die Hanteln langsam in die Ausgangsposition zurück und halten Sie diese Position kurz, bevor Sie die nächste Wiederholung ausführen. Sie intensivieren die Übung, indem Sie nur eine Kurzhantel einsetzen, da der Rumpf dann mehr Stabilisierungsarbeit leisten muss (Level 3). Alternativ können Sie auf einer geraden Bank üben.

H 4 LEVEL 3 HANTEL-BOXEN AUF GYMNASTIKBALL

KRÄFTIGUNG

- Brust- und Rumpfmuskulatur
- vordere Schulter- und hintere Oberarmmuskulatur

AUSGANGSPOSITION

Mit dieser Übung trainieren Sie Ihre Explosivkraft. Nutzen Sie weniger Gewicht als beim »Brustdrücken auf dem Gymnastikball«. Es geht darum, das Muskelzusammenspiel bei schneller Ausführung zu verbessern, nicht darum, möglichst hohe Gewichte zu bewegen. Sie sitzen aufrecht auf dem Gymnastikball und halten zwei Kurzhanteln vor der Brust. Machen Sie kleine Schritte nach vorne, bis Sie sich in Rückenlage auf dem Ball befinden. Die Hanteln halten Sie mit gebeugten Armen und den Handflächen nach innen – ähnlich einer Boxdeckung. Drücken Sie die Füße fest auf den Boden und spannen Sie die Bauch- und die Gesäßmuskulatur, um die Position zu stabilisieren.

DURCHFÜHRUNG

Bringen Sie eine Hantel explosiv gerade nach oben, wobei Sie die Hand wie beim Boxen drehen. Dann senken Sie die Hantel in die Ausgangsposition zurück und halten sie dort einen Moment, bevor Sie den nächsten Schlag ausführen. Vermeiden Sie unkontrollierte Bewegungen auf dem Ball, und achten Sie auf gerade Handgelenke und Rumpfspannung. Sie können abwechselnd rechts und links boxen oder erst alle Wiederholungen auf einer Seite machen und dann die Seite wechseln.

VARIANTE

Sie können auch beide Arme gleichzeitig nach oben stoßen. Sie intensivieren das Hantel-Boxen, indem Sie nur eine Kurzhantel einsetzen, da der Rumpf dann mehr Stabilisierungsarbeit leisten muss.

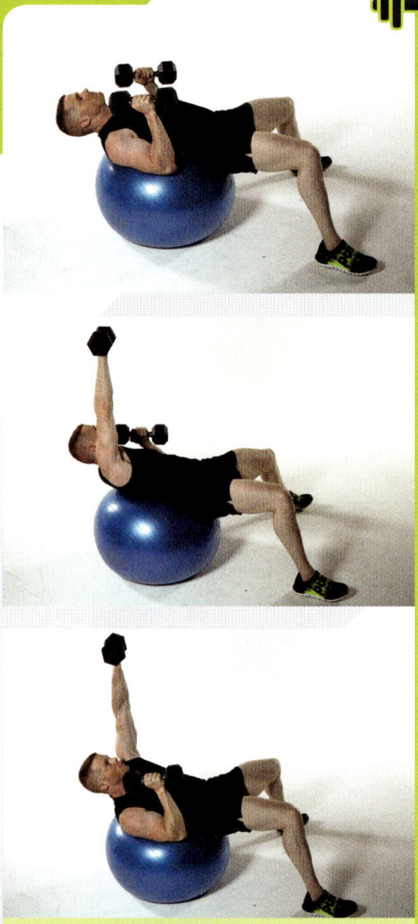

Der Bewegungsablauf.

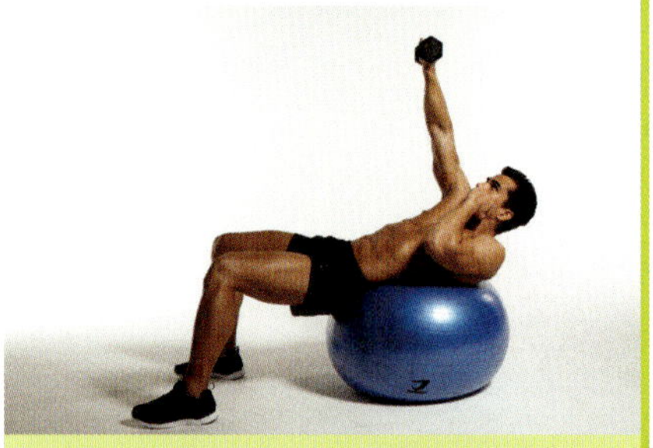

Die einarmige Intensivierung.

FLIEGENDE AUF BANK

H 5
LEVEL 1

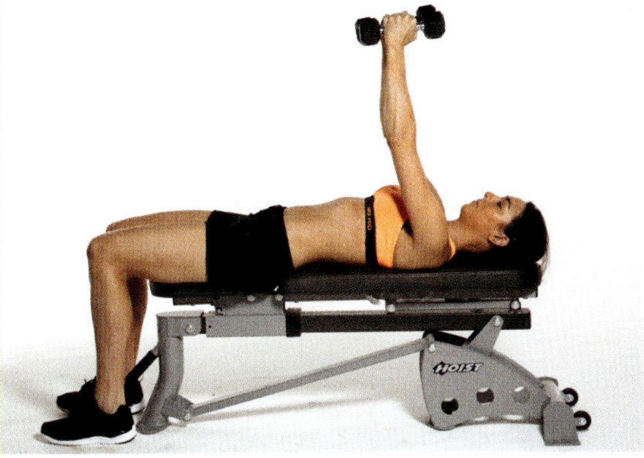

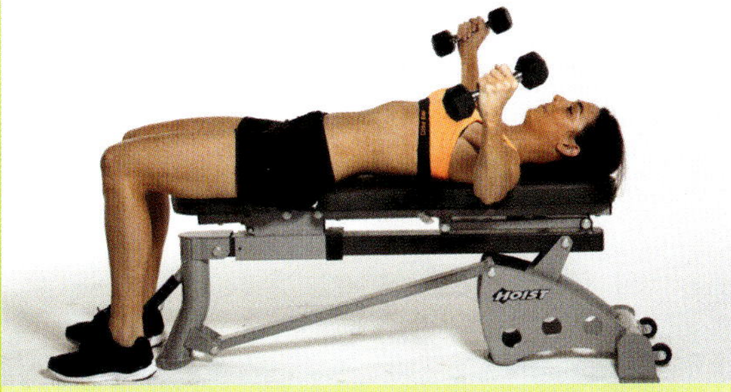

Die Ausgangs- und die Endposition auf der Bank.

KRÄFTIGUNG

Brustmuskulatur
vordere Schultermuskulatur

AUSGANGSPOSITION

Sie liegen auf einer Hantelbank mit nach oben gerichteten Armen. In den Händen halten Sie Kurzhanteln, die Handflächen zeigen zueinander. Drücken Sie die Füße auf den Boden und spannen Sie die Bauch- und die Gesäßmuskulatur an.

DURCHFÜHRUNG

Bewegen Sie langsam die leicht gebeugten Arme nach außen, bis die Oberarme eine etwa waagrechte Position erreichen, ohne sie jedoch nach hinten zu überstrecken. Bleiben Sie kurz in dieser Position. Dann führen Sie die Arme wieder nach oben, um schließlich die Übung zu wiederholen. Achten Sie auf Rumpfspannung und gerade Handgelenke und vermeiden Sie es, ins Hohlkreuz zu gehen.

VARIANTE

Wenn Sie keine Hantelbank zur Verfügung haben, dann können Sie auf dem Boden üben. Dann lässt sich die Übung jedoch nur mit weniger Bewegungsspielraum ausführen, da die Hanteln nicht auf dem Boden abgelegt werden dürfen.

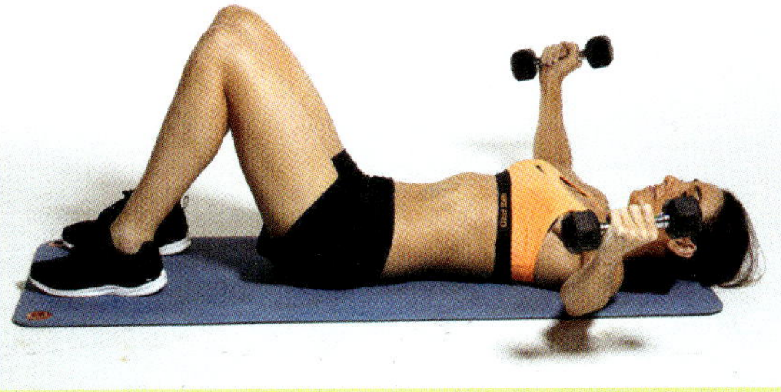

Die Übung am Boden.

Sie aktivieren den oberen Bereich des Brustmuskels etwas intensiver, wenn Sie auf einer Schrägbank mit positiv eingestellter Lehne üben. Den unteren Anteil des Brustmuskels erreichen Sie intensiver, wenn Sie auf einer negativ eingestellten Bank üben. Lässt die genutzte Trainingsbank eine negative Schräge nicht zu, dann können Sie Hantelscheiben unter die unteren Stützen der Bank legen. Entsprechend können Sie Hantelscheiben unter die oberen Stützen legen, wenn die Bank keine positive Einstellung ermöglicht. Allerdings muss immer eine stabile Standposition der Bank gewährleistet sein, ansonsten bitte auf diese Übungsvarianten verzichten.

Alternativ können Sie die Hanteln in der Ausgangsposition so halten, dass die Daumen zueinander oder aber nach außen zeigen, und dann das Senken ausführen. Auch ist die Übung mit Drehung der Arme möglich. Dies sind Varianten, die von Fortgeschrittenen genutzt werden können, um etwas unterschiedliche Muskelanteile der Brustmuskulatur zu erreichen.

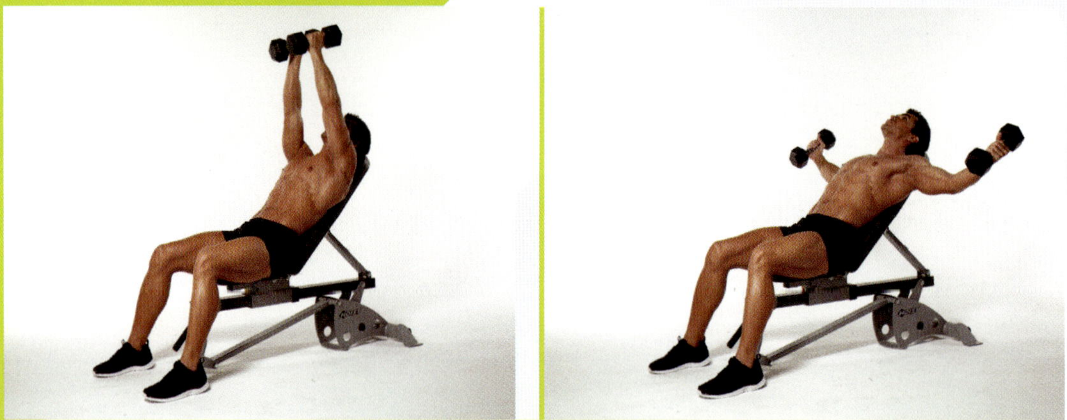

Die Ausgangs- und die Endposition auf der Bank.

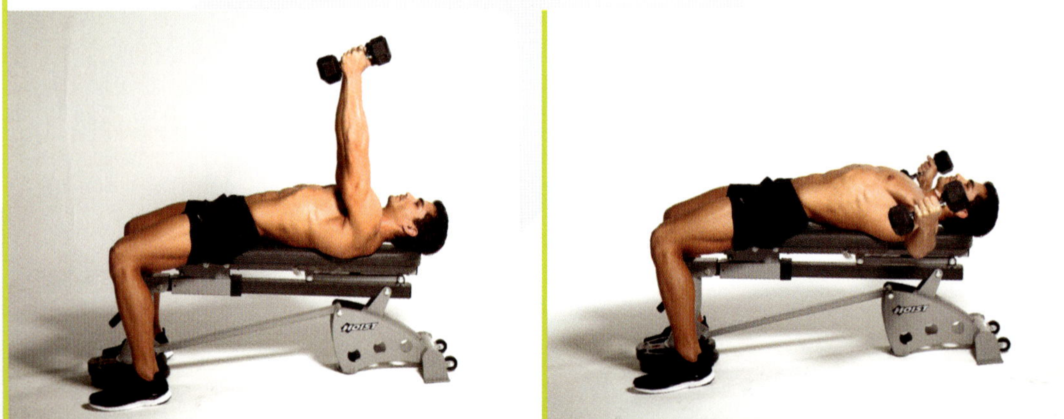

Die Übung aus negativer Bankneigung, wozu Hantelscheiben unter die Bank gelegt wurden.

FLIEGENDE AUF GYMNASTIKBALL

H 6
LEVEL 2

KRÄFTIGUNG

Brust- und Rumpfmuskulatur
vordere Schultermuskulatur

AUSGANGSPOSITION

Sie sitzen aufrecht auf einem Gymnastikball und halten Kurzhanteln in den Händen. Machen Sie kleine Schritte nach vorne, bis Sie sich in Rückenlage auf dem Ball befinden. Drücken Sie die Füße auf den Boden und spannen Sie die Bauch- und die Gesäßmuskulatur an. Nun strecken Sie die Arme senkrecht hoch, sodass sie etwa schulterbreit auseinander stehen und die Handflächen zueinander ausgerichtet sind.

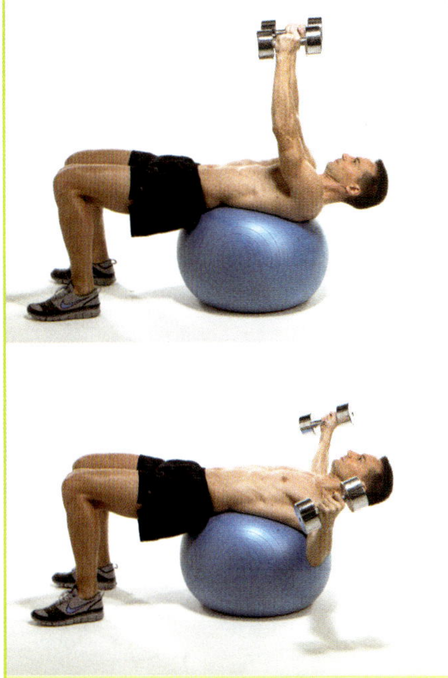

Die Ausgangs- und die Endposition.

DURCHFÜHRUNG

Führen Sie langsam die leicht gebeugten Arme nach außen, bis die Oberarme fast waagrecht sind, ohne sie jedoch nach hinten zu überstrecken. Halten Sie kurz die Position, bevor Sie die Arme wieder nach oben führen. Vermeiden Sie unkontrollierte Bewegungen auf dem Ball und achten Sie auf gleichmäßiges Üben und gerade Handgelenke.

VARIANTE

Zur Intensivierung können Sie einen Fuß etwas vom Boden anheben (Level 3). Auch können Fortgeschrittene die Übung mit Hanteldrehung ausführen. Dazu halten Sie in der Ausgangsposition die Daumen zueinander und drehen dann bei der Bewegung nach unten die Handflächen nach oben.

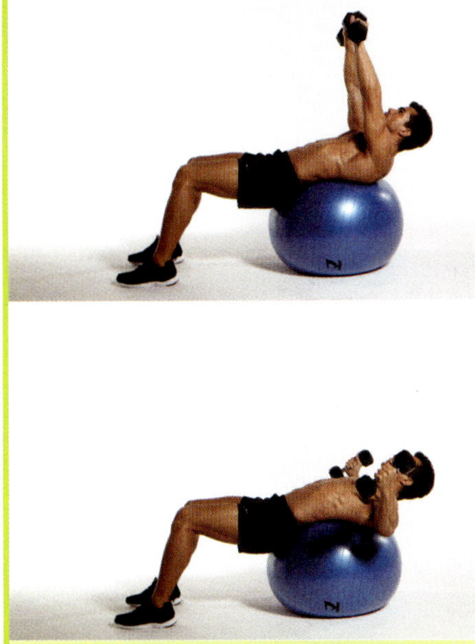

Die Variante mit Hanteldrehung.

H 7 LEVEL 2 LIEGESTÜTZ AUF KURZHANTELN

KRÄFTIGUNG

Brust- und hintere Oberarmmuskulatur
vordere Schulter-, Unterarm- und Rumpfmuskulatur

AUSGANGSPOSITION

Sie stützen sich mit den Händen auf Kurzhanteln und mit den Zehen auf dem Boden ab. Die Hände sind unter den Schultern, die Handflächen zeigen zueinander, und die Füße sind eng beieinander. Balancieren Sie die Position aus und spannen Sie die Bauch- und die Gesäßmuskulatur an, um den Rücken zu stabilisieren. Die Schultern sind nach hinten unten gezogen, und der Blick ist auf den Boden gerichtet.

DURCHFÜHRUNG

Beugen Sie die Arme, bis der Oberkörper fast den Boden berührt, ohne ihn abzulegen. Die Ellbogen bleiben nahe am Körper. Dann strecken Sie die Arme und bewegen sich in die Ausgangsposition zurück. Halten Sie den gesamten Körper in Spannung und achten Sie darauf, dass der Rücken gerade bleibt.

VARIANTE

Sie können die Hanteln auch so positionieren, dass die Daumen nach innen zeigen.
Sie vereinfachen die Übung, indem Sie die Füße weiter auseinander stellen. Einsteiger üben am Boden, was sich noch einfacher anlässt, wenn die Knie aufgestützt werden (Level 1). Fortgeschrittene halten durchgehend einen Fuß angehoben in der Luft (Level 3), wobei der Rumpf nicht verdreht werden darf. Alternativ können Sie die Füße auf einen erhöhten Gegenstand, z. B. einen Stepper, oder auf einen instabilen Untergrund stellen.

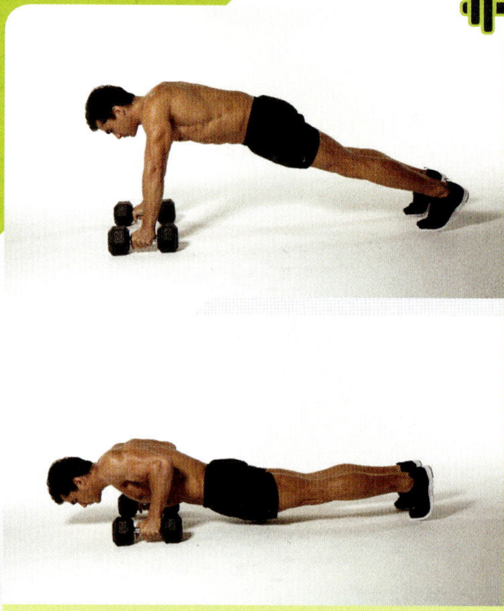

Die Ausgangs- und die Endposition.

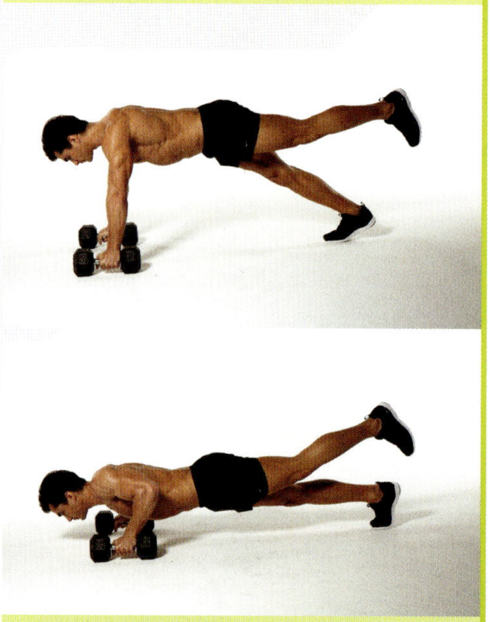

Die Variante für Fortgeschrittene mit angehobenem Bein.

LIEGESTÜTZ-WALK-OVER

H 8
LEVEL 2

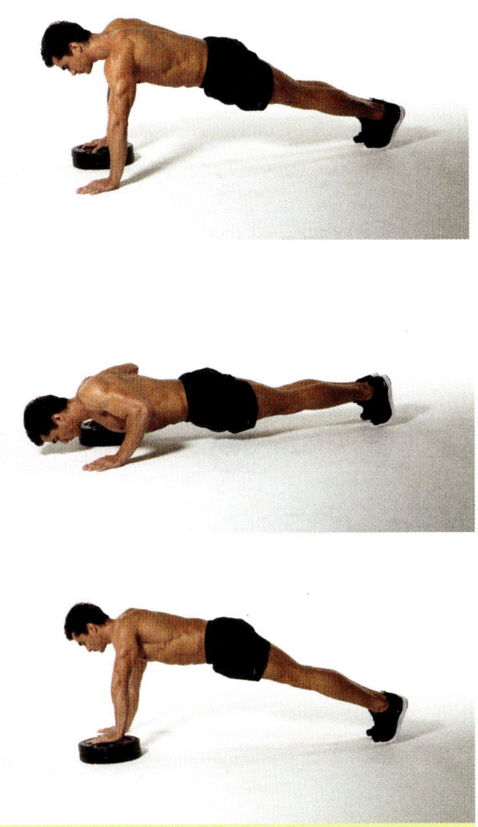

Der Bewegungsablauf von links nach rechts.

KRÄFTIGUNG

- Brust-, hintere Oberarm- und Rumpfmuskulatur
- vordere Schultermuskulatur

AUSGANGSPOSITION

Sie begeben sich in Liegestütz-Position und stützen sich mit der rechten Hand auf eine oder mehrere Hantelscheiben. Die Hand befindet sich unter dem Schultergelenk. Bringen Sie die Bauch- und die Gesäßmuskulatur in Spannung und ziehen Sie die Schulterblätter etwas zusammen.

DURCHFÜHRUNG

Beugen Sie die Arme in die tiefe Liegestütz-Position. Dann drücken Sie sich nach oben und bewegen sich zur rechten Seite, indem Sie die rechte Hand auf den Boden und die linke Hand auf die Hantelscheiben aufstellen. Machen Sie wieder einen Liegestütz und bewegen Sie sich dann in die umgekehrte Richtung. Achten Sie auf stabile Handpositionen sowie auf Rumpfspannung.

VARIANTE

Fortgeschrittene können die seitliche Bewegung im Sprung ausführen (Level 3). Das »Landen« auf der Hantelscheibe empfinden einige Sportler aber als zu schmerzhaft; nutzen Sie für diese Sprungvariante besser einen Stepper oder üben Sie am Boden.

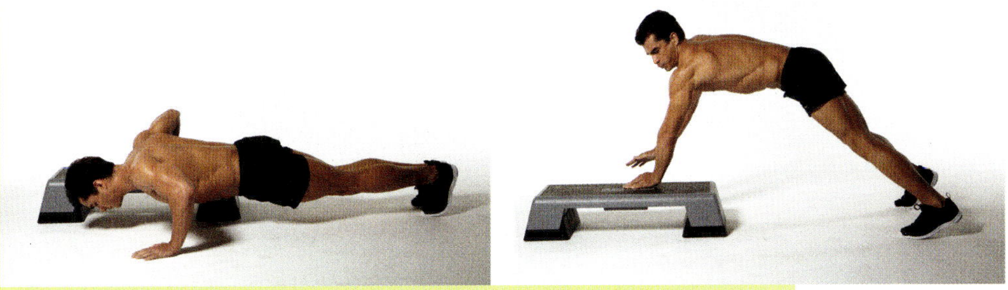

Die Sprungvariante mit einem Stepper.

H 9 LEVEL 2 RUDERN VORGEBEUGT IM STAND

KRÄFTIGUNG

- ●● obere und untere Rücken- und hintere Schultermuskulatur
- ● vordere Oberarm-, Bauch-, Nacken-, Bein- und Gesäßmuskulatur

AUSGANGSPOSITION

Sie stehen aufrecht und halten eine Langhantel vor den Oberschenkeln. Der Griff ist schulterbreit, und die Handrücken sind nach vorn gerichtet. Spannen Sie die Bauch- und die Gesäßmuskulatur an. Nun beugen Sie die Beine, wobei Sie das Gesäß nach hinten schieben, und lehnen gleichzeitig den gerade gehaltenen Oberkörper nach vorne.

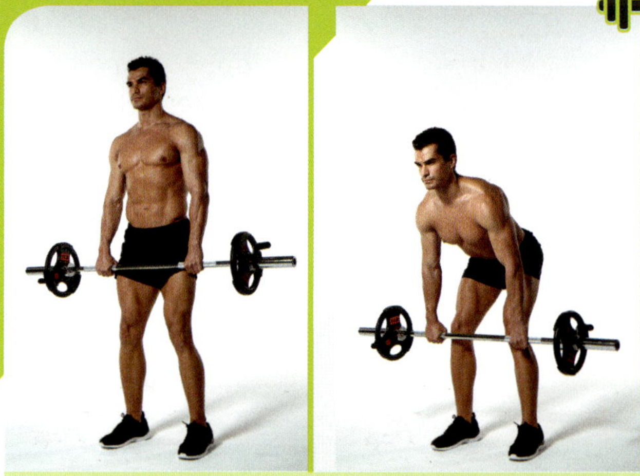

Das Einnehmen der Ausgangsposition.

DURCHFÜHRUNG

Ziehen Sie die Ellbogen an den Rippen entlang nach hinten oben und dann die Schulterblätter zusammen, ohne dabei den Rücken zu bewegen. Halten Sie kurz die Position, bevor Sie die Hantel wieder senken, um die Übung zu wiederholen. Achten Sie auf einen geraden Rücken und eine angespannte Rumpfmuskulatur und vermeiden Sie Ausweichbewegungen wie das Hochziehen der Schultern oder Gewichtsverlagerungen.

VARIANTE

Je weiter Sie den Oberkörper vorbeugen, desto intensiver trainieren Sie die untere Rückenmuskulatur. Weit Fortgeschrittene können ein Bein nach hinten gestreckt in der Luft halten und so die Rumpfaktivierung deutlich intensivieren (Level 3). Dazu sollen Bein, Rumpf und Kopf sich möglichst auf einer Linie befinden; die Fußzehen sind angezogen.
Alternativ können Sie die Übung mit Kurzhanteln ausführen und dabei eine Hanteldrehung integrieren, sodass die Handflächen in der Endposition nach innen zeigen.

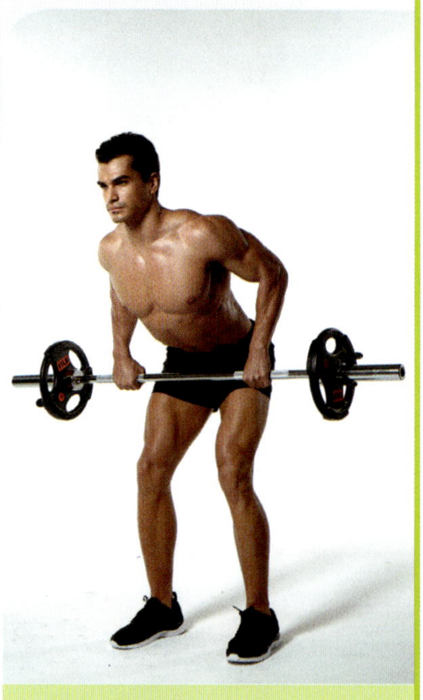

Die Endposition.

ABWECHSELNDES RUDERN VORGEBEUGT IM STAND

H 10
LEVEL 2

KRÄFTIGUNG

obere Rücken-, Rumpf- und hintere Schultermuskulatur
vordere Oberarm-, Nacken-, Bein- und Gesäßmuskulatur

AUSGANGSPOSITION

Sie stehen aufrecht und halten Kurzhanteln neben den Oberschenkeln in den Händen, mit den Handflächen nach innen. Die Bauch- und die Gesäßmuskulatur sind angespannt. Beugen Sie die Beine, wobei Sie das Gesäß nach hinten schieben, und lehnen Sie gleichzeitig den gerade gehaltenen Oberkörper nach vorne.

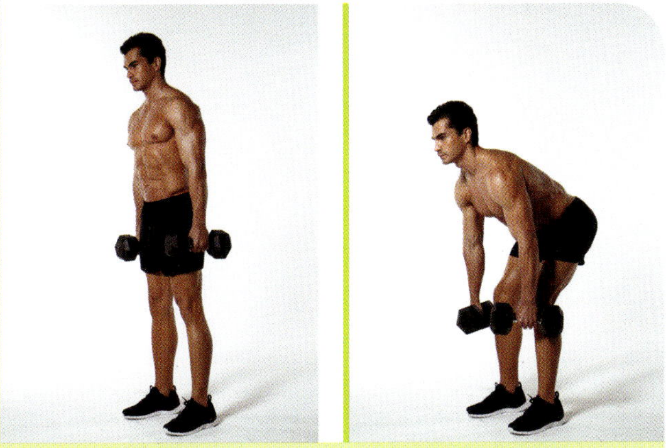

Das Einnehmen der Ausgangsposition.

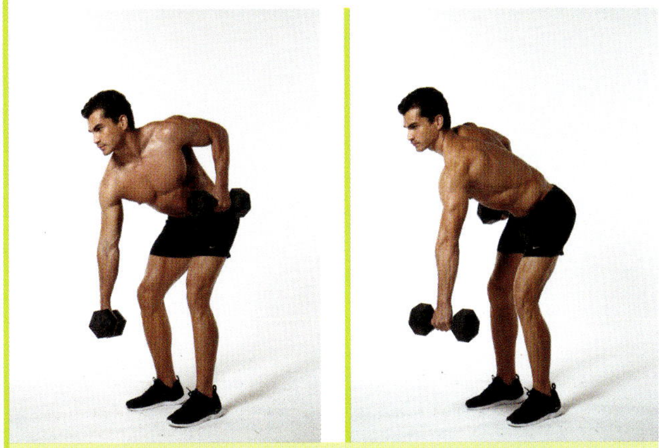

Der Bewegungsablauf.

DURCHFÜHRUNG

Ziehen Sie abwechselnd die Hanteln nach hinten oben, die Ellbogen an den Rippen entlang. Der Rücken wird dabei möglichst wenig bewegt, und das Körpergewicht bleibt gleichmäßig auf die Füße verteilt. Achten Sie auf eine angespannte Rumpfmuskulatur und vermeiden Sie Ausweichbewegungen wie das Hochziehen der Schultern.

VARIANTE

Sie können erst alle Wiederholungen mit einem Arm machen und dann die Seite wechseln. Fortgeschrittene können ein Bein nach hinten gestreckt in der Luft halten (Level 3).
Alternativ können Sie die Übung mit Handdrehung ausführen. Dazu können die Handflächen in der Ausgangsposition nach unten oder nach oben zeigen und dann beim Anheben so gedreht werden, dass sie in der Endposition nach innen gerichtet sind.

H 11
LEVEL 3

RUDERN VORGEBEUGT IM EINBEINSTAND

KRÄFTIGUNG

- obere Rücken-, Rumpf- und hintere Schultermuskulatur
- vordere Oberarm-, Nacken-, Bein- und Gesäßmuskulatur

AUSGANGSPOSITION

Sie stehen aufrecht und halten Kurzhanteln neben den Oberschenkeln in den Händen. Spannen Sie die Bauch- und die Gesäßmuskulatur an und heben Sie ein Bein etwas nach hinten an. Belasten Sie Fußballen, Außenkante und Ferse und balancieren Sie diese Position aus. Dann beugen Sie etwas das Standbein und lehnen gleichzeitig den gerade gehaltenen Oberkörper nach vorne. Achten Sie darauf, dass die Hüften gerade bleiben.

DURCHFÜHRUNG

Ziehen Sie die Kurzhanteln nach hinten oben, die Ellbogen an den Rippen entlang. Der Rücken wird dabei möglichst wenig bewegt. Achten Sie auf angespannte Rumpfmuskulatur und vermeiden Sie Ausweichbewegungen wie ein Hochziehen der Schultern und das Verschieben der Hüften.

VARIANTE

Sie können das Gewicht auch abwechselnd nach oben ziehen. Weit Fortgeschrittene können einarmig üben.
Alternativ können Sie die Übung mit Handdrehung ausführen, wozu Sie die Hanteln in der Ausgangsposition so halten, dass die Daumen zueinander zeigen; in der Endposition zeigen die Handflächen dann nach innen (wie hier gezeigt).

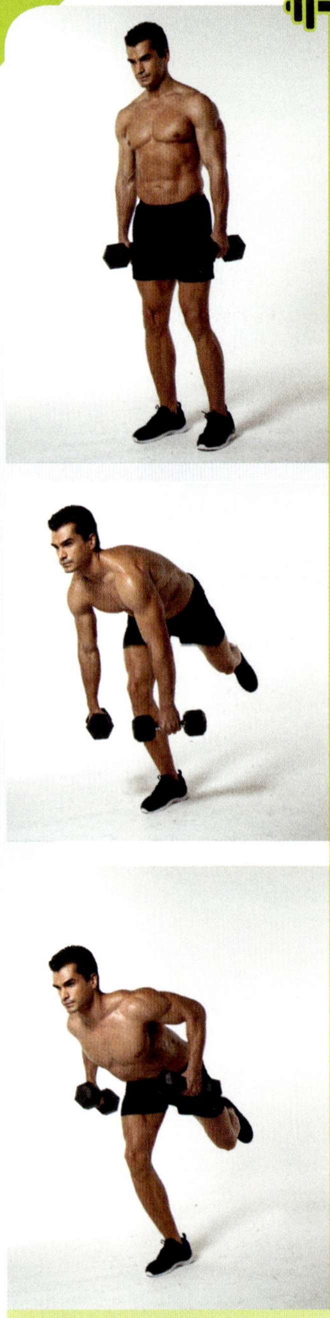

Der Bewegungsablauf.

RUDERN ABGESTÜTZT AUF GYMNASTIKBALL

H 12
LEVEL 2

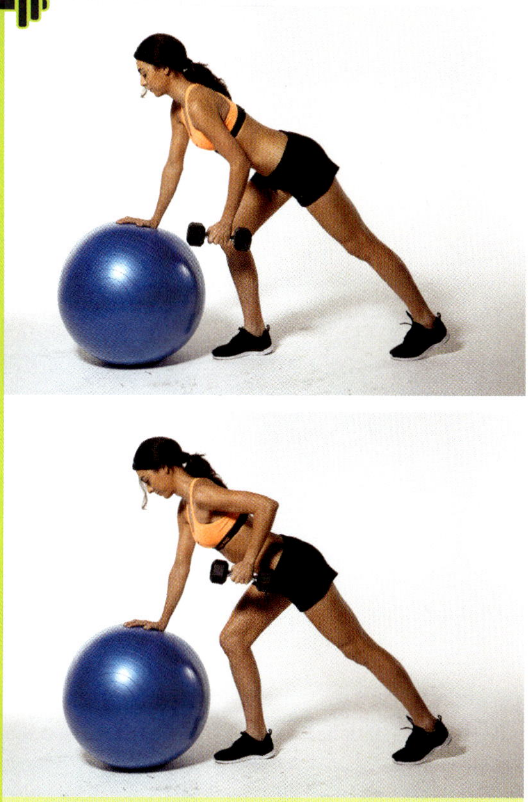

Die Ausgangs- und die Endposition.

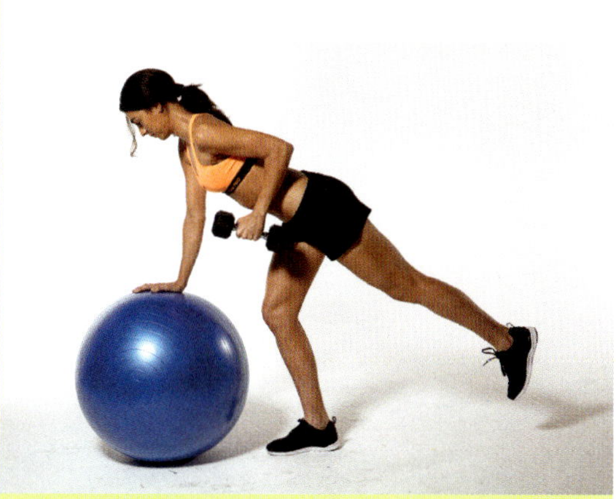

Die Variante mit angehobenem Bein.

KRÄFTIGUNG

- (2×) obere Rückenmuskulatur
- (1×) Nacken-, hintere Schulter-, vordere Oberarm- und Rumpfmuskulatur

AUSGANGSPOSITION

Sie stehen im Ausfallschritt und stützen sich mit einer Hand auf einen Gymnastikball, der Rücken ist gerade. Der Arm der anderen Seite zeigt nach unten, und in dessen Hand halten Sie eine Kurzhantel, wobei die Handfläche zum Körper zeigt. Spannen Sie die Bauch- und die Gesäßmuskulatur an, um die Position zu stabilisieren.

DURCHFÜHRUNG

Ziehen Sie die Hantel nach hinten oben, wozu Sie den Ellbogen eng am Körper entlang bewegen. Halten Sie kurz die Position, bevor Sie die Hantel wieder senken, um die Übung zu wiederholen. Vermeiden Sie Ausweichbewegungen mit dem Oberkörper und der Schulter und achten Sie darauf, dass Sie den Oberkörper gerade halten.

VARIANTE

Einsteiger können sich auf einer stabilen Ablage wie einer Hantelbank abstützen (Level 1). Fortgeschrittene können ein Bein nach hinten angehoben halten (Level 3), wodurch die Rumpfaktivität deutlich intensiviert wird. Dazu bilden Kopf, Rumpf und Bein eine möglichst gerade Linie, die Hüften dürfen nicht gedreht werden.

H 13 LEVEL 2 EINARMIGES RUDERN VORGEBEUGT

KRÄFTIGUNG

Doppelhantel-Symbol: obere Rücken-, vordere Oberarm- und hintere Schultermuskulatur
Hantel-Symbol: Rumpf-, Nacken-, Bein- und Gesäßmuskulatur

AUSGANGSPOSITION

Sie stehen aufrecht im schulterbreiten Stand und halten vor einem Oberschenkel eine Kurzhantel. Die freie Hand können Sie hinter den Rücken legen. Spannen Sie die Bauch- und die Gesäßmuskulatur an. Dann beugen Sie die Beine, wobei Sie das Gesäß nach hinten schieben, und lehnen den geraden Oberkörper nach vorne. Die Hantel hängt nun zwischen den Beinen nach unten, der Handrücken weist nach vorne.

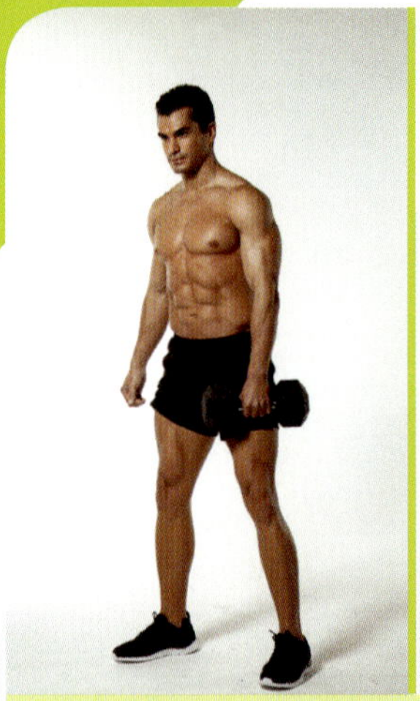

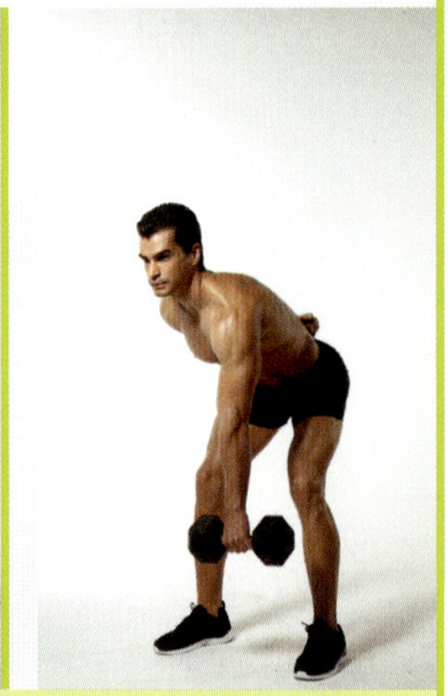

Die Bewegung in die Ausgangsposition.

DURCHFÜHRUNG

Ziehen Sie die Hantel nach hinten oben, wobei Sie den Ellbogen an den Rippen entlang bewegen; der Rücken bleibt in fixierter Position. Dabei drehen Sie die Hantel so, dass in der Endposition die Handinnenseite zu den Rippen zeigt. Dann senken Sie die Hantel wieder kontrolliert in die Ausgangsposition zurück, um die Übung zu wiederholen. Achten Sie auf einen geraden Rücken und eine durchgehend angespannte Rumpfmuskulatur.

VARIANTE

Sie vereinfachen die Übung, wenn Sie ohne Handdrehung üben, wozu die Handfläche in der Ausgangsposition nach innen zeigt. Wenn Ihre Rumpfmuskulatur zum Stabilisieren noch nicht stark genug ist, dann üben Sie mit Handabstützen auf dem Oberschenkel (Level 1). Fortgeschrittene können einbeinig oder auf instabilem Untergrund üben (Level 3).

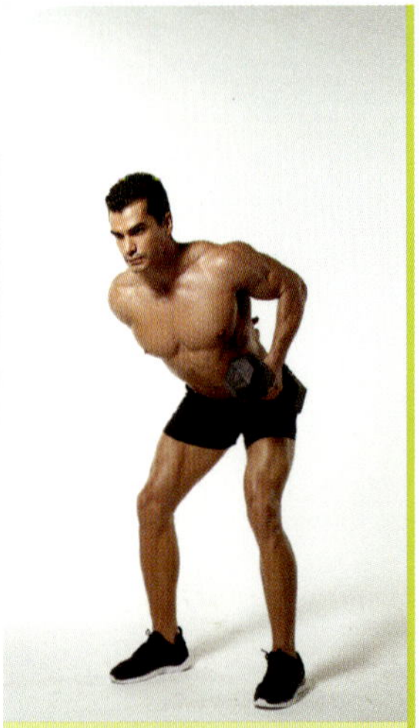

Die Endposition.

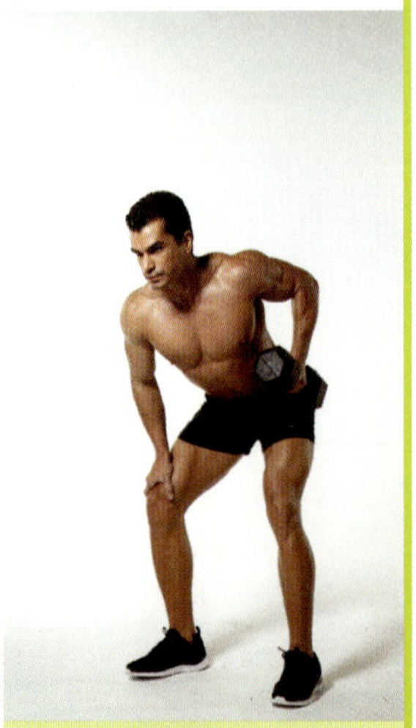

Die Übung mit Abstützen.

RÜCKWÄRTIGE FLIEGENDE VORGEBEUGT IM STAND

H 14
LEVEL 2

KRÄFTIGUNG

hintere Schultermuskulatur
Nacken-, obere Rücken- und Rumpfmuskulatur

AUSFÜHRUNG

Sie stehen aufrecht im schulterbreiten Stand und halten Kurzhanteln vor den Oberschenkeln, mit den Handflächen zueinander gerichtet. Die Bauch- und die Gesäßmuskulatur sind angespannt. Beugen Sie die Beine und bewegen Sie den geraden Oberkörper nach vorne; die Hanteln hängen gerade nach unten.

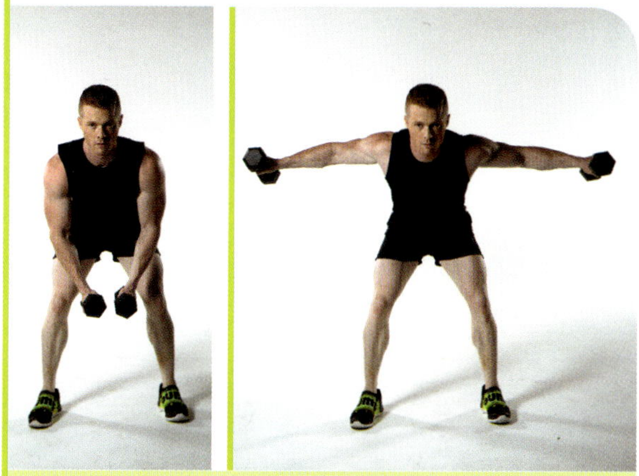

Die Ausgangs- und die Endposition.

DURCHFÜHRUNG

Bringen Sie die Hanteln mit leicht gebeugten Armen nach oben, ohne dies mit Schwungholen zu vereinfachen. Spannen Sie die Schulterblätter zusammen und halten Sie kurz die Position. Dann senken Sie die Hanteln wieder kontrolliert in die Ausgangsposition, um die Übung zu wiederholen. Achten Sie auf eine durchgehende Rumpfspannung und vermeiden Sie es, die Schultern hochzuziehen.

VARIANTE

Durch unterschiedliche Handhaltung können Sie die Muskelbeanspruchung etwas verändern. Indem Sie im Untergriff üben, d. h. die Handflächen zeigen vor, werden die Rotatoren etwas stärker aktiviert. Je höher Sie die Hanteln heben, desto mehr arbeiten die obere Rücken- und Nackenmuskulatur und desto weniger die Schulterblattmuskulatur. Alternativ können Sie die Übung im vorgebeugten Sitz ausführen (Level 1). Dazu setzen Sie sich auf eine Bank, einen Stuhl oder Gymnastikball und lehnen den geraden Oberkörper vor, um aus dieser Position dann die Hanteln seitlich anzuheben. Fortgeschrittene können im Stand auf einem instabilen Untergrund oder einbeinig üben (Level 3).

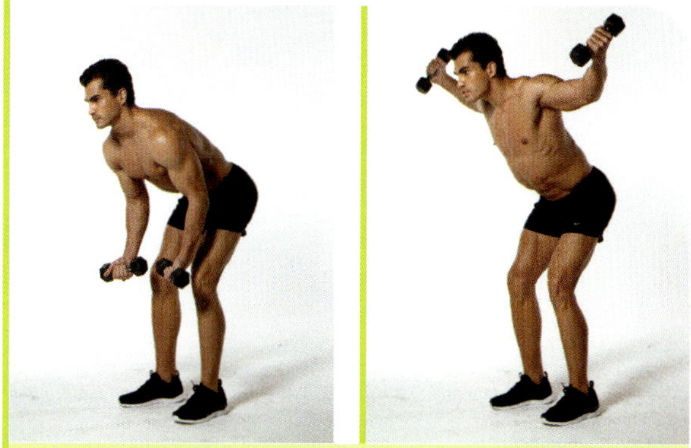

Die Übung mit Untergriff.

H 15 LEVEL 2 RÜCKWÄRTIGE FLIEGENDE IN BAUCHLAGE AUF GYMNASTIKBALL

KRÄFTIGUNG

- hintere Schultermuskulatur (2 Hanteln)
- Nacken-, obere Rücken- und Rumpfmuskulatur (1 Hantel)

AUSGANGSPOSITION

Sie befinden sich in Bauchlage auf einem Gymnastikball. Der Oberkörper ist gerade, die Arme hängen nach unten, und die Knie berühren den Boden. In den Händen halten Sie Kurzhanteln, wobei die Handflächen zueinander weisen. Drücken Sie die Knie und die Füße auf den Boden auf und spannen Sie die Bauch- und die Gesäßmuskulatur an.

DURCHFÜHRUNG

Heben Sie die leicht gebeugten Arme an, bis sich die Oberarme etwa in Verlängerung der Schultern befinden. Am Ende der Bewegung ziehen Sie die Schulterblätter zusammen. Halten Sie kurz die Position, bevor Sie die Arme langsam zurückbewegen. Vermeiden Sie unkontrollierte Bewegungen auf dem Ball.

VARIANTE

Fortgeschrittene halten die Beine gestreckt, sodass nur noch die Zehen den Boden berühren (Level 3). Einsteiger können in Bauchlage auf einer Schrägbank üben (Level 1).

Alternativ können Sie das rückwärtige Hantelheben auch im vorgebeugten Sitz auf dem Gymnastikball ausführen.

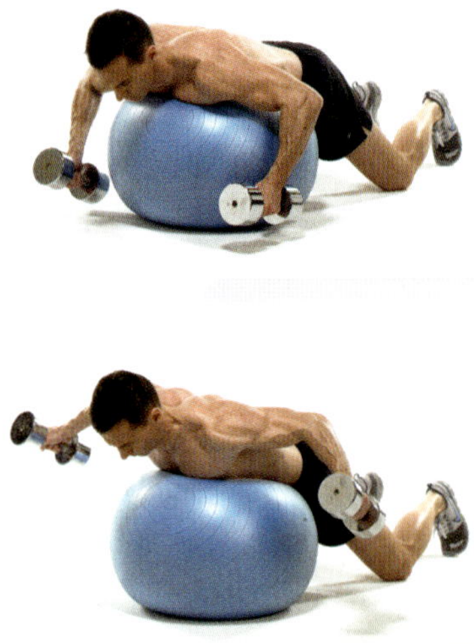

Die Ausgangs- und die Endposition.

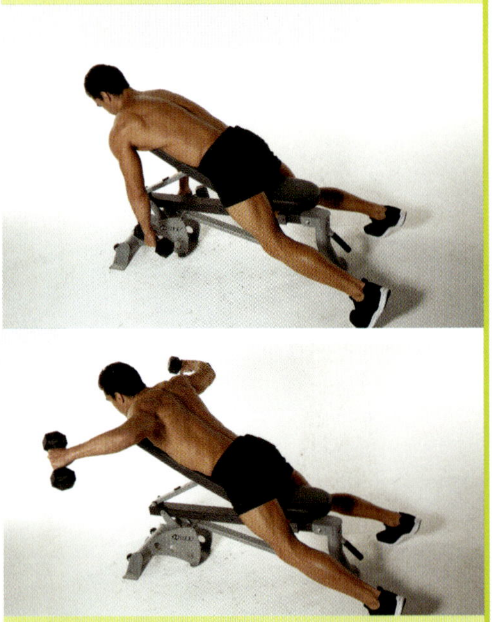

Die Variante für Einsteiger auf der Schrägbank.

ÜBUNGEN FÜR DEN OBERKÖRPER

SCHULTERPRESSE IM STAND

H 16
LEVEL 1

KRÄFTIGUNG

●●●● seitliche und vordere Schultermuskulatur
●● Rumpf-, Brust- und hintere Oberarmmuskulatur

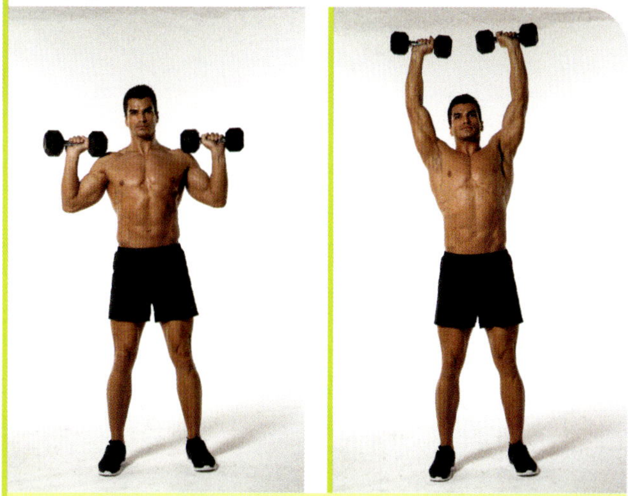

Die Ausgangs- und die Endposition (Level 1).

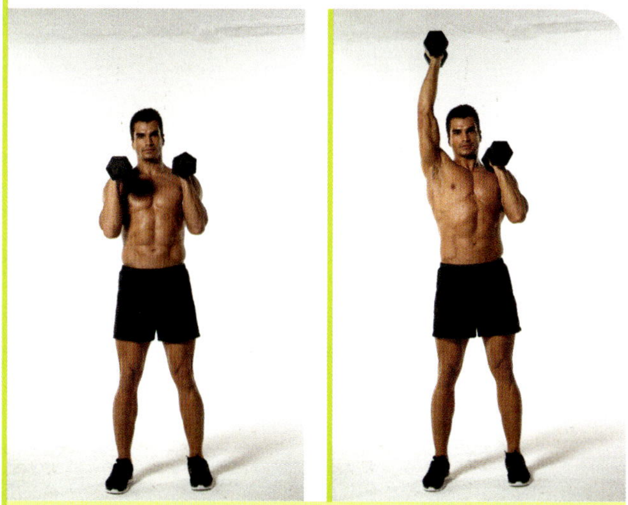

Das abwechselnde Neutraldrücken (Level 2).

AUSGANGSPOSITION

Sie stehen aufrecht im hüft- bis schulterbreitem Stand. Die Arme sind gebeugt angehoben, die Ellbogen zeigen nach außen, und in den Händen halten Sie Kurzhanteln. Spannen Sie die Bauch- und die Gesäßmuskulatur an und ziehen Sie die Schultern etwas nach hinten unten.

DURCHFÜHRUNG

Drücken Sie die Hanteln nach oben zusammen, sodass sich die Hanteln über den Schultern befinden, und halten Sie kurz die Position. Dann senken Sie die Hanteln wieder nach unten, um die Übung zu wiederholen. Wichtig ist, dass Sie beim Hochdrücken den Rumpf in Spannung halten und kein Hohlkreuz einnehmen. Achten Sie außerdem darauf, dass Sie mit den Hanteln keine Ausweichbewegungen machen.

VARIANTE

Sie können die Hanteln auch abwechselnd hochdrücken (Level 2). Fortgeschrittene können im Einbeinstand üben (Level 3). Alternativ können Sie die Kurzhanteln in der Ausgangsposition so halten, dass die Handflächen zueinander zeigen (Neutralstellung).

H 17 LEVEL 2 FRONTDRÜCKEN MIT LANGHANTEL

KRÄFTIGUNG

seitliche und vordere Schultermuskulatur
Rumpf-, Brust- und hintere Oberarmmuskulatur

AUSGANGSPOSITION

Sie stehen im hüft- bis schulterbreiten Stand hinter einer auf dem Boden liegenden Langhantel. Gehen Sie in die Kniebeuge, indem Sie das Gesäß nach hinten schieben, und greifen Sie die Hantel etwa schulterbreit, mit langen Armen und nach vorn zeigenden Handrücken (Obergriff). Strecken Sie die Beine und heben Sie die Hantel dabei mit an; die Hantel hängt vor den Oberschenkeln. Nun heben Sie die Hantel in die Front-Haltung an, wozu Sie die Handflächen nach vorn drehen. Der Oberkörper ist aufgerichtet, die Bauch- und die Gesäßmuskulatur sind in Spannung.

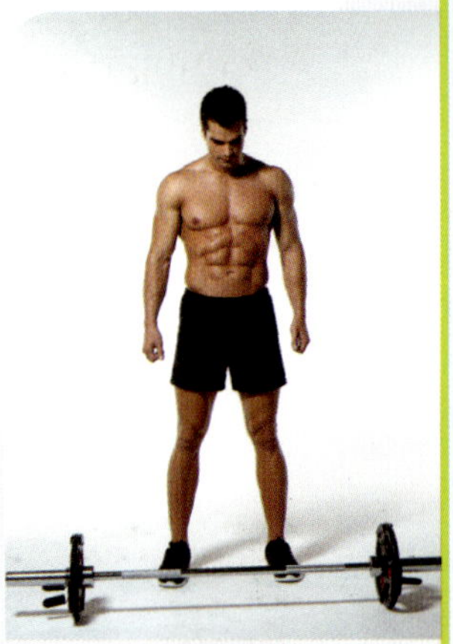

DURCHFÜHRUNG

Drücken Sie die Langhantel gerade nach oben und halten Sie kurz die Position. Dann senken Sie die Hantel wieder kontrolliert vor die Brust ab, um die Übung zu wiederholen. Wichtig ist, dass der Rumpf beim Hochdrücken in Spannung bleibt und Sie sich nicht in ein Hohlkreuz drücken. Achten Sie außerdem darauf, dass Sie die Hantel gerade halten.
Nach den Wiederholungen nach oben senken Sie die Hantel erst wieder vor die Oberschenkel, bevor Sie sich in die Kniebeuge bewegen, um die Hantel abzulegen.

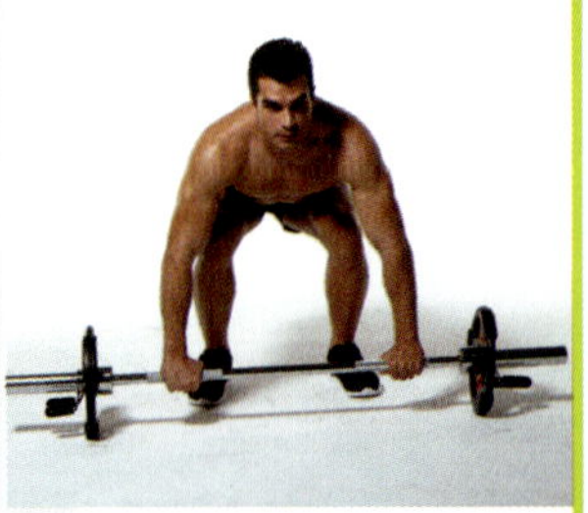

VARIANTE

Sie können die Übung auch im Sitzen ausführen, wenn sie eine hohe Langhantelablage verfügbar haben.
Sie können die Langhantel auch aus dem Nacken drücken. Es gibt aber einige Sportler, die bei dieser Variante über Schulterschmerzen klagen.
Das Front-Drücken lässt sich auch mit Kurzhanteln üben, wobei die Handflächen in der Ausgangsposition zueinander zeigen können.

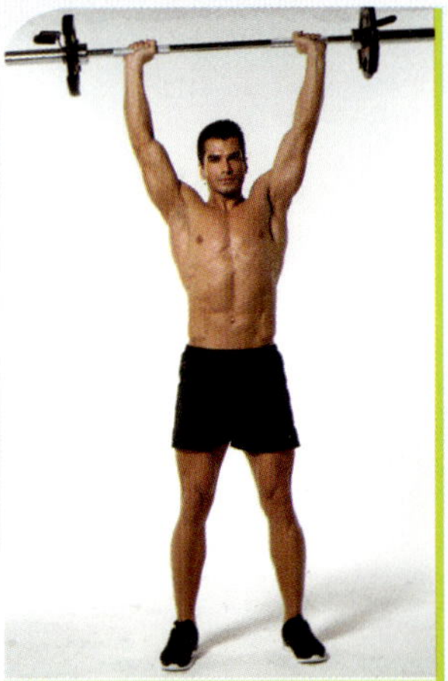

Die Endposition.

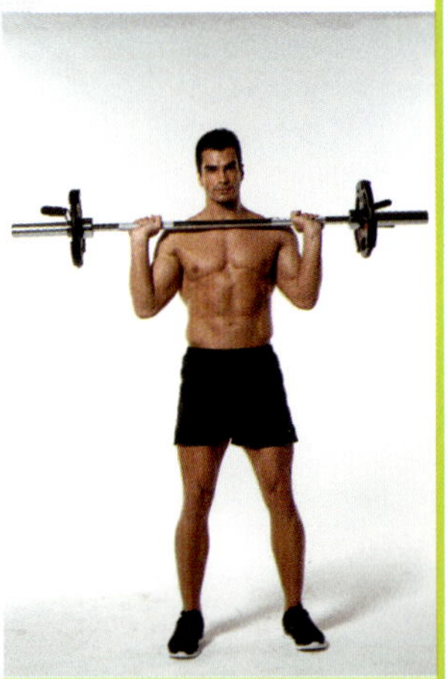

Die Bewegung in die Ausgangsposition.

SCHULTERPRESSE AUF INSTABILEM UNTERGRUND

H 18
LEVEL 3

KRÄFTIGUNG

seitliche und vordere Schultermuskulatur
Rumpf-, Brust-, hintere Oberarm- und Beinmuskulatur

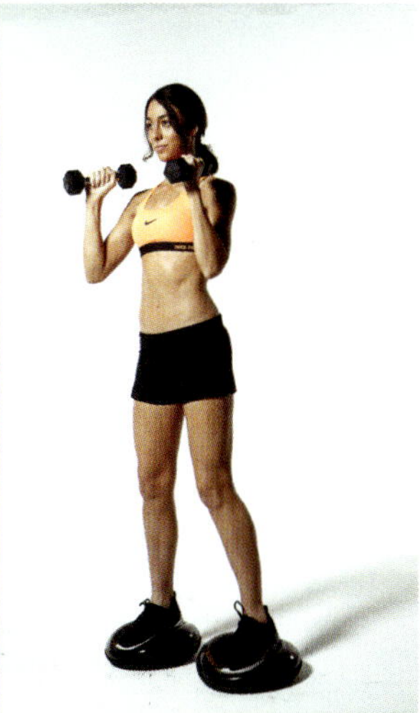

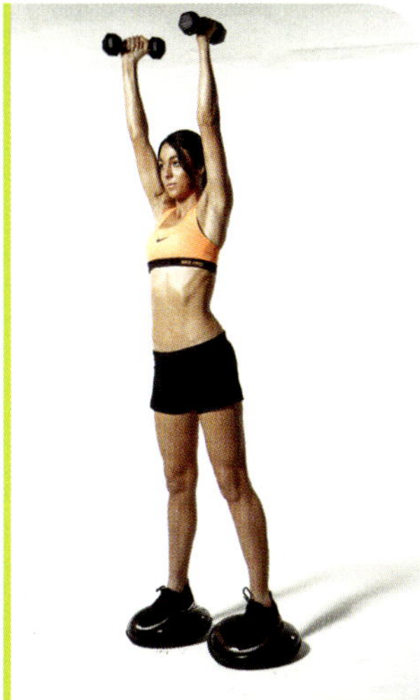

Die Ausgangs- und die Endposition.

AUSGANGSPOSITION

Sie stehen im hüft- bis schulterbreiten Stand auf instabilem Untergrund wie beispielsweise zwei Leverage Discs, Therapiekreiseln oder luftgefüllten Sitzkissen. Die Arme sind gebeugt, die Ellbogen zeigen nach vorne, und in den Händen halten Sie Kurzhanteln über den Schultern. Balancieren Sie die Position aus und spannen Sie die Bauch- und die Gesäßmuskulatur an.

DURCHFÜHRUNG

Drücken Sie die Hanteln gerade nach oben. Halten Sie kurz die Position, bevor Sie die Hanteln wieder nach unten bewegen, um die Übung zu wiederholen. Sie müssen durchgehend Kontrolle über die Standposition behalten. Achten Sie auch auf Ihre Rumpfspannung und vermeiden Sie ein Hohlkreuz sowie Ausweichbewegungen mit den Hanteln nach vorne oder hinten.

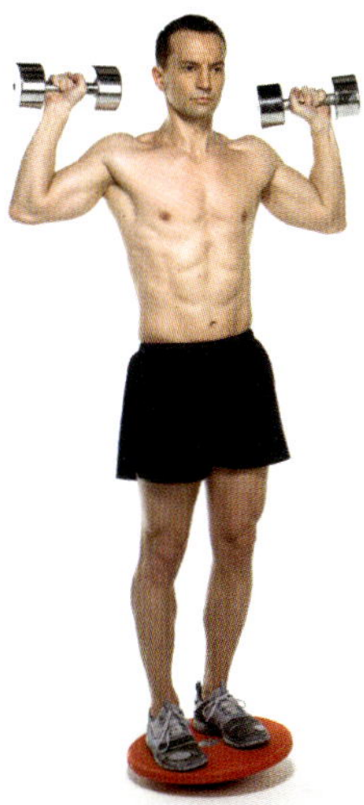

VARIANTE

Sie können die Hanteln auch abwechselnd hochheben. Sie intensivieren die Übung, indem Sie nur mit einer Kurzhantel üben; die andere Hand wird an der Körperseite gehalten. Alternativ können Sie die Handflächen in der Ausgangsposition nach vorne halten, was es Ihnen ermöglicht, mit Handdrehung während der Druckbewegung nach oben zu üben.

Die Übung auf dem Therapiekreisel mit nach vorn zeigenden Handflächen.

H 19 LEVEL 2 SCHULTERPRESSE IM SITZ AUF GYMNASTIKBALL

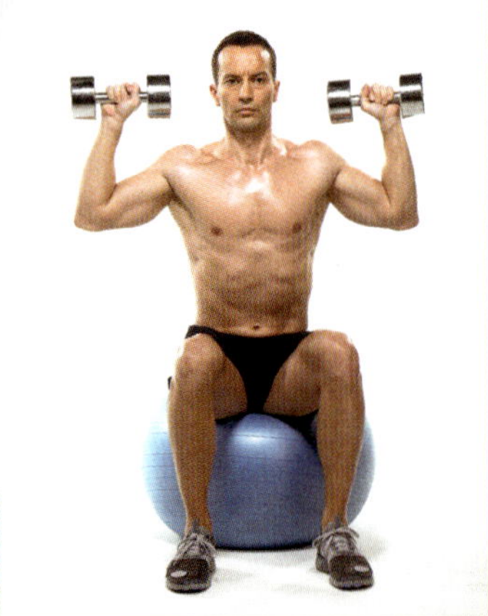

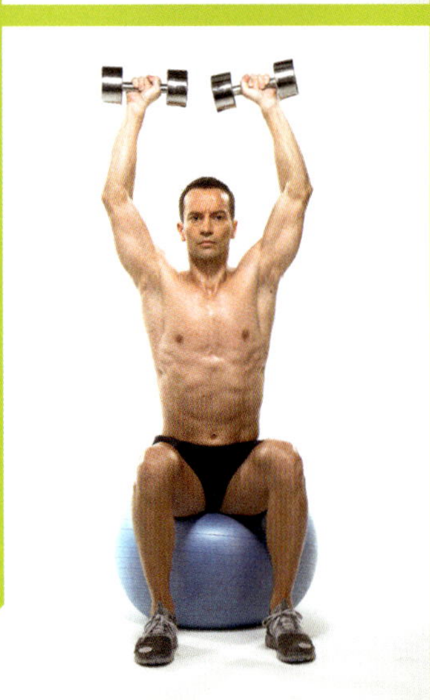

Die Ausgangs- und die Endposition.

KRÄFTIGUNG

- seitliche und vordere Schultermuskulatur
- Brust-, hintere Oberarm- und Rumpfmuskulatur

AUSGANGSPOSITION

Durch die Ausführung auf dem Gymnastikball wird die tiefer liegende Rumpfmuskulatur mittrainiert – noch intensiver, wenn Sie einen Fuß in der Luft halten. Im aufrechten Sitz auf einem Gymnastikball halten Sie die Hanteln mit gebeugten Armen in der Luft, die Ellbogen weisen nach außen, und die Handflächen zeigen nach vorne. Drücken Sie die Füße auf den Boden und spannen Sie die Bauch- und die Gesäßmuskulatur an, um die Position zu stabilisieren.

DURCHFÜHRUNG

Drücken Sie die Hanteln gleichzeitig nach oben und zusammen und halten Sie kurz die Position. Anschließend bewegen Sie die Arme langsam in die Ausgangsposition zurück und wiederholen schließlich die Übung. Vermeiden Sie unkontrollierte Bewegungen auf dem Ball sowie Ausweichbewegungen mit den Hanteln nach vorne und hinten und achten Sie darauf, den Kopf gerade zu halten.

VARIANTE

Einsteiger üben im Sitzen auf einer Bank oder einem Stuhl (Level 1). Zur Intensivierung können Sie einen Fuß etwas vom Boden anheben (Level 3). Sie können die Hanteln auch abwechselnd und mit Drehung anheben, sodass die Handflächen in der Endposition zueinander zeigen. Alternativ können Sie in der Ausgangsposition die Hanteln so halten, dass die Handflächen zueinander zeigen.

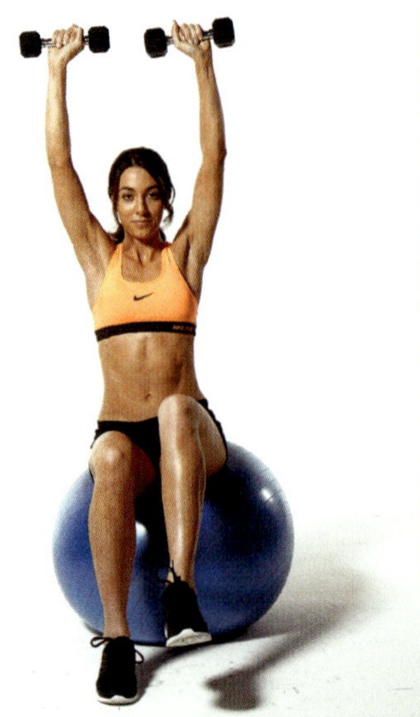

Die Intensivierung mit Fußanheben.

ARNOLD-SCHULTERPRESSE IM STAND

H 20
LEVEL 2

KRÄFTIGUNG

●● seitliche und vordere Schultermuskulatur
● Brust-, hintere Oberarm- und Rumpfmuskulatur

AUSGANGSPOSITION

Diese Übung ist nach Arnold Schwarzenegger benannt, der deren Ausführung oft empfohlen hat. Durch die Drehbewegung werden verschiedene Anteile der Schultermuskulatur erreicht. Stellen Sie sich aufrecht hin, mit hüft- bis schulterbreit auseinander gestellten Beinen. Halten Sie die Kurzhanteln vor den Schultern, die Ellbogen zeigen nach vorne. Spannen Sie die Bauch- und die Gesäßmuskulatur an, um die Position zu stabilisieren.

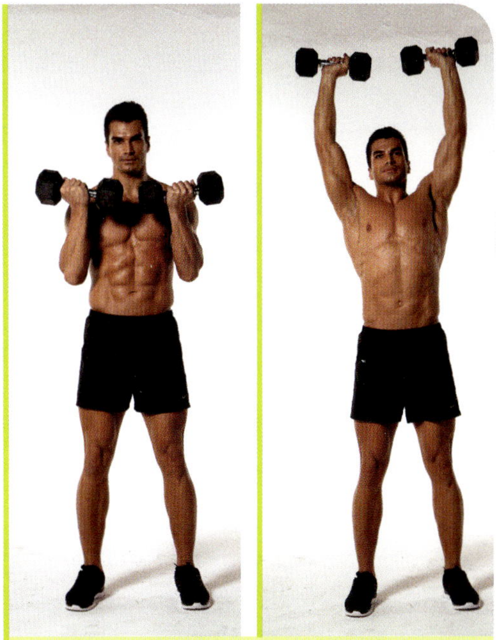

Die Ausgangs- und die Endposition.

DURCHFÜHRUNG

Drücken Sie die Hanteln gleichzeitig nach oben und zusammen, wobei Sie die Handflächen nach vorne drehen. Halten Sie kurz die Position. Danach bewegen Sie die Arme langsam in die Ausgangsposition zurück und wiederholen schließlich die Übung. Achten Sie auf gerade Kopfhaltung und vermeiden Sie Ausweichbewegungen wie Hohlkreuz und Anheben der Schultern.

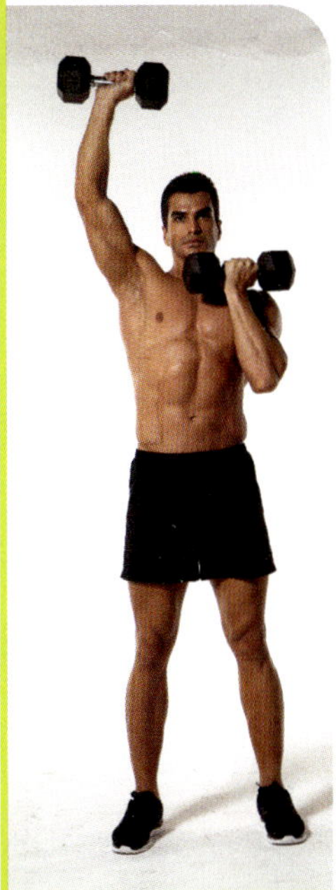

Das abwechselnde Hantelheben.

VARIANTE

Sie können die Hanteln auch abwechselnd anheben. Fortgeschrittene können die Übung einarmig ausführen, die andere Hand wird an der Hüfte gehalten (Level 3). Auch können Fortgeschrittene auf instabilem Untergrund oder im Einbeinstand üben. Alternativ können Sie sitzend auf einem Stuhl oder einer Hantelbank üben (Level 1). Die sitzende Variante können Sie intensivieren, indem Sie auf einem Gymnastikball üben (Level 2). Fortgeschrittene können dabei einen Fuß in der Luft halten, was intensiv die Core-Muskulatur mittrainiert, da die Haltung stabilisiert werden muss (Level 3).

H 21 SCHWUNGDRÜCKEN

LEVEL 1

KRÄFTIGUNG

- seitliche und vordere Schultermuskulatur
- Rumpf-, Brust-, hintere Oberarm-, Bein- und Gesäßmuskulatur

AUSGANGSPOSITION

Beim Schwungdrücken erzeugen Sie mehr Druckkraft durch Einsatz der Beine. Nehmen Sie den aufrechten Stand ein, mit hüft- bis schulterbreit auseinander gestellten Beinen. Über den Schultern halten Sie Kurzhanteln, die Arme sind gebeugt, und die Handflächen zeigen zueinander. Spannen Sie die Bauch- und die Gesäßmuskulatur an und ziehen Sie die Schultern etwas nach hinten unten.

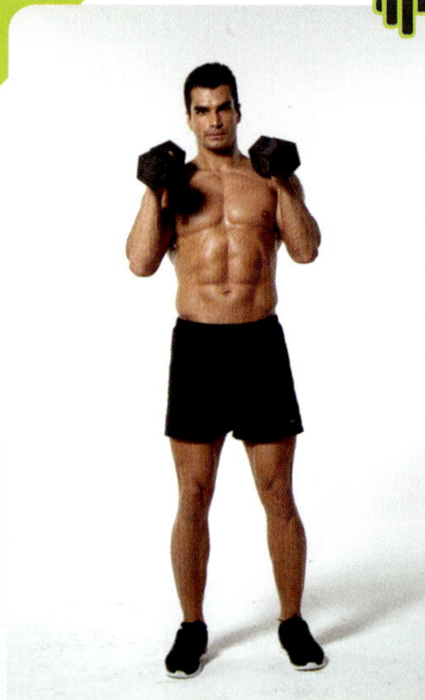

Die Ausgangsposition.

DURCHFÜHRUNG

Gehen Sie zum Schwungholen in eine Viertel-Kniebeuge, und sofort folgend drücken Sie die Hanteln nach oben, bei gleichzeitiger Beinstreckung. Halten Sie kurz die hohe Position, bevor Sie die Hanteln wieder über die Brust senken und schließlich die Übung wiederholen. Wichtig ist, dass Sie beim Hochdrücken kein Hohlkreuz einnehmen; der Rumpf muss angespannt bleiben. Achten Sie auch darauf, dass Sie keine Ausweichbewegungen mit den Hanteln nach vorne oder hinten machen.

VARIANTE

Sie können das Schwungdrücken mit einer Armdrehung verbinden oder Sie intensivieren die Übung durch abwechselndes Hantelheben (Level 2). Alternativ können Sie die Kurzhanteln in der Ausgangsposition so halten, dass die Daumen zueinander oder aber nach außen zeigen.

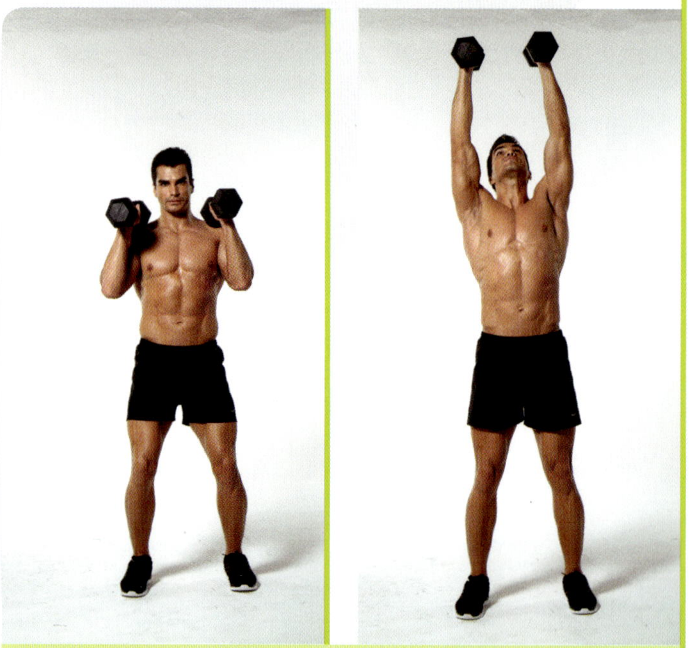

Der Bewegungsablauf.

SCHWUNGDRÜCKEN MIT LANGHANTEL

H 22
LEVEL 2

KRÄFTIGUNG

seitliche und vordere Schultermuskulatur
Rumpf-, Brust-, hintere Oberarm-, Bein- und Gesäßmuskulatur

AUSGANGSPOSITION

Nehmen Sie die Langhantel im breiten Griff vom Boden auf (siehe Seite 70) oder aus der Langhantelablage. Sie stehen im aufrechten hüft- bis schulterbreiten Stand. Spannen Sie die Bauch- und die Gesäßmuskulatur an und ziehen Sie die Schultern nach hinten unten. Setzen Sie die Hantel um, sodass sie sich in Front-Haltung über der Brust befindet.

DURCHFÜHRUNG

Machen Sie eine Viertel-Kniebeuge, um Schwung zu holen, und drücken Sie dann die Langhantel nach oben mit gleichzeitiger Streckung der Beine. Halten Sie kurz die hohe Position, bevor Sie erst die Hantel wieder über die Brust senken und schließlich die Übung wiederholen. Wichtig ist, dass der Rumpf beim Hochdrücken stabil bleibt und Sie sich nicht in ein Hohlkreuz drücken.

VARIANTE

Alternativ können Sie in der Ausgangsposition die Langhantel hinter dem Kopf halten.

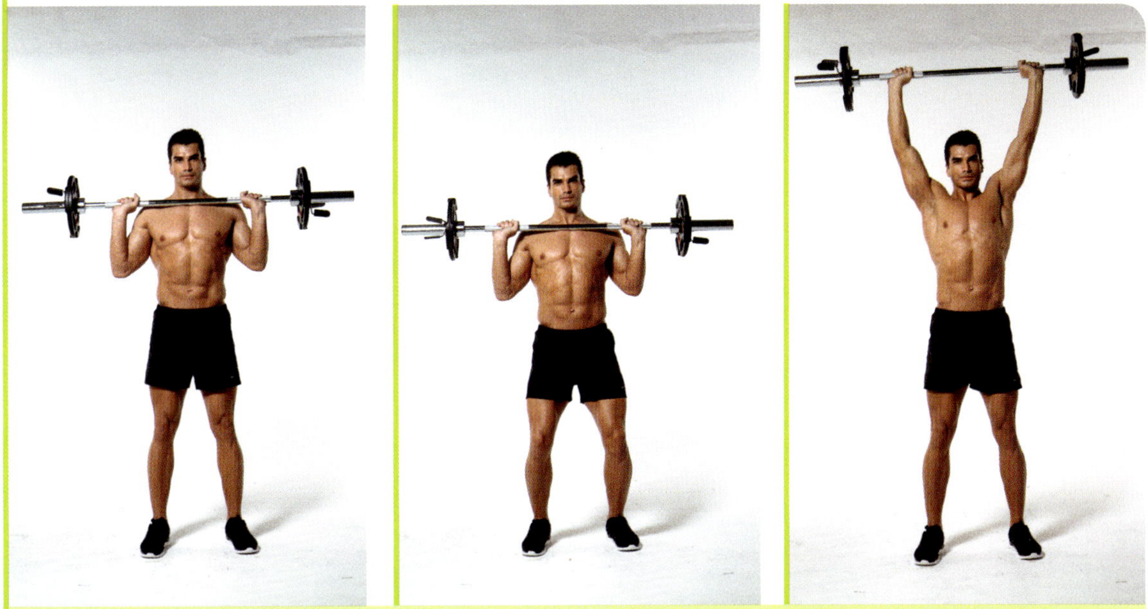

Der Bewegungsablauf.

H 23 LEVEL 3 EINARMIGES SCHWUNGDRÜCKEN

KRÄFTIGUNG

●●●● seitliche und vordere Schultermuskulatur
●● Rumpf-, Brust-, hintere Oberarm-, Bein- und Gesäßmuskulatur

AUSGANGSPOSITION

Diese Variante ist schwieriger als die beidarmige Ausführung, da der Rumpf stärker gefordert wird, die Bewegung zu stabilisieren. Sie stehen aufrecht im hüft- bis schulterbreiten Stand und halten eine Kurzhantel über der Schulter, mit der Handfläche nach innen gerichtet. Die freie Hand lassen Sie hängen oder Sie stützen sie an die Hüfte. Bringen Sie die Bauch- und die Gesäßmuskulatur in Spannung und ziehen Sie die Schultern etwas nach hinten unten.

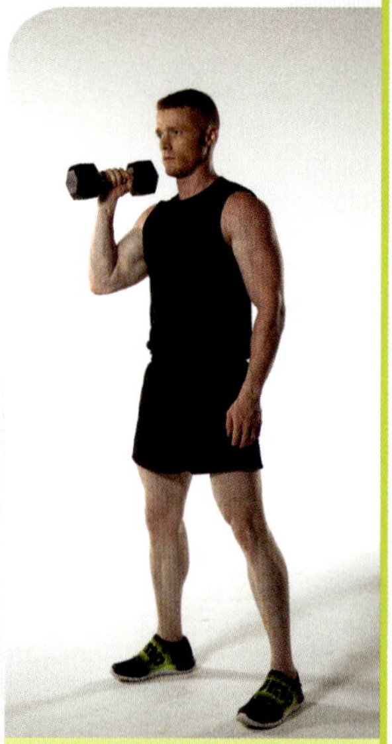

Die Ausgangsposition.

DURCHFÜHRUNG

Zum Schwungholen machen Sie eine Viertel-Kniebeuge, das Gewicht bleibt gleichmäßig auf beide Beine verteilt. Direkt folgend drücken Sie die Hantel nach oben über den Kopf, wobei Sie gleichzeitig die Beine strecken. Halten Sie kurz die Position. Danach senken Sie zuerst die Hantel in die Ausgangsposition zurück, bevor Sie schließlich die Übung wiederholen. Achten Sie darauf, dass Sie den Rumpf stabil und die Hüften gerade halten, und vermeiden Sie es, das Gewicht auf ein Bein zu verlagern. Nachdem Sie alle Wiederholungen mit einer Seite ausgeführt haben, trainieren Sie die andere Seite.

VARIANTE

Sie können das Schwungdrücken mit Armdrehung verbinden.
Alternativ können Sie die Kurzhantel in der Ausgangsposition so halten, dass die Handfläche nach vorne oder aber hinten zeigt..

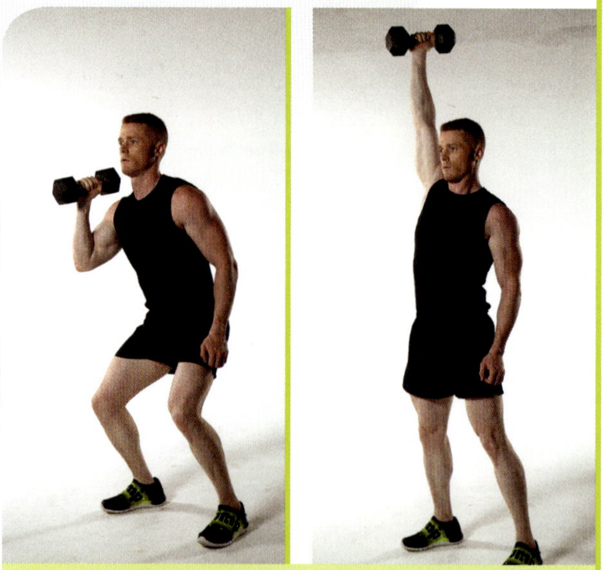

Der Bewegungsablauf.

ÜBUNGEN FÜR DEN OBERKÖRPER

SCHWUNGDRÜCKEN MIT SEITDREHUNG

H 24
LEVEL 3

KRÄFTIGUNG

- seitliche und vordere Schulter- und Rumpfmuskulatur, insbesondere seitliche und schräge Bauchmuskulatur
- Brust-, hintere Oberarm-, Bein- und Gesäßmuskulatur

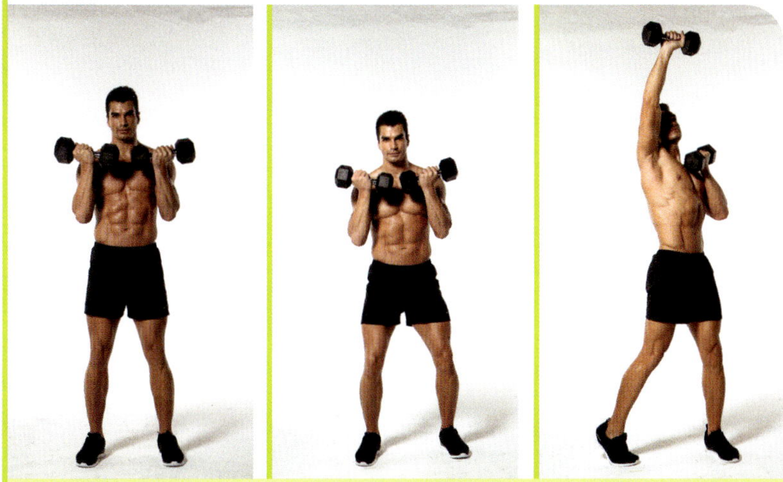

Der Bewegungsablauf mit Drehung nach links.

AUSGANGSPOSITION

Sie stehen aufrecht im hüft- bis schulterbreiten Stand. Die Arme befinden sich über den Schultern, in den Händen halten Sie Kurzhanteln, die Handrücken zeigen nach vorne. Spannen Sie die Bauch- und die Gesäßmuskulatur an und ziehen Sie die Schultern nach hinten unten.

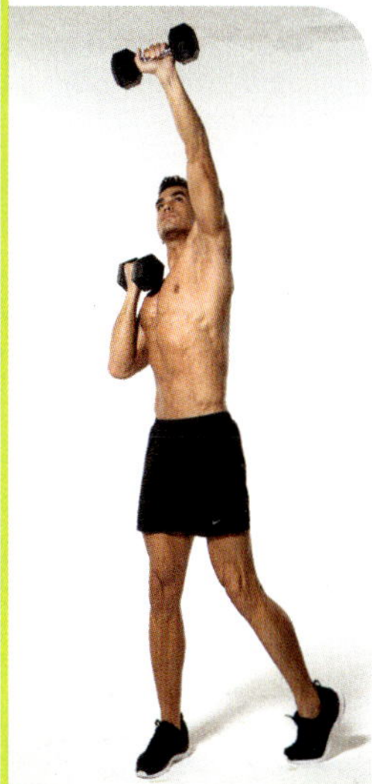

DURCHFÜHRUNG

Machen Sie eine Viertel-Kniebeuge, um Schwung zu holen. Aus dieser Position drücken Sie die rechte Hantel nach oben, wozu Sie den Körper nach links drehen, mit Anheben der rechten Ferse. Halten Sie kurz die Position, bevor Sie sich wieder zurückdrehen und die Hantel nach unten bewegen. Dann bewegen Sie sich wieder in die Viertel-Kniebeuge und drücken nun die linke Hantel hoch, mit gleichzeitiger Drehung nach rechts. Halten Sie den Oberkörper gerade und führen Sie dynamische Bewegungen aus. Achten Sie außerdem darauf, dass Sie die Hantel in gerader Linie hochdrücken, ohne Ausweichbewegungen.

VARIANTE

Sie können die Kurzhanteln in der Ausgangsposition auch so halten, dass die Handflächen zueinander oder aber nach vorne zeigen.

Die Drehung nach rechts aus der zuvor ausgeführten Viertel-Kniebeuge.

H 25 STANDZIEHEN

LEVEL 1

KRÄFTIGUNG

obere Rückenmuskulatur

Rumpf-, hintere Schulter-, vordere Oberarm-, Unterarm-, Bein- und Gesäßmuskulatur

AUSGANGSPOSITION

Sie stehen vor einer Klimmzugstange aufrecht auf einem Stepper, einer stabilen Box oder Hantelbank. Die Arme sind schulterbreit oder etwas weiter auseinander, mit nach vorne zeigenden Handflächen. Greifen Sie fest mit den Fingern und Daumen. Spannen Sie die Bauch- und die Gesäßmuskulatur an und die Schultern etwas nach hinten unten.

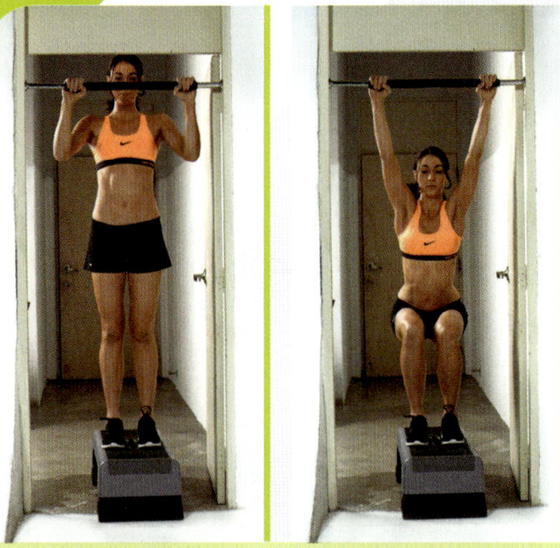

Die Ausgangs- und die Endposition.

DURCHFÜHRUNG

Bewegen Sie sich in die beidbeinige Kniebeuge, indem Sie die Hüften gerade nach hinten schieben; gleichzeitig strecken sich die Arme. Halten Sie kurz die Position. Dann ziehen Sie sich mit der Kraft der Rückenmuskulatur in die Ausgangsposition zurück und wiederholen schließlich die Übung. Achten Sie darauf, dass Sie durchgehend den Rücken gerade und die Rumpfmuskulatur in Spannung halten, und vermeiden Sie Ausweichbewegungen wie Gewichtsverlagerung und Anziehen der Schultern.

VARIANTE

Sie können die Intensität bestimmen, indem Sie mehr oder weniger Gewicht auf die Beine verlagern. Sie können die Übung intensivieren, indem Sie einen Fuß nach hinten gerichtet in der Luft halten; der andere Fuß ist dann mittig aufgestellt (Level 2).
Ist die Stange zu hoch, dann können Sie mit einem Handtuch üben und so die optimale Höhe bestimmen. Die Übung lässt sich auch gut an einer Sprossenwand ausführen, ebenso ist sie an einem dicken Seil möglich oder mit Handtuch an einem Treppengeländer.

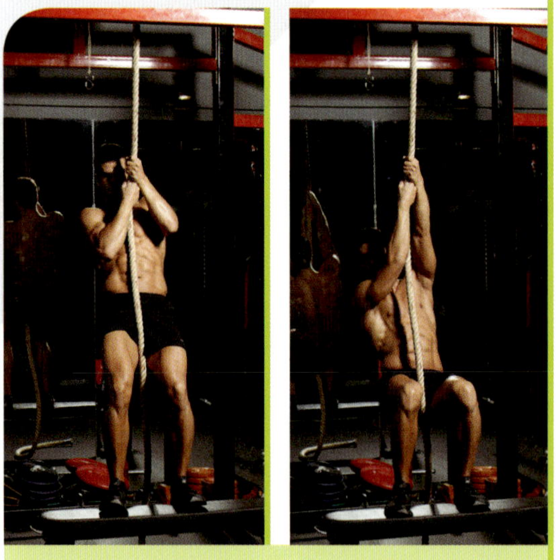

Die Variante mit Seil.

EINARMIGES STANDZIEHEN MIT KURZHANTEL

H 26
LEVEL 3

KRÄFTIGUNG

●● obere Rücken-, vordere Oberarm- und Unterarmmuskulatur
● Rumpf-, hintere Schulter-, Bein- und Gesäßmuskulatur

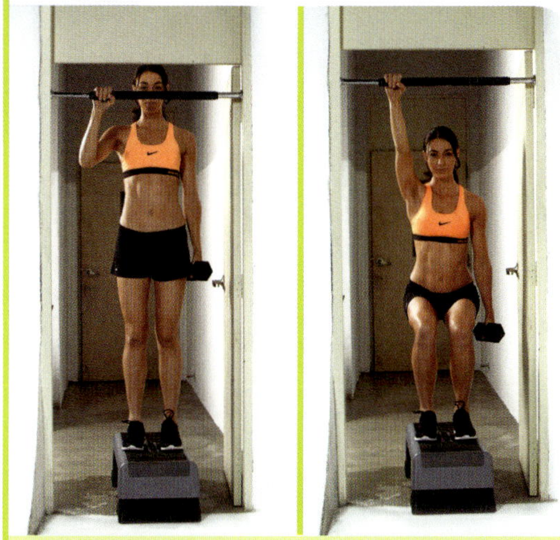

Die Ausgangs- und die Endposition.

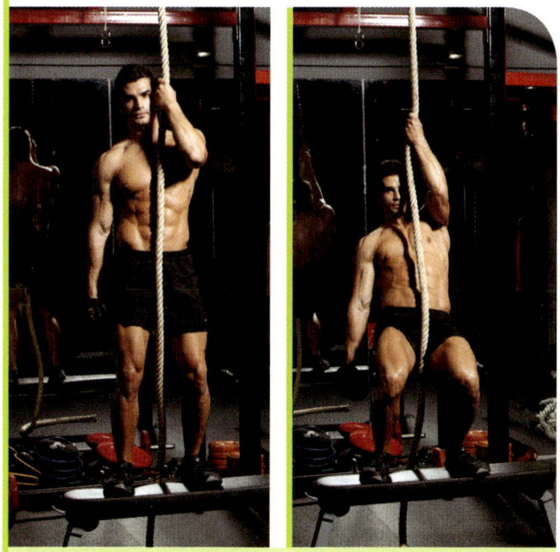

Die intensive Variante am Seil.

AUSGANGSPOSITION

Sie stehen vor einer Klimmzugstange aufrecht auf einem Stepper, einer stabilen Box oder Hantelbank. Greifen Sie fest die Stange, die Handfläche weist nach vorne und der Arm ist gebeugt. In der anderen Hand halten Sie eine Kurzhantel mit hängendem Arm neben dem Körper. Spannen Sie die Bauch- und die Gesäßmuskulatur an und die Schultern etwas nach hinten unten.

DURCHFÜHRUNG

Bewegen Sie sich in die beidbeinige Kniebeuge, indem Sie die Hüften gerade nach hinten schieben; gleichzeitig streckt sich der Zugarm. Bleiben Sie kurz in der tiefen Position. Dann ziehen Sie sich in die Ausgangsposition zurück, um die Übung zu wiederholen. Achten Sie darauf, dass Sie durchgehend den Rücken gerade und die Rumpfmuskulatur in Spannung halten, und vermeiden Sie ein Ausweichen mit dem Gesäß zur Seite sowie das Anziehen der Schultern.

VARIANTE

Sie können die Intensität bestimmen, indem Sie mehr oder weniger Gewicht auf die Beine verteilen. Sie vereinfachen die Übung, indem Sie einarmig ohne Gewicht üben (Level 2).
Ist die Stange zu hoch, dann können Sie mit einem Handtuch üben und so die optimale Höhe bestimmen. Die Übung lässt sich auch an einem dicken Seil durchführen; an der Sprossenwand ist jedoch die einarmige Ausführung schwierig zu balancieren.

H 27 KLIMMZUG

LEVEL 2

KRÄFTIGUNG

obere Rückenmuskulatur
Rumpf-, hintere Schulter-, vordere Oberarm- und Unterarmmuskulatur

AUSGANGSPOSITION

Sie hängen so an einer Klimmzugstange, dass die Hände mindestens schulterbreit auseinander sind und die Handflächen nach vorne zeigen. Achten Sie darauf, dass Sie fest greifen. Spannen Sie die Bauch- und die Gesäßmuskulatur an und die Schulterblätter nach hinten unten.

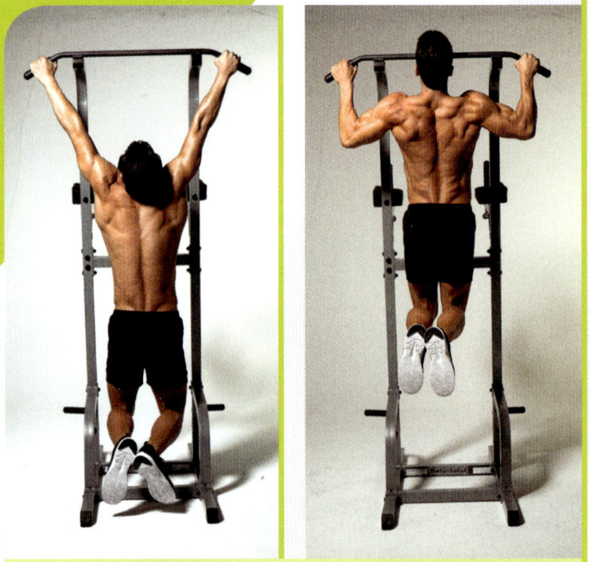

Die Ausgangs- und die Endposition.

DURCHFÜHRUNG

Ziehen Sie sich kontrolliert nach oben, wobei sich die Ellbogen zu den Rippen bewegen. Halten Sie kurz die Position. Dann senken Sie sich langsam wieder in die Ausgangsposition ab, um die Übung zu wiederholen. Führen Sie die Zugbewegung ohne Schwungholen und ohne Anheben der Schultern aus.

VARIANTE

Einsteiger können das Körpergewicht etwas abstützen, indem sie einen Fuß auf einen Kasten oder Medizinball stellen. Auch können Sie ein dickes Gummiband an der Stange befestigen und sich mit Fuß oder Knie in die Schlaufe stellen (Level 1). Fortgeschrittene können sich an ein dickes Seil oder ein Handtuch hängen und so auch die Griffkraft intensiv fördern (Level 3). Wenn Sie die Aktivität der vorderen Oberarmmuskulatur intensivieren wollen, dann ziehen Sie sich mit engem Griff und nach vorne gerichteten Handrücken hoch.

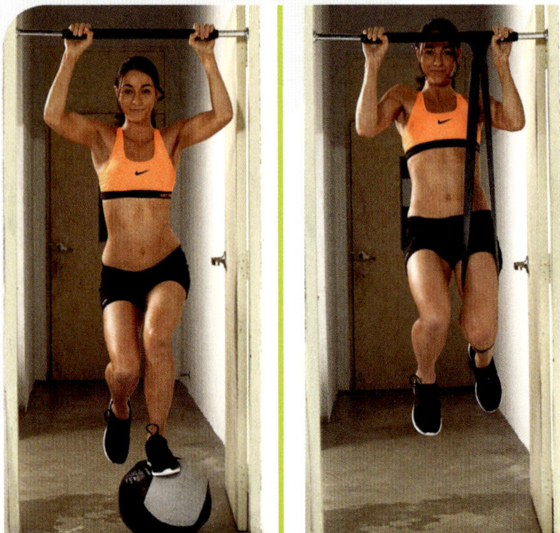

Die Vereinfachung mit aufgestelltem Fuß sowie die mit Gummiband.

KLIMMZUG MIT GEWICHT

H 28
LEVEL 3

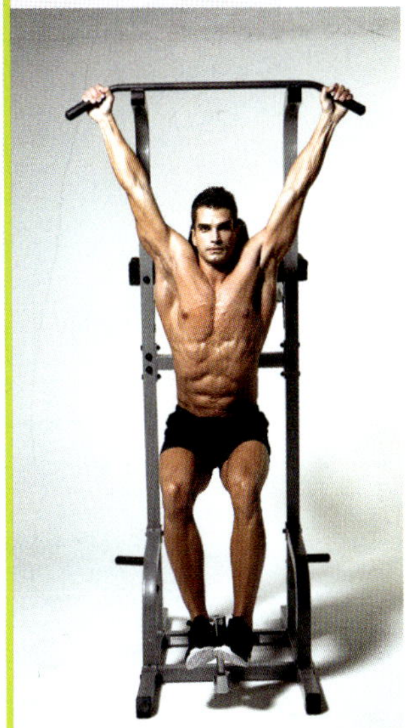
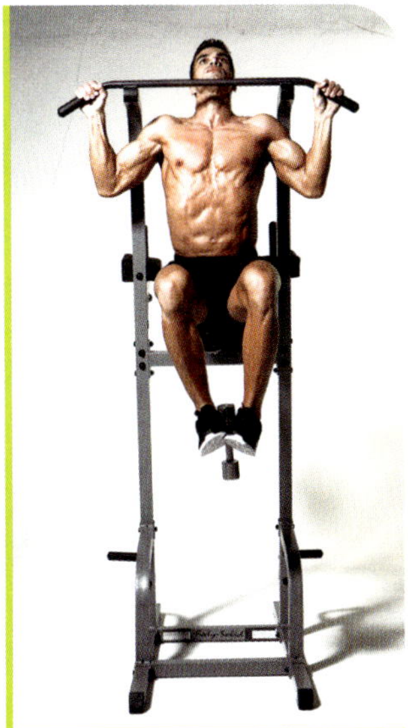

Die Ausgangs- und die Endposition.

KRÄFTIGUNG

obere Rückenmuskulatur
Rumpf-, hintere Schulter-, vordere Oberarm-, Unterarm- und Beinmuskulatur

AUSGANGSPOSITION

Bei dieser Klimmzugvariante hängen Sie mit nach vorn zeigenden Handflächen an einer Klimmzugstange und halten eine aufgerichtete Kurzhantel zwischen den Füßen. Achten Sie darauf, dass Sie mit allen Fingern fest greifen. Spannen Sie die Bauch- und die Gesäßmuskulatur an und die Schulterblätter nach hinten unten. Wenn die Stange etwas tief angebracht ist, dann heben Sie die Knie oder die Beine leicht nach vorne an, was auch die Bauchmuskulatur intensiver aktiviert.

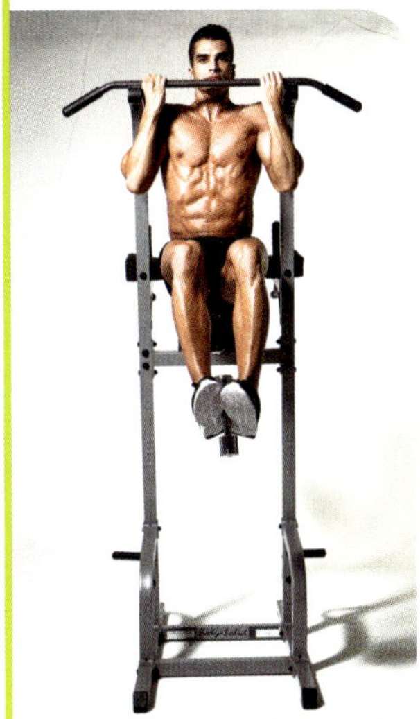

Die Variante mit engem Griff und nach vorn zeigenden Handrücken.

DURCHFÜHRUNG

Ziehen Sie sich kontrolliert nach oben, wobei sich die Ellbogen zu den Rippen bewegen. Halten Sie kurz die Position. Dann senken Sie sich langsam wieder in die Ausgangsposition ab, um die Übung zu wiederholen. Führen Sie die Zugbewegung ohne Schwungholen und ohne Anheben der Schultern aus und achten Sie darauf, dass die Schulterblätter durchgehend zusammengespannt sind.

VARIANTE

Sie können die Übung mit engem oder weitem Griff ausführen. Auch mit nach vorne zeigenden Handrücken ist die Übung möglich, um die Aktivität der vorderen Oberarmmuskulatur zu intensivieren. Alternativ zur Hantel zwischen den Füßen können Sie den Klimmzug mit Gewichtsweste ausführen.

H 29 LEVEL 2 ZIEHEN NACH UNTEN IM SITZ AUF GYMNASTIKBALL

KRÄFTIGUNG

obere Rückenmuskulatur
hintere Schulter-, vordere Oberarm- und Rumpfmuskulatur

AUSGANGSPOSITION

Diese Übung können Sie als Alternative zum Standziehen oder Klimmzug einsetzen. Sie beginnen die Übung im aufrechten Sitz auf einem Gymnastikball, über dem Kopf ist ein Stretchband, z. B. Theraband®, befestigt. Die fast gestreckten Arme sind nach oben gerichtet, in den Händen halten Sie die Enden des Bandes, und zwar so, dass sich das Band in mittlerer Spannung befindet. Drücken Sie die Füße auf den Boden, spannen Sie die Bauch- und die Gesäßmuskulatur an und ziehen Sie die Schultern nach hinten unten.

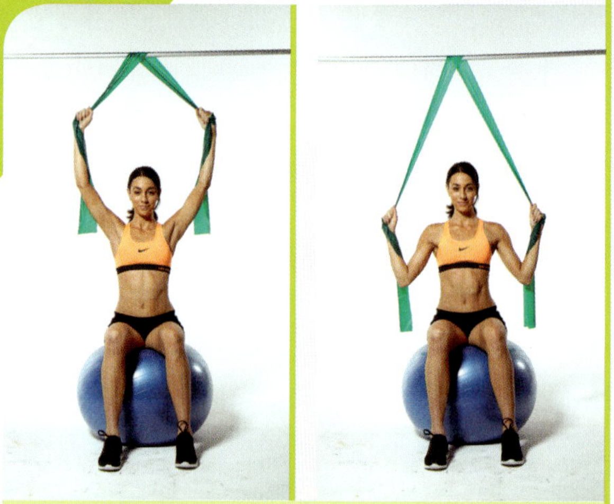

Die Ausgangs- und die Endposition.

DURCHFÜHRUNG

Ziehen Sie die Ellbogen so weit wie möglich nach unten. Halten Sie kurz die Position, bevor Sie die Arme wieder in die Ausgangsposition zurückbewegen, jedoch nicht darüber hinaus, damit das Band in Spannung bleibt. Vermeiden Sie es, die Schultern anzuheben, und achten Sie auf einen geraden Oberkörper und gerade ausgerichtete Handgelenke sowie auf eine angespannte Rumpfmuskulatur.

VARIANTE

Einsteiger können auf einem Stuhl üben (Level 1); Fortgeschrittene können zur Intensivierung einen Fuß etwas vom Boden angehoben halten (Level 3).
Wenn Sie kein Stretchband verfügbar haben, dann üben Sie statisch mit einem Handtuch. Verändern Sie dann bei jedem Übungssatz etwas die Armhaltung, um unterschiedliche Muskelbereiche zu aktivieren.

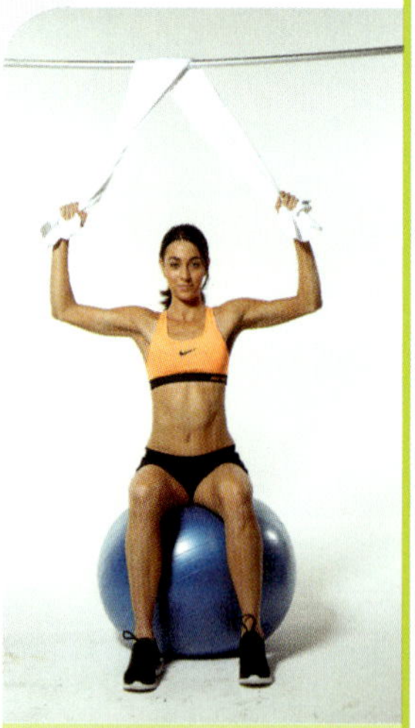

Das statische Handtuchziehen.

V-, U-, T-HALTUNG MIT GEWICHT

H 30

LEVEL 2

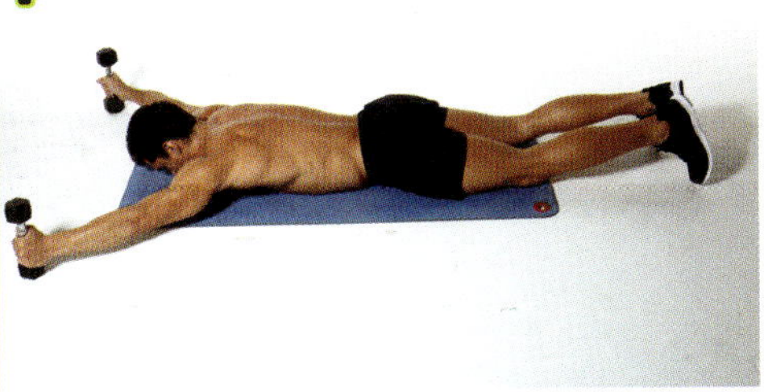

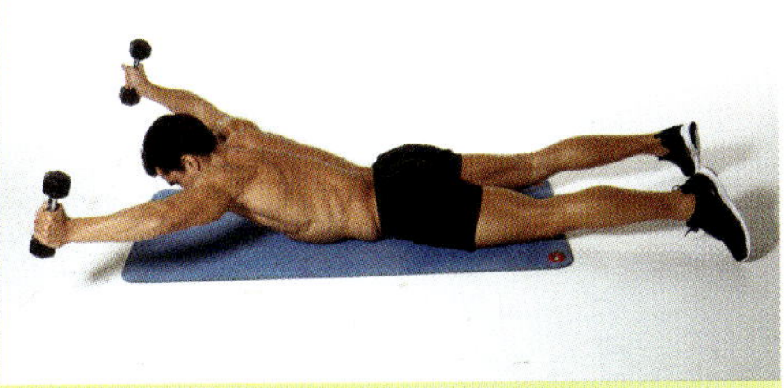

Die Ausgangs- und die Endposition der V-Haltung (Level 2).

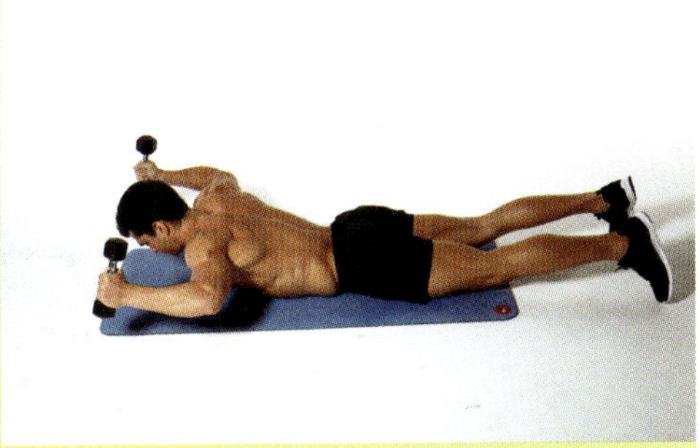

Das U-Heben mit Gewicht (Level 2).

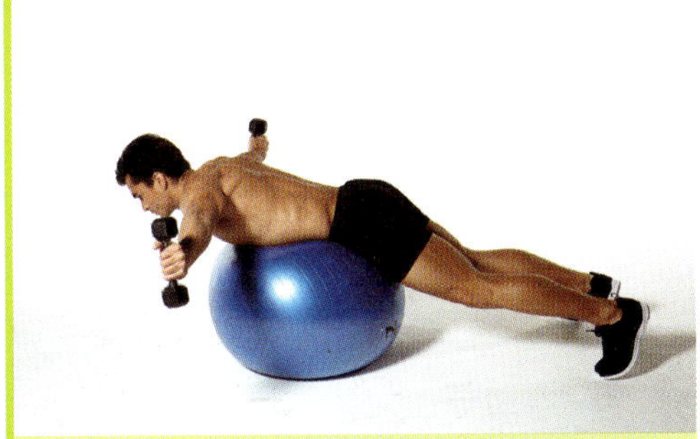

Das T-Heben mit Gewicht auf Gymnastikball (Level 3).

KRÄFTIGUNG

●● hintere Schulter-, Nacken-, untere und obere Rückenmuskulatur

● seitliche Schultermuskulatur

AUSGANGSPOSITION

Sie befinden sich in Bauchlage. Die Arme sind in V-, U- oder T-Haltung abgelegt, und in den Händen halten Sie leichte Kurzhanteln. Spannen Sie die Bauchmuskulatur nach innen oben an und auch die Gesäßmuskulatur.

DURCHFÜHRUNG

Heben Sie die Arme und etwas den Oberkörper an und halten Sie die jeweilige Position für 30 bis 60 Sekunden. Achten Sie dabei auf das Zusammenziehen der Schulterblätter. Dann lassen Sie die Arme sinken und wiederholen die Übung mit einer anderen Armhaltung.

V-Haltung: Heben Sie die gestreckten Arme so über den Körper an, dass sie ein V bilden.

U-Haltung: Formen Sie mit den Armen ein U; die Ellbogen sind auf Höhe der Schultern oder etwas höher.

T-Haltung: Strecken Sie die Arme zur Seite, die Daumen sind nach oben gedreht.

VARIANTE

Sie vereinfachen die Übung, indem Sie ohne Gewicht trainieren (Level 1). Alternativ können Sie auf einer Schrägbank mit leichter Neigung üben. Fortgeschrittene können auf einem Gymnastikball trainieren (Level 3). Ergänzend können Sie auch die W-Haltung machen, wozu Sie die Ellbogen tiefer als die Schultern halten.

H 31 SEITHEBEN

LEVEL 1

KRÄFTIGUNG

Schultermuskulatur, insbesondere seitlicher Anteil

Nackenmuskulatur

AUSGANGSPOSITION

Sie stehen aufrecht im hüft- bis schulterbreiten Stand. Die Arme hängen neben dem Körper, in den Händen halten Sie Kurzhanteln, die Handinnenseiten zeigen nach vorne. Spannen Sie die Bauch- und die Gesäßmuskulatur an.

DURCHFÜHRUNG

Bewegen Sie die Hanteln seitlich bis auf Schulterhöhe hoch und halten Sie kurz die Position. Senken Sie die Hanteln langsam wieder ab, um schließlich die Übung zu wiederholen. Halten Sie die Handgelenke gerade und vermeiden Sie es, mit Schwung zu üben sowie die Schultern hochzuziehen.

VARIANTE

Sie intensivieren die Übung, indem Sie die Arme abwechselnd anheben oder einarmig trainieren (Level 2). Sie können auch die Handrücken nach außen gedreht halten, wodurch Sie etwas unterschiedliche Muskelanteile aktivieren.

Alternativ können Einsteiger mit gebeugten Armen im Sitz üben.

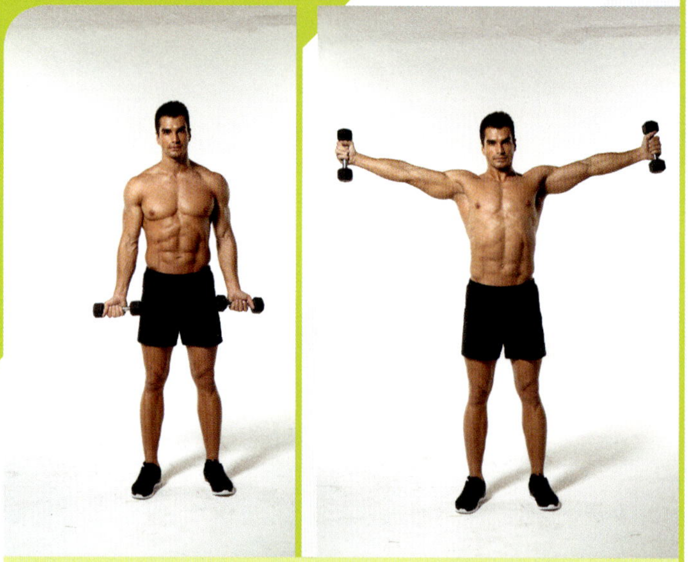

Die Ausgangs- und die Endposition.

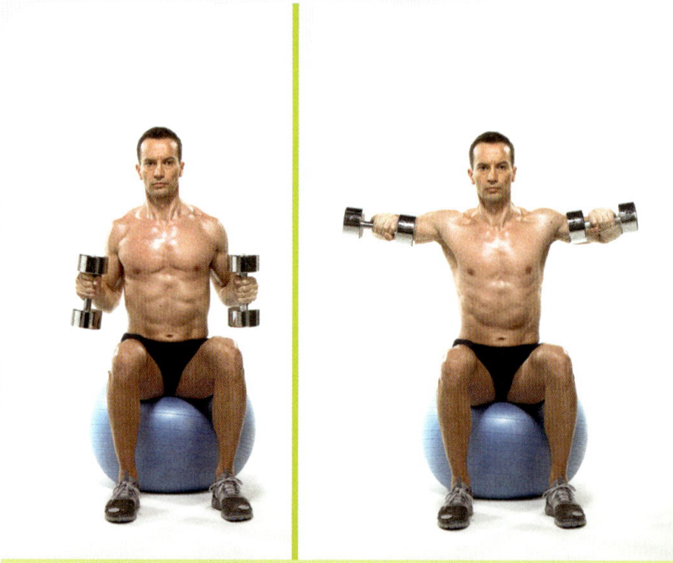

Das gebeugte Anheben im Sitzen.

SEIT- UND FRONTHEBEN

H 32

LEVEL 2

KRÄFTIGUNG

●●●● Schultermuskulatur, insbesondere seitlicher und vorderer Anteil
●● Nackenmuskulatur

AUSGANGSPOSITION

Sie stehen aufrecht im hüft- bis schulterbreiten Stand. Die Arme hängen neben dem Körper, in den Händen halten Sie Kurzhanteln. Die Handrücken zeigen beide nach außen; alternativ zeigt der Handrücken des frontal hochzuführenden Arms nach vorne. Spannen Sie die Bauch- und die Gesäßmuskulatur an.

DURCHFÜHRUNG

Heben Sie die rechte Hantel seitlich und die linke Hantel frontal bis auf Schulterhöhe an. Halten Sie kurz die Position, bevor Sie dieHanteln wieder langsam senken. Heben Sie nun die linke Hantel seitlich und die rechte Hantel frontal an. Wiederholen Sie die Übung mit abwechselndem Anheben. Achten Sie darauf, dass Sie die Handgelenke gerade halten, und vermeiden Sie es, die Schulter- und die Nackenmuskulatur hochzuziehen.

VARIANTE

Wenn Sie die vordere Schultermuskulatur intensiver trainieren wollen, können Sie auch das beidarmige Hantelheben nach vorne üben.

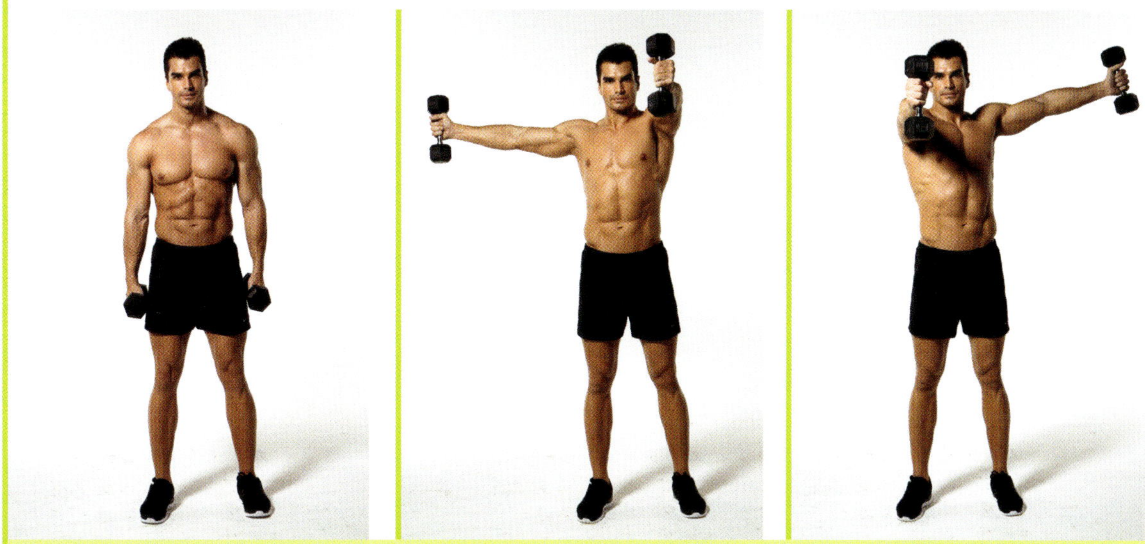

Der Bewegungsablauf.

H 33 SEITHEBEN IM EINBEINSTAND

LEVEL 3

KRÄFTIGUNG

●● Schultermuskulatur, insbesondere seitlicher Anteil
● Nacken-, Rumpf- und Beinmuskulatur

AUSGANGSPOSITION

Mit dieser Variante des Seithebens fördern Sie das Muskelzusammenspiel, denn auch die Core- und Beinmuskulatur werden gefordert, um die Position zu stabilisieren. Sie führen die Übung im Einbeinstand aus. Konzentrieren Sie sich auf die Belastung von Fußballen, Außenkante und Ferse; das andere Bein halten Sie angezogen vor dem Körper. Die Arme hängen neben dem Körper, mit Kurzhanteln in den Händen und nach vorne zeigenden Handflächen. Spannen Sie die Bauch- und die Gesäßmuskulatur an.

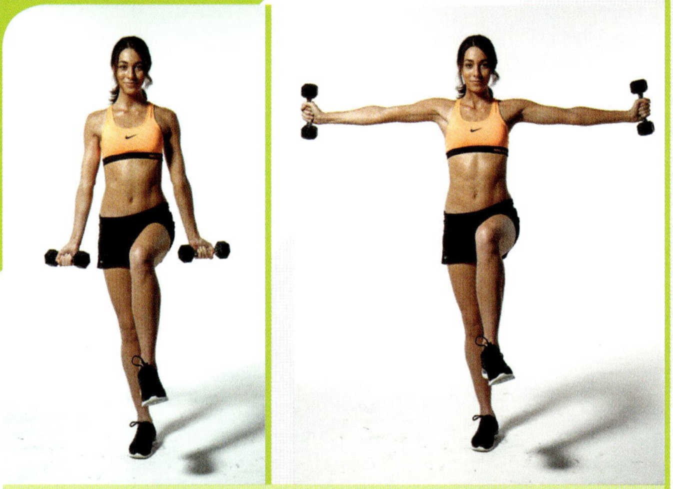

Die Ausgangs- und die Endposition.

DURCHFÜHRUNG

Heben Sie die Hanteln seitlich bis auf Schulterhöhe an und halten Sie kurz die Position. Dann senken Sie die Hanteln wieder langsam ab, um schließlich die Übung zu wiederholen. Achten Sie auf gerade Handgelenke und eine stabile Standposition und vermeiden Sie es, die Schulter- und die Nackenmuskulatur hochzuziehen.

VARIANTE

Sie können auch mit nach außen zeigenden Handrücken üben.
Als Alternative zum Einbeinstand können Sie instabilen Untergrund wie Therapiekreisel nutzen.

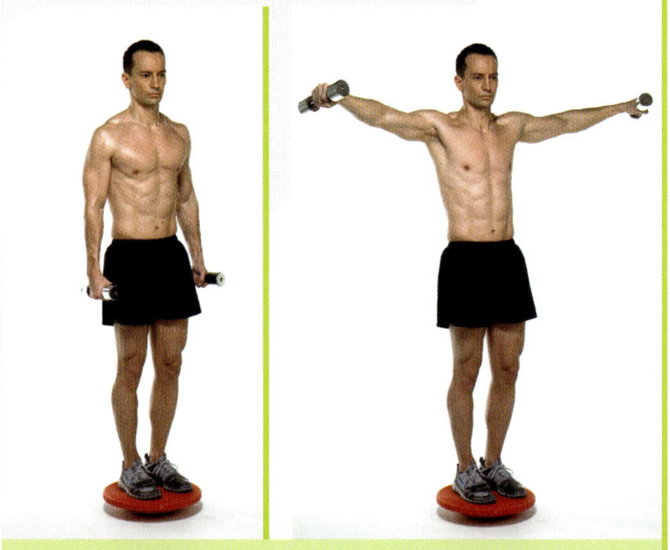

Die Variante auf instabilem Untergrund mit nach außen zeigenden Handrücken.

AUSSENROTATION IN SEITENLAGE

H 34
LEVEL 2

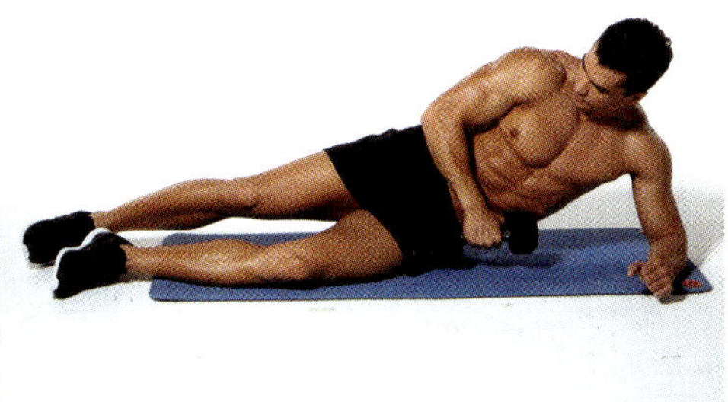

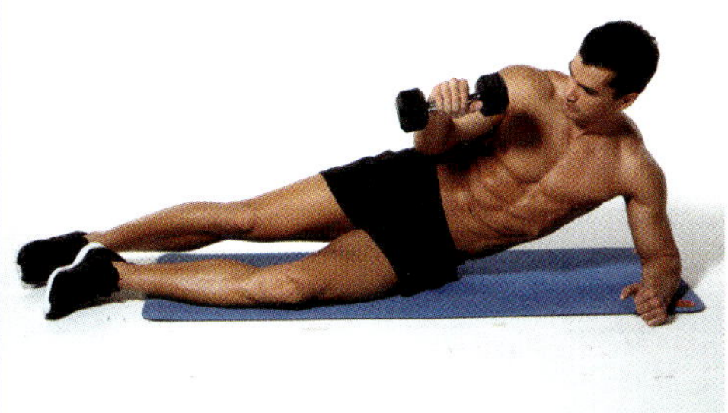

Die Ausgangs- und die Endposition.

KRÄFTIGUNG

Außenrotatoren

AUSGANGSPOSITION

Sie befinden sich in Seitenlage auf dem Boden. Der obere Arm ist mit dem Ellbogen auf den Rippen fixiert. Der Arm ist etwa 90 Grad gebeugt, der Unterarm zeigt nach unten, in der Hand halten Sie eine leichte Kurzhantel.

DURCHFÜHRUNG

Rotieren Sie den Arm langsam nach oben, ohne dabei die Position des Ellbogens und den Armwinkel zu verändern. Bewegen Sie den Arm so weit, wie Sie es als angenehm empfinden und ein Ausweichen vermeiden können. Halten Sie kurz die Position. Dann senken Sie die Hantel langsam wieder ab, ohne sie jedoch auf dem Boden abzulegen, und wiederholen schließlich die Übung. Vermeiden Sie es, mit Schwung zu üben, und halten Sie das Handgelenk gerade.
Nach der Durchführung der geplanten Wiederholungen trainieren Sie den anderen Arm.

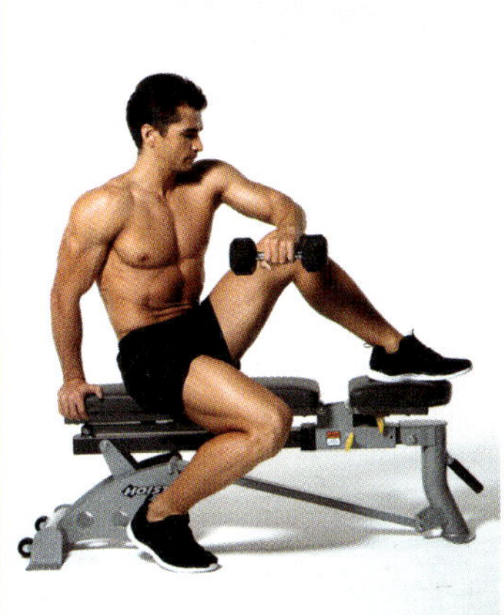

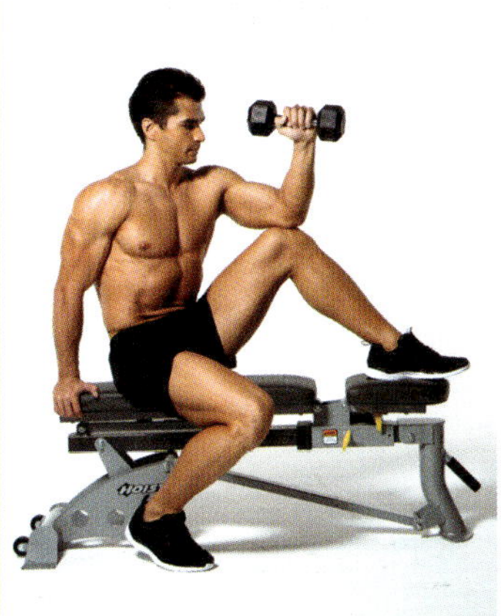

Die Variante im Sitzen.

VARIANTE

Sie können die Außenrotation auch im Sitzen üben. Dazu stellen Sie ein Bein gebeugt auf die Hantelbank und stützen den Ellbogen auf das Knie. Drehen Sie die Hantel von unten nach oben, ohne dabei die Position des Ellbogens zu verändern.

H 35 INNENROTATION IN SEITENLAGE

LEVEL 2

KRÄFTIGUNG

Innenrotatoren

AUSGANGSPOSITION

Sie befinden sich in Seitenlage auf dem Boden. Der untere Arm liegt mit dem Ellbogen auf dem Boden und ist um etwa 90 Grad gebeugt. In der Hand halten Sie eine leichte Kurzhantel, etwas vom Boden angehoben, die Handfläche weist nach oben.

DURCHFÜHRUNG

Rotieren Sie den Arm langsam hoch, ohne die Position des Ellbogens und den Armwinkel zu verändern. Drehen Sie den Arm so weit, wie Sie es als angenehm empfinden und ein Ausweichen vermeiden können. Halten Sie kurz die Position. Dann senken Sie die Hantel langsam wieder ab, ohne sie auf dem Boden abzulegen, und wiederholen schließlich die Übung. Vermeiden Sie es, mit Schwung zu üben, und halten Sie das Handgelenk gerade. Nach der Durchführung der geplanten Wiederholungen trainieren Sie den anderen Arm.

INFO

Das Training der Innenrotatoren kann bei vielen Fitnesssportlern vernachlässigt werden, da diese Muskeln oftmals besser als die Außenrotatoren ausgebildet sind. Auch sind bei vielen Menschen die Schultern etwas nach vorne oben gezogen, verursacht beispielsweise durch regelmäßige Schreibtischarbeit. Es wird deshalb oftmals nur die Außenrotation geübt. Um ein ausgeglichenes Trainingsergebnis sicherzustellen, können Sie auch beide Bewegungen trainieren und gegebenenfalls für die Außenrotation einen Satz mehr machen.

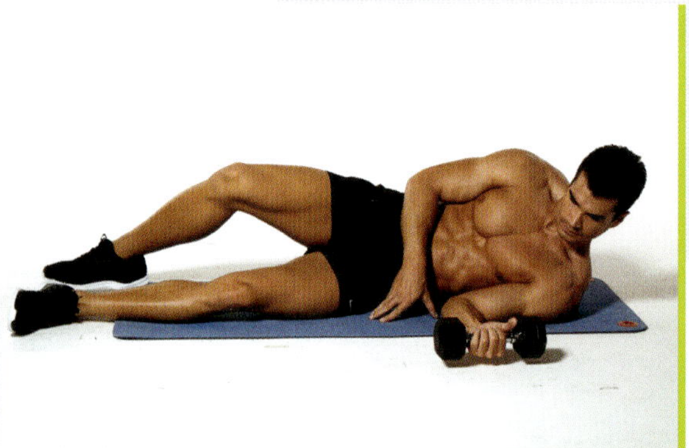

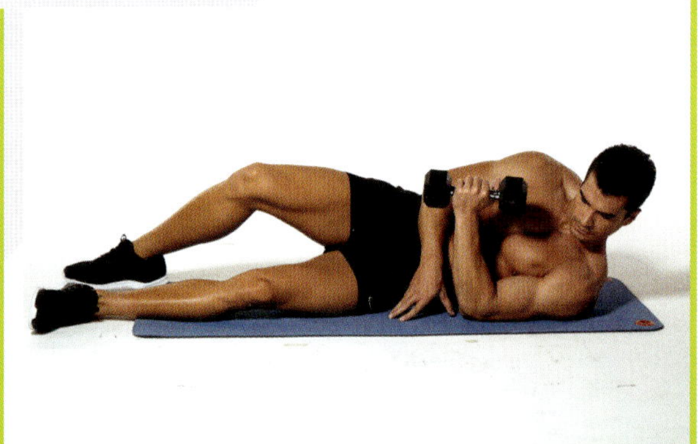

Die Ausgangs- und die Endposition.

BIZEPS-CURL IM STAND

H 36

LEVEL 1

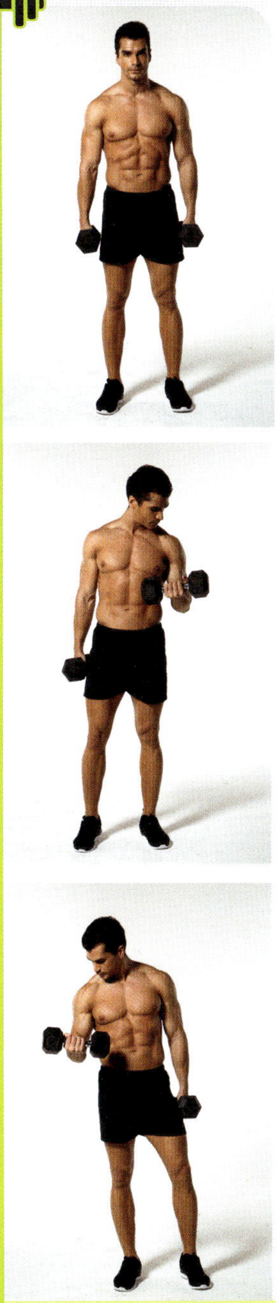

Der Bewegungsablauf.

KRÄFTIGUNG

vordere Oberarmmuskulatur

Unterarmmuskulatur

AUSGANGSPOSITION

Sie stehen aufrecht im hüft- bis schulterbreiten Stand. Die Arme hängen an den Körperseiten, und in den Händen halten Sie Kurzhanteln, mit den Handflächen nach innen (Hammer-Griff). Bringen Sie die Bauch- und die Gesäßmuskulatur in Spannung und ziehen Sie die Schultern nach hinten unten.

DURCHFÜHRUNG

Heben Sie einen Unterarm an, wobei Sie die Handfläche vordrehen, ohne jedoch die Position des Oberarms zu verändern. Halten Sie kurz die angehobene Position. Dann senken Sie die Hantel und beginnen gleichzeitig, die andere Hantel mit Drehung anzuheben. Fahren Sie mit dem abwechselnden Anheben fort. Achten Sie auf gerade Handgelenke und vermeiden Sie Ausweichbewegungen wie Schwungholen und Vorziehen der Schultern.

VARIANTE

Alternativ können Sie die Oberarme am Ende der Bewegung leicht mit anheben, um eine intensivere Bizepsaktivierung zu erreichen.
Sie können beide Arme auch gleichzeitig anheben. Einige Sportler beginnen, indem sie die Hände vor den Körper halten, mit nach vorn zeigenden Handflächen (Standard-Griff). So können Sie die Übung auch mit einer Langhantel oder einer SZ-Hantelstange ausführen.

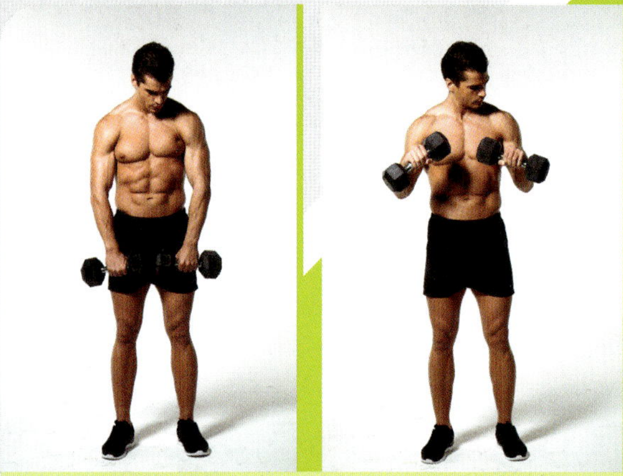

Die Ausgangs- und die Endposition beim Curl mit umgekehrtem Griff.

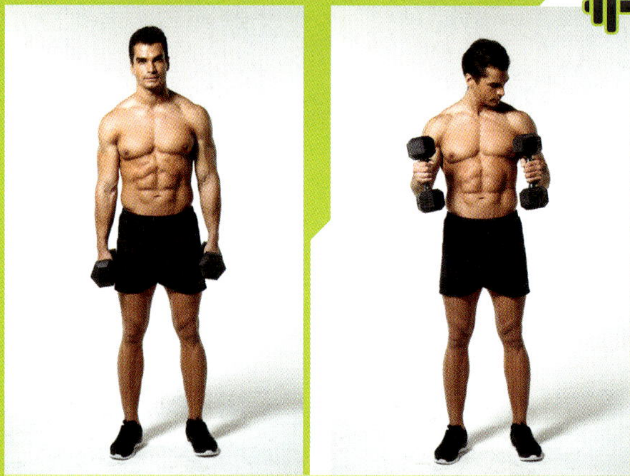

Die Ausgangs- und die Endposition beim beidarmigen Hammer-Curl.

Sie können die Griffhaltungen variieren, um die Aktivität von unterschiedlichen Muskelbereichen der Ober- und Unterarmmuskulatur hervorzuheben. Testen Sie die verschiedenen Curl-Möglichkeiten. Bei allen Varianten können Sie die Arme abwechselnd oder gleichzeitig anheben.

Sie können die Übung als »Curl mit umgekehrtem Griff« ausführen. Damit ist gemeint, dass die Hanteln mit nach vorne zeigenden Handrücken gehalten werden.

Sie können die Hantel mit »Hammer-Griff« (Handflächen nach innen gedreht) anheben und diese Position beibehalten. Dabei können Sie aus einer Ausgangsposition neben oder vor den Oberschenkeln beginnen.

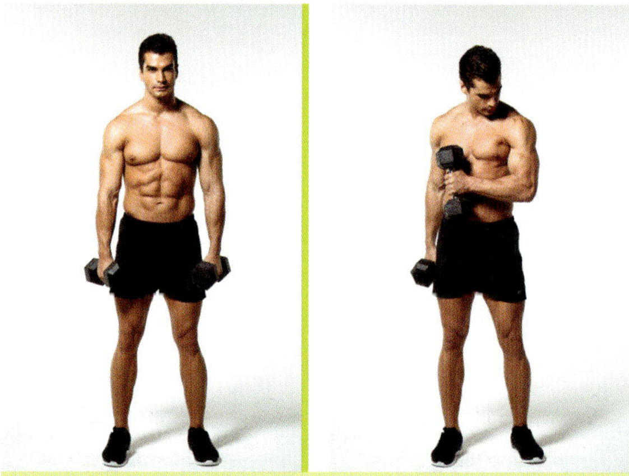

Der Hammer-Curl mit Handhaltung vor dem Körper.

Sie können die Intensität erhöhen, insbesondere für die Rumpfmuskulatur, indem Sie auf instabilem Untergrund wie einem Therapiekreisel oder aber im Einbeinstand üben (Level 3). Dadurch werden die koordinativen Anforderungen erhöht und das Muskelzusammenspiel angesprochen. Wenn die Übung aber ausschließlich der Entwicklung Ihrer vorderen Oberarmmuskulatur dienen soll, dann ist eine solche Intensivierung unnötig.

BIZEPS-CURL IM SITZ AUF GYMNASTIKBALL

H 37
LEVEL 2

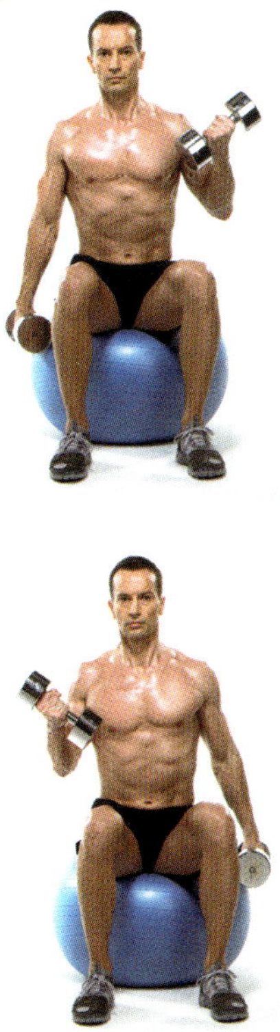

Der Bewegungsablauf.

KRÄFTIGUNG

vordere Oberarmmuskulatur
Unterarm- und Rumpfmuskulatur

AUSGANGSPOSITION

Sie sitzen aufrecht auf einem Gymnastikball. Die Arme hängen neben dem Körper, in den Händen halten Sie Kurzhanteln, und die Handflächen sind nach innen gerichtet. Drücken Sie die Füße auf den Boden, spannen Sie die Bauch- und die Gesäßmuskulatur an und ziehen Sie die Schultern nach hinten unten.

DURCHFÜHRUNG

Heben Sie einen Unterarm an, wobei Sie die Handfläche vordrehen, ohne jedoch die Position des Oberarms zu verändern. Halten Sie kurz die angehobene Position. Dann senken Sie die Hantel und beginnen gleichzeitig, die andere Hantel mit Drehung anzuheben. Fahren Sie mit dem abwechselnden Anheben fort. Achten Sie auf gerade Handgelenke und vermeiden Sie Ausweichbewegungen wie Schwungholen und Vorziehen der Schultern.

VARIANTE

Alternativ können Sie beide Unterarme gleichzeitig anheben. Es ist auch möglich, mit den Varianten »Hammer-Griff« (Handflächen zeigen nach innen) und »umgekehrter Griff« (Handrücken zeigen nach vorne) zu trainieren. Einsteiger üben im Sitzen auf einem Stuhl oder der Trainingsbank (Level 1).
Wenn Sie eine Schrägbank zur Verfügung haben, dann können Sie »Schrägbank-Curls« ausführen; die Lehne wird etwa auf 45 Grad eingestellt. Diese Position aktiviert die vordere Oberarmmuskulatur intensiver und verhindert Ausweichbewegungen mit den Schultern.

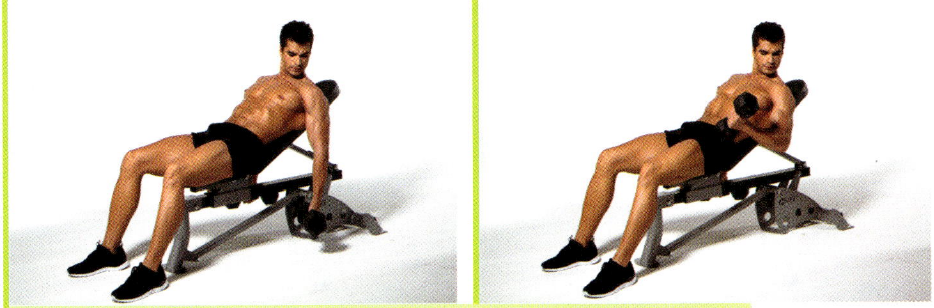

Der Schrägbank-Curl mit links.

H 38 LEVEL 2 KONZENTRATIONS-CURL IM STAND

KRÄFTIGUNG

vordere Oberarmmuskulatur

Unterarmmuskulatur

AUSGANGSPOSITION

Sie stehen im beginnenden Ausfallschritt. Der hintere Arm ist nach unten gerichtet, in der Hand halten Sie eine Kurzhantel, die Handfläche zeigt zur anderen Hand. Beugen Sie den geraden Rücken etwas vor und stützen Sie die freie Hand leicht auf den Unterschenkel. Spannen Sie die Bauch- und die Gesäßmuskulatur an.

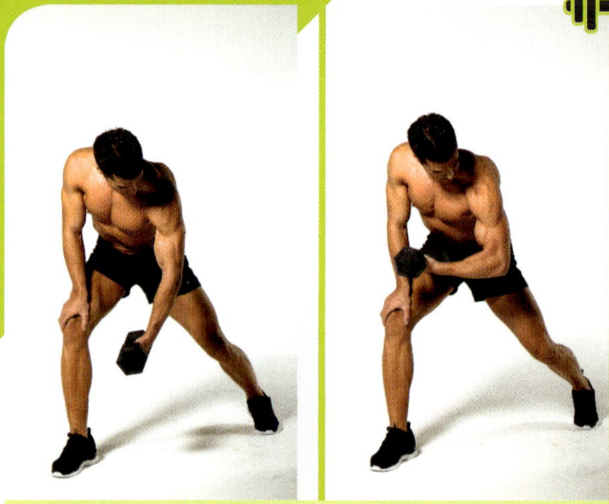

Die Ausgangs- und die Endposition.

DURCHFÜHRUNG

Heben Sie die Hantel an, ohne den Oberarm zu bewegen. Halten Sie kurz die Position und konzentrieren Sie sich auf die Aktivität der vorderen Oberarmmuskulatur. Dann senken Sie die Hantel wieder, aber nur so weit, dass der Arm noch leicht gebeugt ist und somit die Muskulatur in Spannung bleibt. Nun wiederholen Sie die Übung. Achten Sie auf ein gerades Handgelenk und vermeiden Sie Ausweichbewegungen wie Schwungholen und das Vorziehen der Schulter.

VARIANTE

Sie können in der Ausgangsposition die Handinnenseite nach vorne halten (Hammer-Haltung) und so die Hantel anheben, oder Sie heben den Unterarm mit Drehung an. Die Varianten ermöglichen es, unterschiedliche Anteile der vorderen Ober- und Unterarmmuskulatur anzusprechen.

Sie können auch im Sitzen auf einer Bank oder einem Gymnastikball üben. Dies vereinfacht die Übung, da dann der Oberarm an der Innenseite des Oberschenkels stabilisiert werden kann (Level 1).

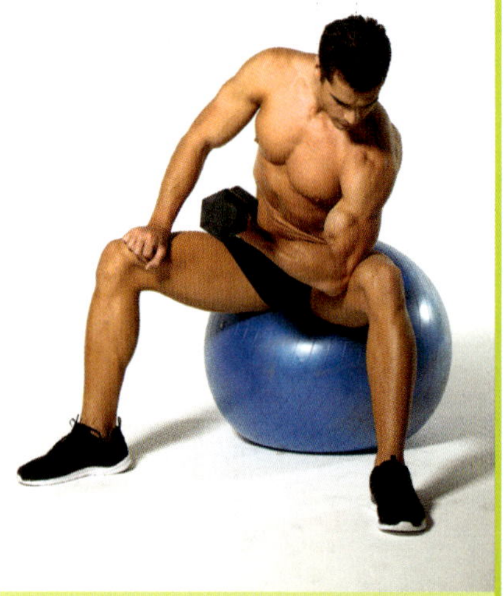

Die Variante im Sitz mit angelegtem Ellbogen.

ARMSTRECKEN NACH OBEN IM SITZ AUF GYMNASTIKBALL

H 39

LEVEL 2

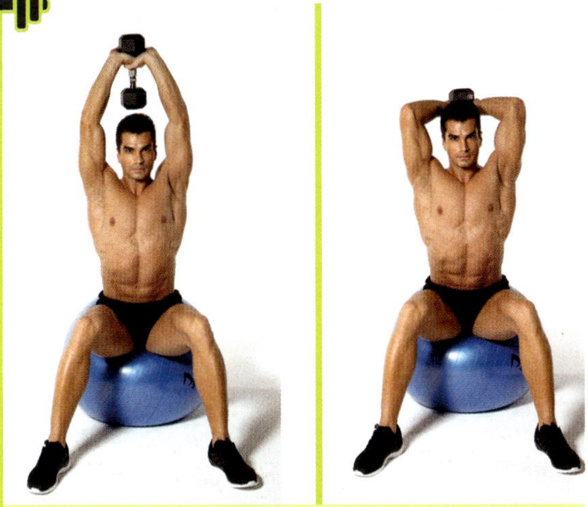

Die Ausgangs- und die Endposition.

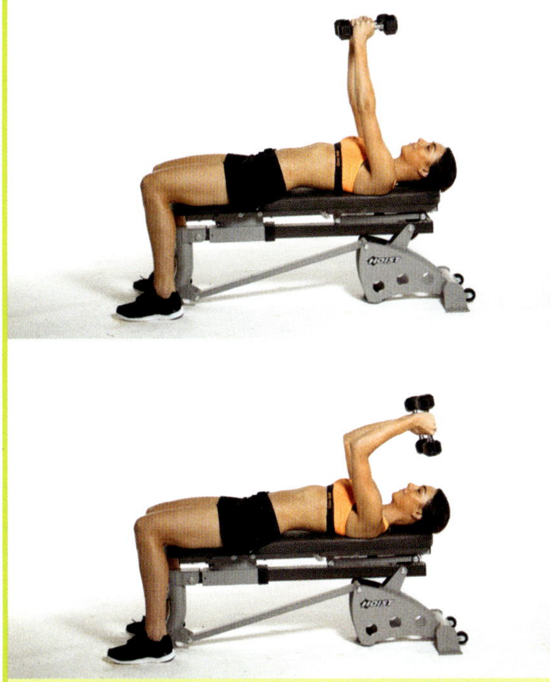

Die beidseitige Variante in Rückenlage auf einer Bank.

KRÄFTIGUNG

hintere Oberarmmuskulatur
Schulter- und Rumpfmuskulatur

AUSGANGSPOSITION

Sie sitzen aufrecht auf einem Gymnastikball. Die Arme sind nach oben gestreckt, in den Händen halten Sie mit den Handflächen eine aufgerichtete Kurzhantel. Drücken Sie die Füße auf den Boden und spannen Sie die Bauch- und die Gesäßmuskulatur an, um die Position zu stabilisieren.

DURCHFÜHRUNG

Senken Sie die Hantel hinter den Kopf mit fixierter Position der Oberarme. Halten Sie kurz die Position und konzentrieren Sie sich auf die Aktivität der hinteren Oberarmmuskulatur. Dann strecken Sie die Arme wieder nach oben, um schließlich die Übung zu wiederholen. Achten Sie darauf, dass Sie nur die Unterarme bewegen, und vermeiden Sie es, die Handgelenke abzuknicken.

VARIANTE

Bei allen Hantelübungen über Kopf ist es wichtig, den Hantelverschluss zu überprüfen.
Einsteiger üben im Sitzen auf einem Stuhl oder der Trainingsbank (Level 1). Sie können die Übung auch mit zwei Kurzhanteln ausführen oder einseitig und den Ellbogen mit der anderen Hand stützen. Ebenso ist das Üben im Stand beidseitig und einseitig möglich.
Alternativ können Sie das Armstrecken nach oben in Rückenlage üben, was auf dem Boden, der Bank (Level 1) oder auf dem Gymnastikball (Level 2) möglich ist.

H 40 LEVEL 1 ARMSTRECKEN NACH HINTEN ABGESTÜTZT (KICKBACKS)

KRÄFTIGUNG

hintere Oberarmmuskulatur
Schulter- und Rumpfmuskulatur

AUSGANGSPOSITION

Nehmen Sie einen leichten Ausfallschritt ein und stützen Sie sich mit einer Hand auf einen Gymnastikball. In der anderen Hand halten Sie eine Kurzhantel, wobei der Ellbogen an den Rippen fixiert ist. Halten Sie den Rücken gerade und spannen Sie die Bauch- und die Gesäßmuskulatur an.

DURCHFÜHRUNG

Heben Sie langsam die Hantel nach hinten an, wozu Sie den Unterarm strecken, nicht jedoch den Oberarm bewegen. Halten Sie kurz die Position. Dann senken Sie kontrolliert die Hantel in die Ausgangsposition zurück, um schließlich die Übung zu wiederholen. Achten Sie auf ein gerades Handgelenk und vermeiden Sie Ausweichbewegungen wie Schwungholen und Anheben der Schulter.

VARIANTE

Sie können die freie Hand auch auf den vorderen Oberschenkel stützen. Eine weitere Option für Einsteiger ist es, den Unterschenkel auf einer Trainingsbank abzustützen, um die Position noch mehr zu stabilisieren und Ausweichbewegungen zu vermeiden. Sie intensivieren die Übung, indem Sie beidseitiges Armstrecken im vorgebeugten Stand ohne Abstützen ausführen (Level 2).

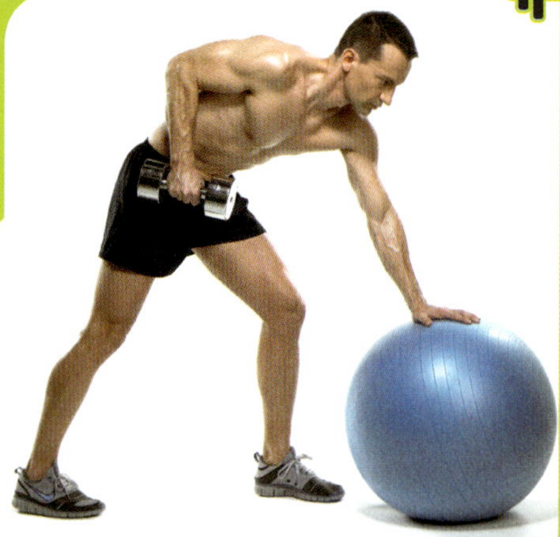

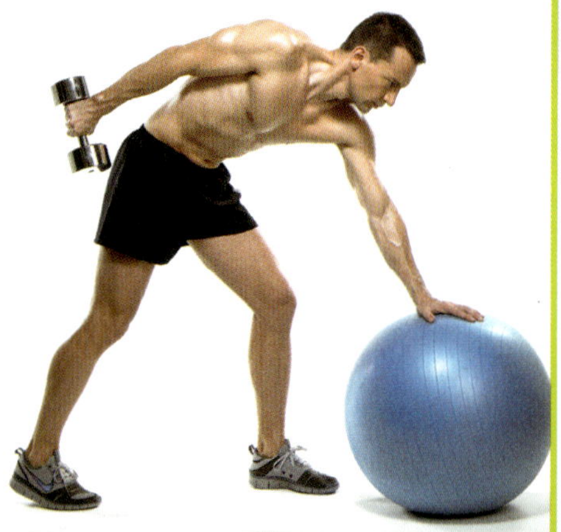

Die Ausgangs- und die Endposition.

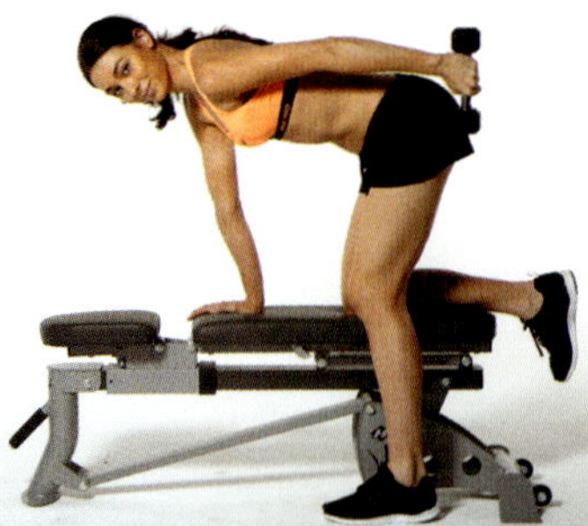

Die Variante mit Abstützen auf der Hantelbank.

ÜBUNGEN FÜR DEN OBERKÖRPER

ARMSTRECKEN NACH HINTEN IN BAUCHLAGE

H 41
LEVEL 2

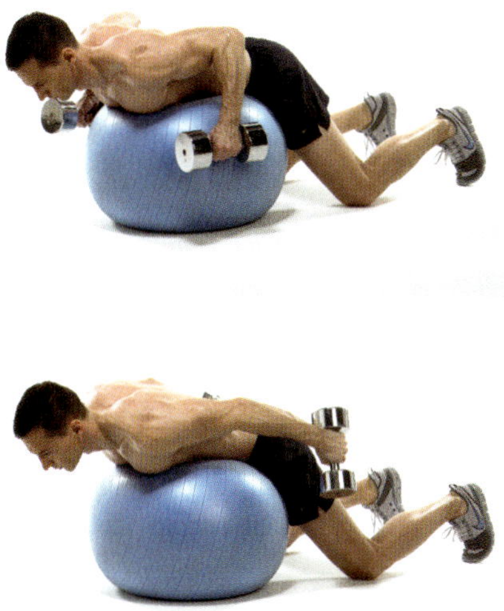

Die Ausgangs- und die Endposition.

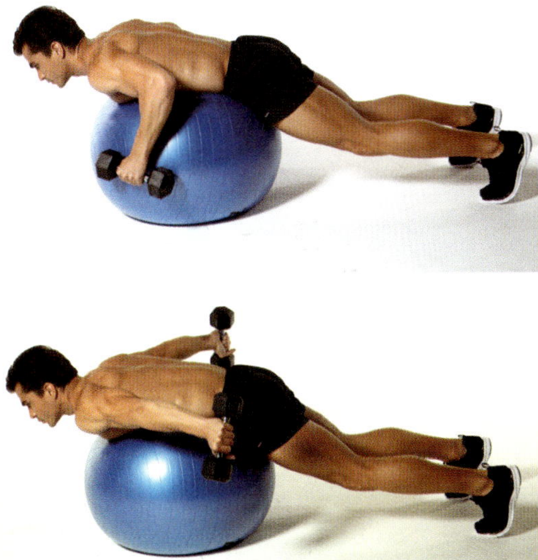

Die Variante mit gestreckten Beinen.

KRÄFTIGUNG

hintere Oberarmmuskulatur
Schulter- und Rumpfmuskulatur

AUSGANGSPOSITION

Sie befinden sich in Bauchlage auf einem Gymnastikball, mit den Unterschenkeln am Boden. Die Ellbogen sind an den Rippen fixiert, die Unterarme hängen nach unten, und in den Händen halten Sie Kurzhanteln, wobei die Handflächen zum Körper zeigen. Drücken Sie die Unterschenkel auf den Boden und spannen Sie die Bauch- und die Gesäßmuskulatur an, um die Position zu stabilisieren.

DURCHFÜHRUNG

Strecken Sie die Unterarme, ohne die Oberarme zu bewegen und ohne Schwung zu holen. Halten Sie kurz die Position, bevor Sie die Unterarme langsam in die Ausgangsposition zurücksenken. Vermeiden Sie unkontrollierte Bewegungen auf dem Ball und ein Abknicken der Handgelenke.

VARIANTE

Einsteiger können in Bauchlage auf einer Bank üben (Level 1). Fortgeschrittene können die Übung mit gestreckten Beinen ausführen, wobei nur die Fußzehen den Boden berühren (Level 3). Bei dieser Variante wird die Rumpfmuskulatur intensiv gefordert, die Position zu stabilisieren; allerdings ist dies nur sinnvoll, wenn Sie die Position kontrollieren und somit die hintere Oberarmmuskulatur effektiv trainieren können.

H 42 HANDGELENK-STRECKEN

LEVEL 2

KRÄFTIGUNG

Streckmuskulatur des Unterarms

AUSGANGSPOSITION

Setzen Sie sich auf Hantelbank, Stuhl oder Gymnastikball. Legen Sie die Arme so auf die Oberschenkel, dass die Unterarme und die Ellbogen fixiert sind, aber die Handgelenke noch frei bewegt werden können. In den Händen halten Sie Kurzhanteln, die Handflächen zeigen zum Boden. Senken Sie die Hanteln langsam so weit wie möglich zum Boden ab.

DURCHFÜHRUNG

Heben Sie die Hanteln langsam so hoch, wie es Ihnen ohne Ausweichbewegungen möglich ist. Achten Sie darauf, dass Sie nur die Hände bewegen. Dann senken Sie die Hanteln wieder ab, um die Übung zu wiederholen.

VARIANTE

Alternativ können Sie die Übung mit einer Langhantel machen, oder Sie trainieren einarmig, um sich ganz auf die übende Seite zu konzentrieren.

INFO

Mit den Übungen H 42 und H 43 trainieren Sie die Unterarmmuskulatur. Diese Übungen sind jedoch nicht für Einsteiger geeignet, da die Unterarme schon bei anderen Übungen mittrainiert werden und ansonsten Überlastungsgefahr besteht; es kann sich beispielsweise eine Sehnenscheidentzündung entwickeln. Für Leistungssportler bestimmter Disziplinen kann es sich lohnen, als ergänzende Übung das Handgelenk nach innen und außen anzuheben.

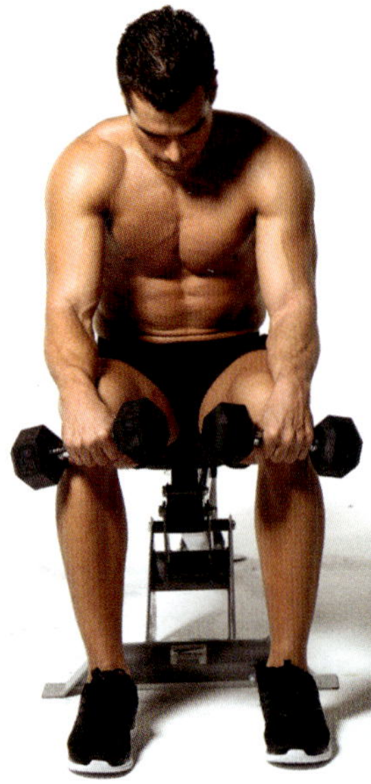

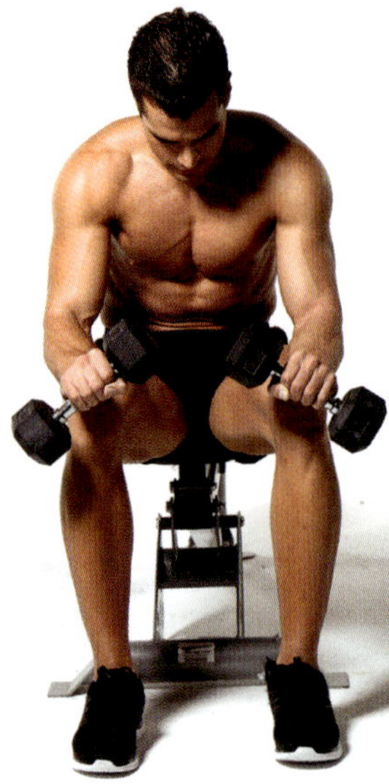

Die Ausgangs- und die Endposition.

HANDGELENK-BEUGEN

H 43
LEVEL 2

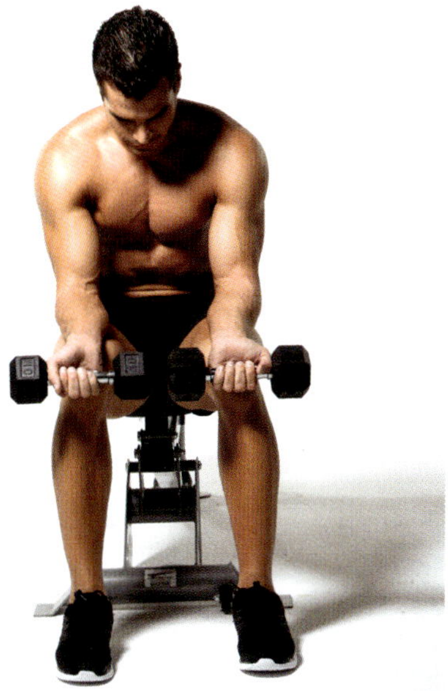

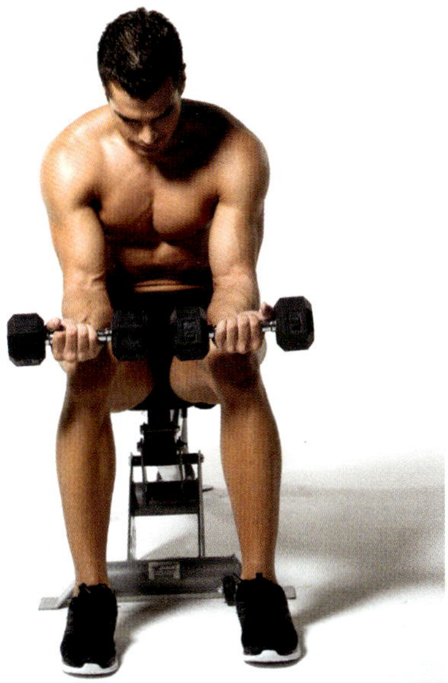

Die Ausgangs- und die Endposition.

KRÄFTIGUNG

Beugemuskulatur des Unterarms

AUSGANGSPOSITION

Setzen Sie sich auf Hantelbank, Stuhl oder Gymnastikball. Legen Sie die Arme so auf die Oberschenkel, dass die Unterarme und die Ellbogen fixiert sind, aber die Handgelenke noch frei bewegt werden können. In den Händen halten Sie Kurzhanteln, die Handflächen zeigen nach oben. Senken Sie die Hanteln langsam so weit wie möglich zum Boden ab, wobei Sie nur die Hände bewegen.

DURCHFÜHRUNG

Heben Sie die Hanteln langsam so hoch, wie es Ihnen ohne Ausweichbewegungen möglich ist. Achten Sie darauf, dass Sie nur die Hände bewegen. Dann senken Sie die Hanteln wieder ab, um die Übung zu wiederholen. Um den Bewegungsumfang zu vergrößern, können Sie die Hanteln in der Ausgangsposition bis zu den Fingerspitzen rollen lassen.

VARIANTE

Alternativ können Sie die Übung mit einer Langhantel machen oder Sie trainieren einarmig, um sich ganz auf die übende Seite zu konzentrieren.

3. ÜBUNGEN FÜR BEINE UND GESÄSS

Beim funktionellen Training wird darauf geachtet, dass die Muskeln des Unterkörpers gleichmäßig gekräftigt und zudem die Stabilisatoren gefördert werden. Die Übungen lassen sich einteilen in kniedominante Bewegungen (beidbeinig und einbeinig) und hüftdominante Bewegungen (mit angezogenen Beinen und fast gestreckten Beinen). Es ist wichtig, dass Sie alle Bewegungen trainieren, damit der Körper leistungsfähig und in alle Richtungen belastbar ist.

Gestalten Sie Ihren Wochentrainingsplan so, dass alle vier Bewegungskategorien vertreten sind. So entwickeln Sie eine gute Bein- und Gesäßmuskulatur. Trainieren Sie ausgeglichen, d.h. trainieren Sie die Kniebeugeübungen im gleichen Satzverhältnis wie die Hüftstreckübungen. Falls Sie Split-Training ausführen, ist die Gesamtanzahl der Sätze pro Woche entscheidend und nicht die Anzahl von Übungssätzen pro Trainingseinheit.

Häufig wird die hüftstreckende Muskulatur zu wenig trainiert, weshalb die Gesäß- und die hintere Oberschenkelmuskulatur schlechter ausgebildet sind als die vordere Beinmuskulatur. Ein solches Muskelungleichgewicht veranlasst den Körper zu Ausgleichsbewegungen, die u. a. Knie- und Rückenschmerzen verursachen können und auch die Verletzungsgefahr beispielsweise für einen Kreuzbandriss deutlich erhöhen.

Bestehen solche Defizite, dann führen Sie wöchentlich doppelt so viele Sätze für die schwächere Muskulatur beziehungsweise Bewegungsrichtung aus – so lange, bis das Ungleichgewicht behoben ist. Achten Sie auch darauf, dass Sie mit fortschreitendem Leistungsvermögen immer mehr einbeinige Varianten ausführen und instabile Untergründe einsetzen, wodurch auch die

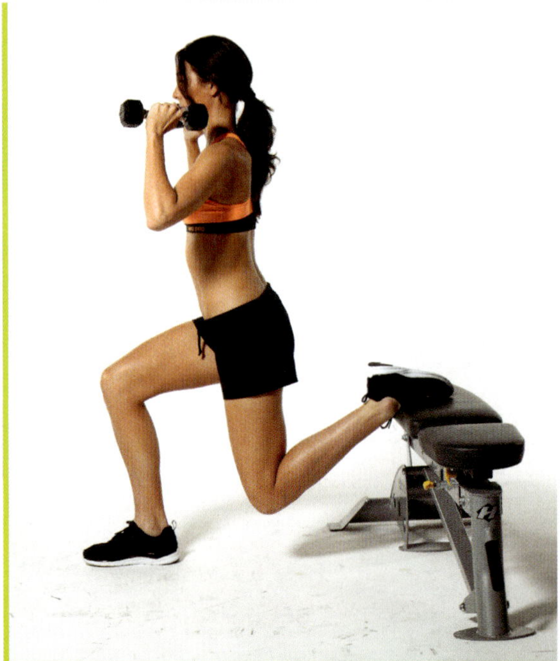

Einbeinige Kniebeuge mit hinten abgelegtem Fuß.

Adduktoren und Abduktoren intensiv gekräftigt werden, außerdem die stabilisierende Muskulatur der Fußgelenke.

Kniedominante Übungen beidbeinig

Die kniedominanten Übungen trainieren vorrangig die vordere Oberschenkelmuskulatur, es werden aber viele Muskeln des Unterkörpers mitgekräftigt. Die bekannteste Kniebeugeübung ist die »beidbeinige Kniebeuge«. Wenn diese Übung richtig ausgeführt wird, baut sie die Beinkraft sehr gut auf. Wichtig ist die tiefe Ausführung, d. h. dass die Oberschenkelknochen eine Position parallel zum Boden oder tiefer erreichen, wodurch auch die Gesäß- und die untere Rückenmuskulatur gekräftigt werden. Es gibt verschiedene Intensivierungen, die sich aus der Halteposition der Hanteln ergeben. Fortgeschrittene nutzen instabile Untergründe und führen auch Sprünge aus der Kniebeuge aus.

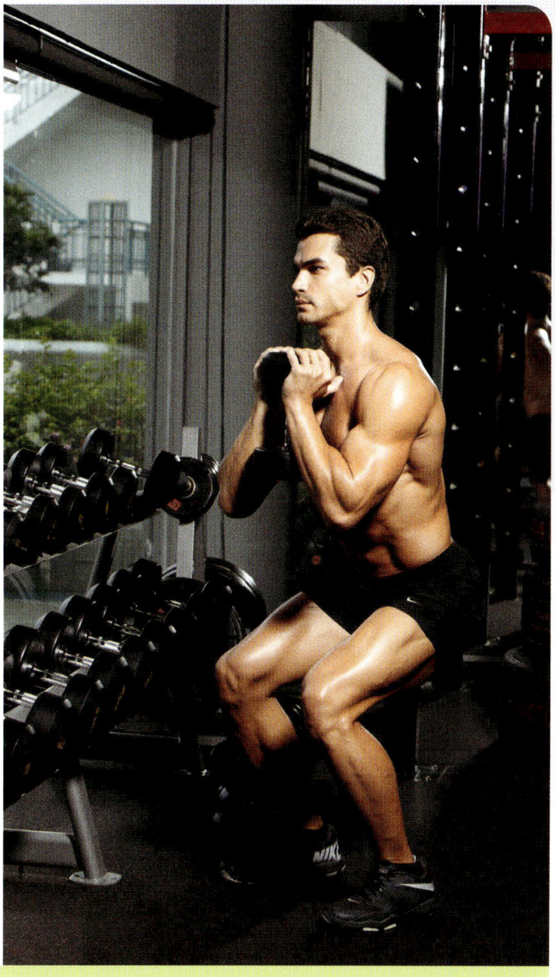

Die beidbeinige Kniebeuge mit Kurzhantel vor der Brust.

LEVEL 1 EINSTEIGER	LEVEL 2 LEICHT GEÜBTE	LEVEL 3 FORTGESCHRITTENE
H 44: Beidbeinige Kniebeuge H 45: Beidbeinige Kniebeuge mit Gewichtvorstrecken	H 44: Beidbeinige Kniebeuge mit angehobenem Gewicht H 47: Sumo-Kniebeuge H 48: Front-Kniebeuge	H 46: Beidbeinige Kniebeuge mit hochgestrecktem Arm Alternative: beidarmig H 49: Beidbeinige Kniebeuge auf instabilem Untergrund
	H 50: Sprung aus der beidbeinigen Kniebeuge ohne Gewicht	H 50: Sprung aus der beidbeinigen Kniebeuge mit Gewicht

Kniedominante Übungen einbeinig

Die Kniebeugen sollten nicht nur im parallelen Stand ausgeführt werden, sondern auch mit versetzter Fußstellung wie im Ausfallschritt und im einbeinigen Stand, um die Beinmuskulatur auf die Anforderungen in Alltag und Sport vorzubereiten. Hierzu gibt es zahlreiche Varianten, bei denen die Hanteln ein- oder beidarmig in verschiedenen Positionen gehalten werden. Seitliche Bewegungen und Bewegungen nach hinten sind ebenso wie Sprünge in das Training einzufügen. Auch Gleitbewegungen, die beispielsweise mit einem Valslide® oder mit einem untergelegten Handtuch ausgeführt werden, haben sich als effektiv erwiesen. Generell sind einbeinige Ausführungen sehr wichtig, weil die inneren und äußeren Beinmuskeln durchgehend die Position stabilisieren und so gekräftigt werden. Allerdings muss die Kraft für die einbeinige Ausführung aufgebaut werden; unkontrolliert ausgeführte Übungen mit Fehlstellungen sind zu vermeiden.

LEVEL 1 EINSTEIGER	LEVEL 2 LEICHT GEÜBTE	LEVEL 3 FORTGESCHRITTENE
H 51: Ausfallschritt H 54: Diagonaler Ausfallschritt ohne Gewicht	H 51: Ausfallschritt mit angehobenem Gewicht H 52: Ausfallschritt vorwärts und rückwärts H 53: Rückgleiten in den Ausfallschritt H 54: Diagonaler Ausfallschritt H 56: Sprungwechsel im Ausfallschritt ohne Gewicht	H 51: Ausfallschritt auf instabilem Untergrund Alternative: mit hochgestreckten Armen H 53: Rückgleiten in den Ausfallschritt mit angehobenen Armen H 55: Ausfallschritt rückwärts nach innen H 56: Sprungwechsel im Ausfallschritt mit Gewicht
H 57: Einbeinige Kniebeuge mit abgelegtem Fuß	H 57: Einbeinige Kniebeuge mit abgelegtem Fuß und mit angehobenem Gewicht	H 58: Einbeinige Kniebeuge H 59: Einbeinige Kniebeuge auf instabilem Untergrund H 60: Sprung aus der einbeinigen Kniebeuge
H 61: Seitlicher Step-up ohne Gewicht H 62: Seitliche Kniebeuge im Spreizstand	H 61: Seitlicher Step-up mit Gewicht H 63: Seitlicher Ausfallschritt mit Hantelvorsenken	H 61: Seitlicher Step-up mit hochgestrecktem Gewicht

Hüftdominante Übungen mit angewinkelten Beinen

Die hüftdominanten Übungen lassen sich unterscheiden in hüftstreckende Übungen mit angezogenen Beinen, welche vorrangig die Gesäßmuskulatur kräftigen, und in hüftstreckende Übungen mit gestreckten (beziehungsweise fast gestreckten) Beinen, welche die hintere Beinmuskulatur sehr intensiv trainieren. Der »Beckenlift« (Brücke) ist die wichtigste Übung für das Hüftstrecken mit angezogenen Beinen, da damit die Gesäßmuskulatur optimal aktiviert wird. Achten Sie bei der Durchführung darauf, dass das Hüftstrecken aus der Kraft der Gesäßmuskulatur erfolgt und die Bewegung nicht durch ein Überstrecken des unteren Rückens vereinfacht wird. Mit fortschreitender Kraftentwicklung gehen Sie zur einbeinigen Ausführung über, auch können Sie instabilen Untergrund wie Balance-Pad, Therapiekreisel oder Kissen nutzen. Alternativ trainieren Sie die Muskulatur, indem Sie das gebeugte Bein rückwärtig anheben (»Gesäßtrainer«), was im Vierfüßlerstand oder in Bauchlage (z. B. auf einem Gymnastikball) möglich ist.

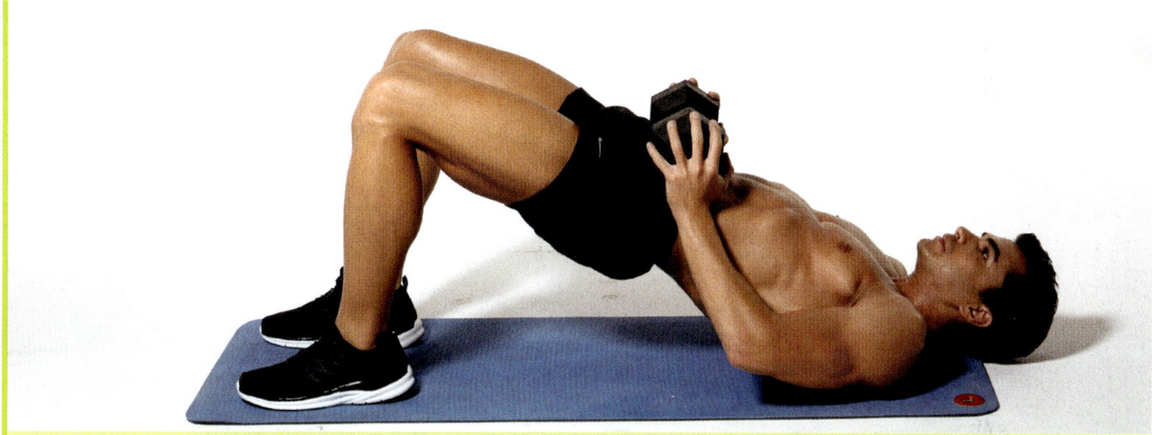

Der Beckenlift.

LEVEL 1 EINSTEIGER	LEVEL 2 LEICHT GEÜBTE	LEVEL 3 FORTGESCHRITTENE
H 64: Beckenlift ohne Gewicht	H 64: Beckenlift mit Gewicht Alternative: auf instabilem Untergrund ohne Gewicht H 65: Einbeiniger Beckenlift ohne Gewicht	H 64: Beckenlift auf instabilem Untergrund mit Gewicht H 65: Einbeiniger Beckenlift mit Gewicht und/oder auf instabilem Untergrund
H 66: Gesäßtrainer am Boden ohne Fußgewicht	H 66: Gesäßtrainer am Boden mit Fußgewicht H 67: Gesäßtrainer auf Gymnastikball ohne Fußgewicht	H 67: Gesäßtrainer auf Gymnastikball mit Fußgewichten

Hüftdominante Übungen mit fast gestreckten Beinen

Die hintere Beinmuskulatur kräftigen Sie mit Übungen, bei denen im Stand mit fast gestreckten Beinen der gerade Rücken vorgebeugt und dann wieder gestreckt wird. Dazu bietet sich die Übung »H 68 Kreuzheben mit fast gestreckten Beinen« an. Auch erreichen Sie sehr gute Ergebnisse mit »H 70 Beinrückheben im vorgebeugten Einbeinstand«, insbesondere mit dem »T-Stand«. Wenn Sie dazu Kurzhanteln und Fußgewichte einsetzen, wird die Übung bereits mit leichten Gewichten sehr intensiv. Außerdem wird die hintere Beinmuskulatur beim »Beckenlift mit fast gestreckten Beinen« intensiv gekräftigt beziehungsweise bei allen Beckenlift-Varianten, die auf den Fersen ausgeführt werden. Optimale Trainingsergebnisse erreichen Sie mit einbeinigen Ausführungen, vorausgesetzt, dass diese technisch korrekt ausgeführt werden. Deshalb lohnt es sich, die Übungsvarianten mit fortschreitenden Fähigkeiten zu intensivieren.

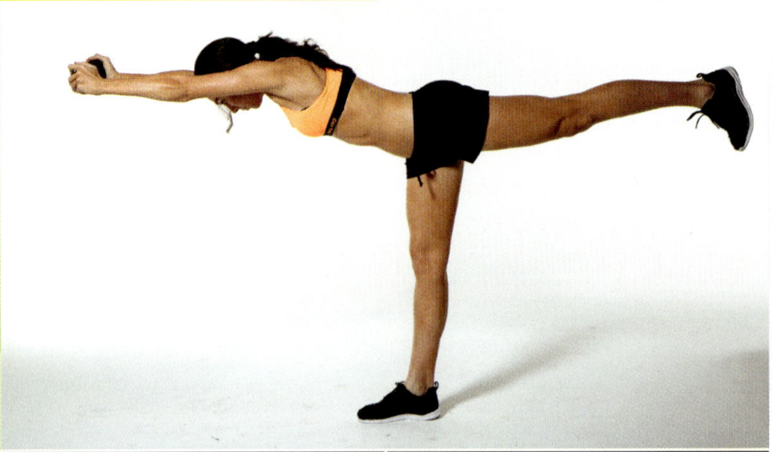

Der T-Stand.

LEVEL 1 EINSTEIGER	LEVEL 2 LEICHT GEÜBTE	LEVEL 3 FORTGESCHRITTENE
	H 68: Kreuzheben mit fast gestreckten Beinen	H 68: Einarmiges Kreuzheben mit fast gestreckten Beinen H 69: Einbeiniges Kreuzheben mit fast gestrecktem Bein
H 70: Beinrückheben im vorgebeugten Einbeinstand ohne Fußgewicht H 71: T-Stand ohne Gewicht	H 70: Beinrückheben im vorgebeugten Einbeinstand mit Fußgewicht H 71: T-Stand mit Kurzhantel	H 71: T-Stand mit Kurzhantel und Fußgewicht Alternative: T-Stand auf instabilem Untergrund
H 72: Beckenlift mit fast gestreckten Beinen ohne Gewicht	H 72: Beckenlift mit fast gestreckten Beinen mit Gewicht H 73: Einbeiniger Beckenlift mit fast gestrecktem Bein ohne Gewicht	H 72: Beckenlift mit fast gestreckten Beinen mit Gewicht auf instabilem Untergrund H 73: Einbeiniger Beckenlift mit fast gestrecktem Bein mit Gewicht Alternative: auf instabilem Untergrund

Ergänzende Übungen

Die äußere und die innere Oberschenkelmuskulatur werden bei den zuvor beschriebenen Beinübungen mittrainiert, insbesondere bei einbeinigen Varianten. Falls diese Muskeln bei Ihnen jedoch Schwachstellen darstellen sollten, beispielsweise infolge einer Verletzung, dann kann es sich lohnen, entsprechende Übungen im Workout zu ergänzen. Sie können dann »Oberes Bein anheben« beziehungsweise »Unteres Bein anheben« mit Gewicht ausführen. Wenn Sie die Hüfte erhöht ablegen, z. B. auf einem Polster, dann haben Sie mehr Bewegungsspielraum. Sie intensivieren die Übung, indem Sie die Hüfte auf einem Gymnastikball positionieren.

Die Wadenmuskulatur wird bei vielen Bewegungen mittrainiert. Falls Sie sich der Muskulatur intensiv widmen wollen, dann bewegen Sie sich bei den kniedominanten Übungen während der Beinstreckung auf die Zehenspitzen. Auch können Sie sich mit den Fußballen auf eine Treppenstufe oder einen Stepper stellen und Fersenheben ein- oder beidbeinig ausführen sowie »Gehen auf Zehen« ausüben. Die Schienbeinmuskulatur erreichen Sie mit der Übung »Zehenanziehen gegen Widerstand«.

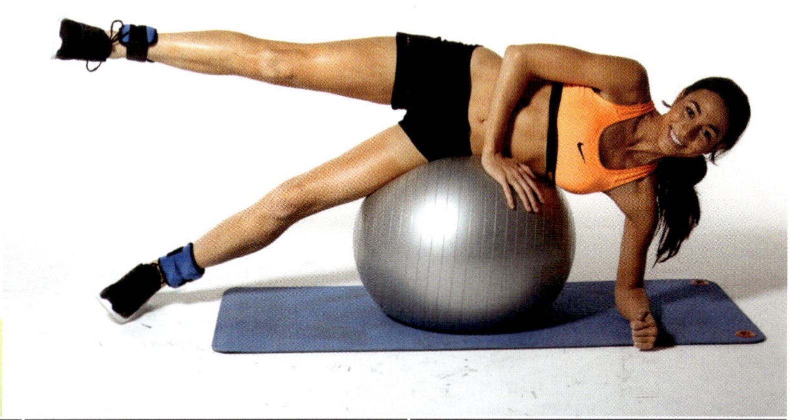

Die Übung »Oberes Bein anheben«.

LEVEL 1 EINSTEIGER	LEVEL 2 LEICHT GEÜBTE	LEVEL 3 FORTGESCHRITTENE
H 74: Oberes Bein anheben am Boden	H 74: Oberes Bein anheben auf Gymnastikball	
H 75: Unteres Bein anheben am Boden	H 75: Unteres Bein anheben auf Gymnastikball	
H 76: Fersenheben ohne Gewicht	H 76: Fersenheben mit Gewicht H 77: Gehen auf Zehen ohne Gewicht	H 76: Einbeiniges Fersenheben mit Gewicht H 77: Gehen auf Zehen mit Gewicht
H 78: Zehenanziehen im Sitz auf Gymnastikball oder Zehenanziehen mit Theraband®	H 78: Zehenanziehen im Stand	

H 44 LEVEL 1 BEIDBEINIGE KNIEBEUGE (SQUAT)

KRÄFTIGUNG

- Oberschenkelmuskulatur, insbesondere vorderer Anteil, Gesäß- und Wadenmuskulatur
- untere Rückenmuskulatur

AUSGANGSPOSITION

Sie stehen mit aufrechtem Oberkörper im hüft- bis schulterbreiten Stand. Die Beine sind leicht gebeugt, die Füße stehen parallel oder etwas nach außen gedreht. Neben den Oberschenkeln halten Sie Kurzhanteln. Spannen Sie die Bauch- und die Gesäßmuskulatur an und die Schultern nach hinten unten.

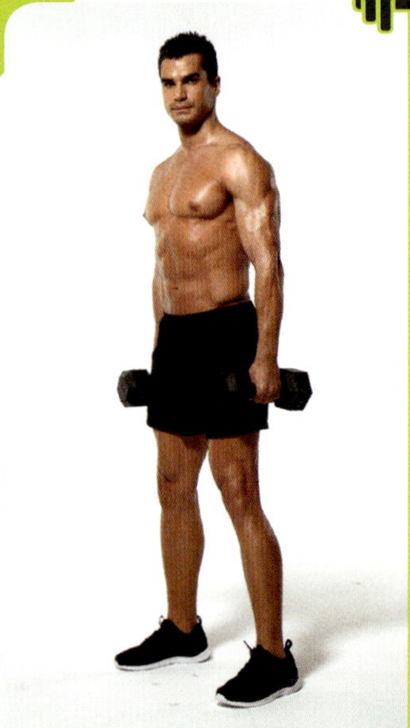

Die Ausgangsposition.

DURCHFÜHRUNG

Bewegen Sie sich in die tiefe Kniebeuge, wozu Sie die Hüften nach hinten schieben. Die Oberschenkelknochen sollten mindestens die waagrechte Position erreichen. Halten Sie kurz die Position. Dann strecken Sie die Beine und drücken sich nach oben auf die Zehen. Bleiben Sie auch kurz in dieser Position, bevor Sie wieder die Ausgangsposition einnehmen, um die Übung zu wiederholen. Achten Sie darauf, dass die Knie in der Beinachse bleiben.

VARIANTE

Einsteiger führen die Übung mit geringem Bewegungsradius und ohne Gewicht aus. Auch kann vorerst auf das Anheben der Fersen verzichtet werden. Sie intensivieren die Übung, indem Sie die Hanteln mit gebeugten Armen über den Schultern halten (Level 2). Fortgeschrittene können einarmig mit angehobener Hantel üben und/oder einen instabilen Untergrund nutzen (Level 3).

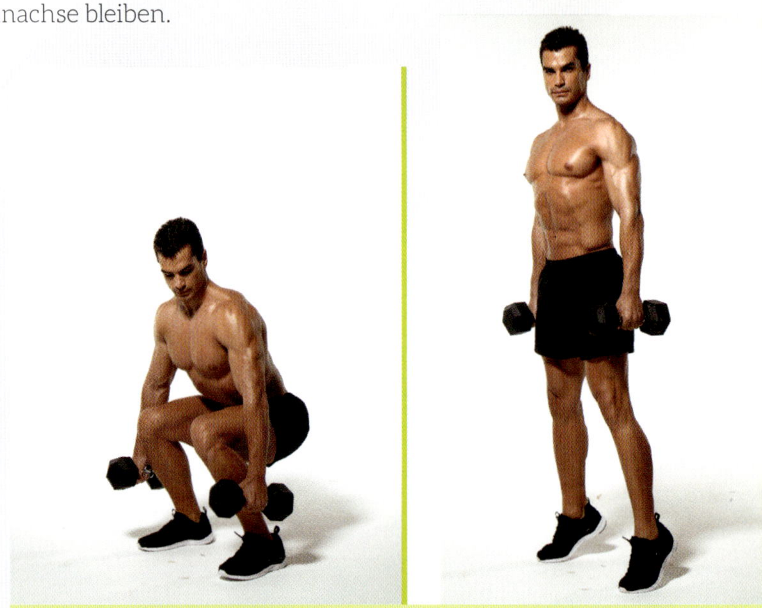

Der Bewegungsablauf.

ÜBUNGEN FÜR BEINE UND GESÄSS

BEIDBEINIGE KNIEBEUGE MIT GEWICHTVORSTRECKEN

H 45
LEVEL 1

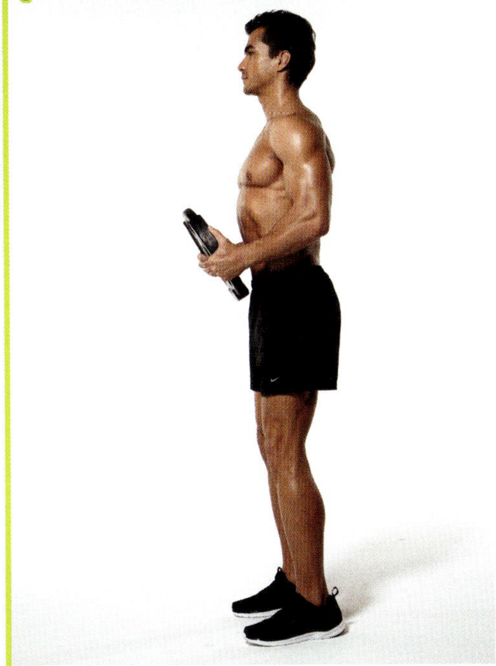

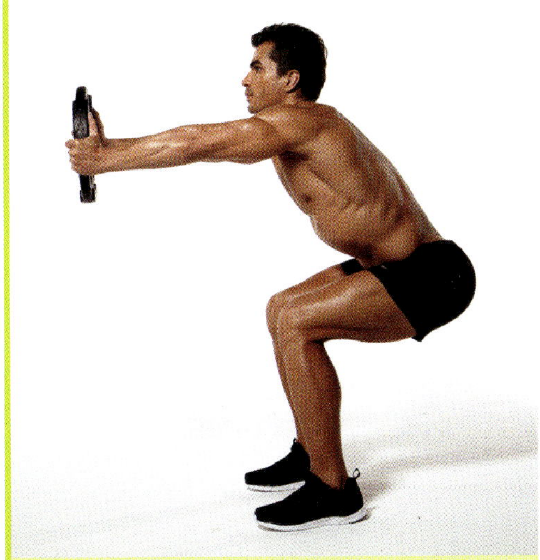

Die Ausgangs- und die Endposition.

KRÄFTIGUNG

●●● Oberschenkelmuskulatur, insbesondere vorderer Anteil, untere Rücken- und Gesäßmuskulatur

● Waden-, Arm-, Bauch-, Brust- und Schultermuskulatur

AUSGANGSPOSITION

Sie stehen mit aufrechtem Oberkörper im hüft- bis schulterbreiten Stand. Die Beine sind leicht gebeugt, die Füße stehen parallel oder etwas nach außen gedreht. Vor dem Körper halten Sie eine Hantelscheibe. Spannen Sie die Bauch- und die Gesäßmuskulatur an und die Schultern nach hinten unten.

DURCHFÜHRUNG

Beugen Sie tief die Beine, indem Sie die Hüften nach hinten schieben, und strecken Sie gleichzeitig die Arme gerade nach vorne. Dann drücken Sie sich in die Ausgangsposition zurück und bewegen die Hantelscheibe wieder zum Körper, um schließlich die Übung zu wiederholen. Achten Sie auf dynamische Bewegungsausführung und darauf, dass die Knie in der Beinachse bleiben und nicht nach vorne oder innen ausweichen.

VARIANTE

Einsteiger führen die Übung mit geringem Bewegungsradius und sehr leichtem Gewicht aus; das Gewicht hilft dann, die Bewegung zu stabilisieren. Wenn Sie (evtl. erst später) recht schwere Gewichte einsetzen, wird dies eine intensive Ganzkörperübung. Alternativ können Sie auch zwei Kurzhanteln während der Kniebeuge gerade nach vorn strecken.

H 46 LEVEL 3 BEIDBEINIGE KNIEBEUGE MIT HOCHGESTRECKTEM ARM

KRÄFTIGUNG

- Oberschenkelmuskulatur, insbesondere vorderer Anteil, Gesäß- und Wadenmuskulatur
- Schulter-, Bauch- und untere Rückenmuskulatur

AUSGANGSPOSITION

Sie stehen aufrecht im hüft- bis schulterbreiten Stand. Die Beine sind leicht gebeugt, die Füße stehen parallel oder etwas nach außen gedreht. Vor dem Körper halten Sie eine Kurzhantel. Spannen Sie die Bauch- und die Gesäßmuskulatur an und die Schultern nach hinten unten. Strecken Sie nun die Hantel über den Kopf.

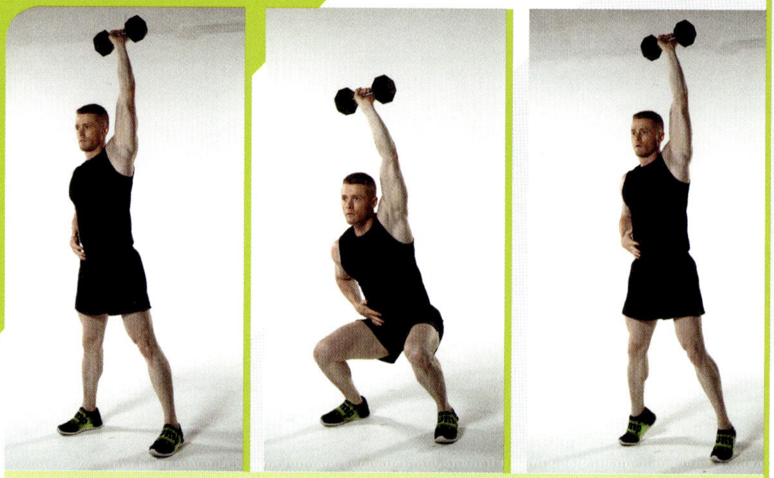

Der Bewegungsablauf.

DURCHFÜHRUNG

Beugen Sie tief die Beine, indem Sie die Hüften nach hinten schieben. Halten Sie kurz die Position. Dann drücken Sie sich nach oben und heben sich auf die Zehen. Anschließend wiederholen Sie die Übung. Halten Sie den Rücken durchgehend gerade, die Hantel in stabiler Position und den Rumpf in Spannung. Achten Sie darauf, dass die Knie in der Beinachse bleiben und nicht ausweichen.

VARIANTE

Sie können die Übung ausführen, ohne auf die Zehen hochzugehen; dann wird die Wadenmuskulatur allerdings weniger intensiv gekräftigt. Die Übung ist auch beidarmig möglich. Wenn Sie mit Langhantel üben, dann wählen Sie ein eher kleines Gewicht, das Sie sicher bewältigen können, und üben Sie langsam. Es muss immer eine stabile Körperhaltung sichergestellt sein: Kann das Gewicht nicht stabilisiert werden und der Körper macht eine unkontrollierte Ausweichbewegung, besteht Verletzungsgefahr (z. B. am Rücken).

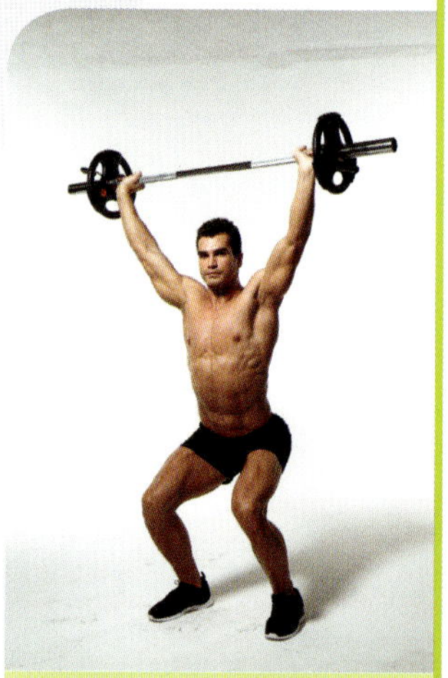

Die beidarmige Übung mit Langhantel, auch bekannt als »Overhead Squat«.

SUMO-KNIEBEUGE

H 47
LEVEL 2

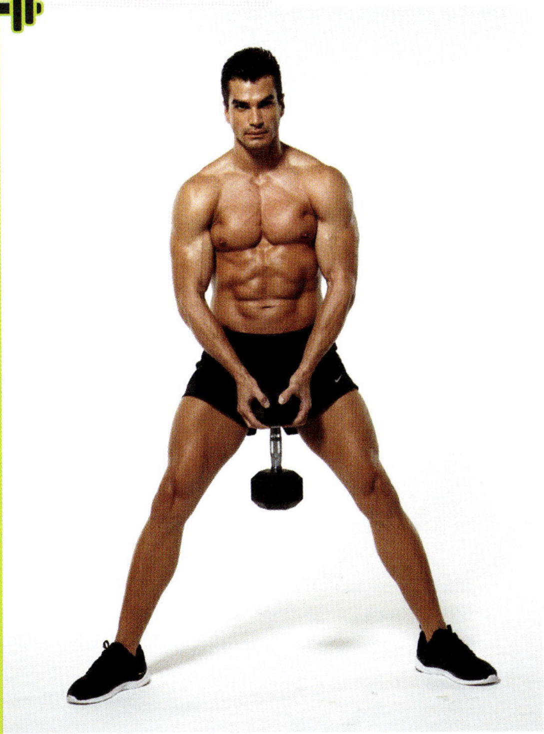

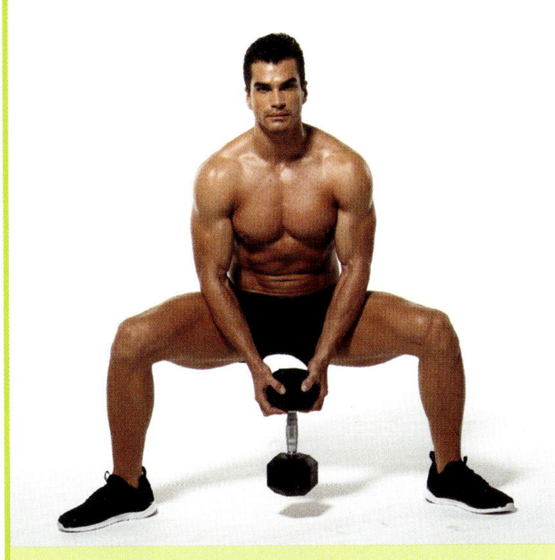

Die Ausgangs- und die Endposition.

KRÄFTIGUNG

●●● Oberschenkelmuskulatur, insbesondere vorderer und innerer Anteil, und Gesäßmuskulatur
● Waden- und untere Rückenmuskulatur

AUSGANGSPOSITION

Bei dieser Kniebeugenvariante nehmen Sie einen breiten Stand ein. Der Oberkörper ist aufrecht, die Beine sind leicht gebeugt, und die Füße stehen etwas nach außen gedreht. Vor den Oberschenkeln halten Sie eine aufgerichtete Kurzhantel mit hängenden Armen. Spannen Sie die Bauch- und die Gesäßmuskulatur an und die Schultern nach hinten unten.

DURCHFÜHRUNG

Beugen Sie tief die Beine, indem Sie die Hüften nach hinten schieben. Der Oberkörper bleibt aufrecht, und das Gewicht bewegt sich gerade nach unten. Halten Sie kurz die Position. Dann drücken Sie sich wieder nach oben in die Ausgangsposition zurück. Achten Sie auf einen gerade gehaltenen Oberkörper und darauf, dass die Knie in der Beinachse bleiben.

VARIANTE

Fortgeschrittene können die Kurzhantel vor der Brust halten (Level 3).
Alternativ können Sie zwei Kurzhanteln vor dem Körper in den Händen halten, mit zueinander zeigenden Handflächen, was eine noch tiefere Beinbeugung ermöglicht. Auch können Sie die Übung mit einer Langhantel ausführen.

H 48 LEVEL 2 FRONT-KNIEBEUGE (FRONT SQUAT)

KRÄFTIGUNG

- Oberschenkelmuskulatur, insbesondere vorderer Anteil, und Gesäßmuskulatur
- Waden-, Schulter-, Brust- und untere Rückenmuskulatur

AUSGANGSPOSITION

Sie stehen im hüft- bis schulterbreiten Stand hinter einer Langhantel. Gehen Sie in die Kniebeuge und greifen Sie die Hantel schulterbreit oder etwas weiter, mit langen Armen und nach vorn zeigenden Handrücken (Obergriff). Strecken Sie die Beine und heben Sie die Hantel dabei mit an; die Hantel hängt vor den Oberschenkeln. Nun heben Sie die Hantel in Front-Haltung an, wozu Sie die Handflächen vordrehen. Dies stellt die Ausgangsposition dar.

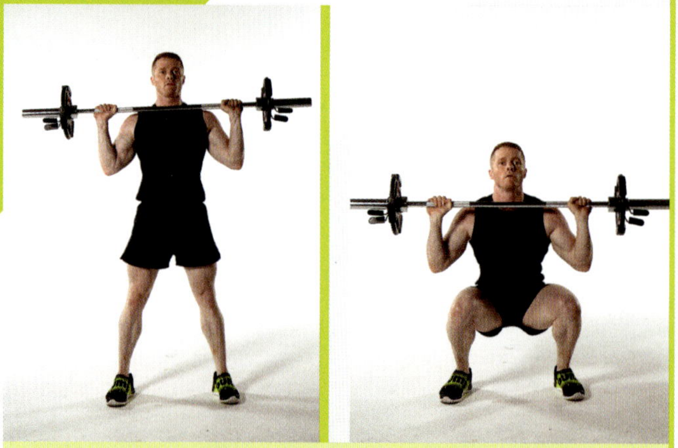

Die Ausgangs- und die Endposition.

DURCHFÜHRUNG

Beugen Sie tief die Beine, indem Sie die Hüften nach hinten schieben. Halten Sie kurz die Position. Dann drücken Sie sich in die Ausgangsposition zurück, um schließlich die Übung zu wiederholen. Halten Sie den Rücken durchgehend gerade und den Rumpf in Spannung. Achten Sie darauf, dass die Knie nicht nach vorne oder zur Seite ausweichen.

VARIANTE

Sie vereinfachen die Übung, indem Sie weniger tief in die Kniebeuge gehen. Alternativ können Sie Kurzhanteln über den Schultern halten, mit den Handflächen zueinander.

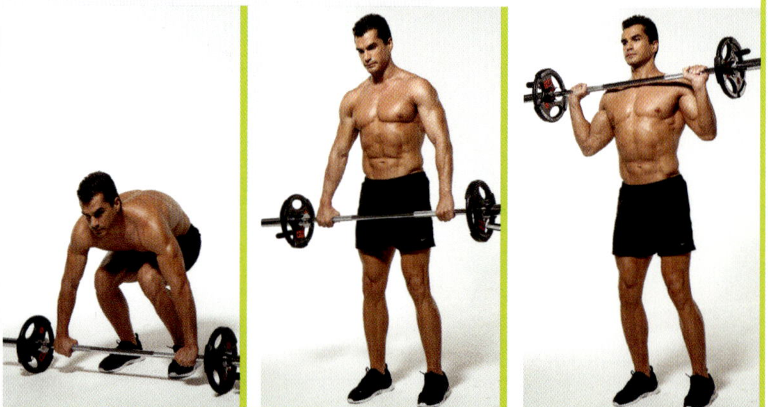

Das Aufnehmen der Langhantel vom Boden zur Brust.

BEIDBEINIGE KNIEBEUGE AUF INSTABILEM UNTERGRUND

H 49
LEVEL 3

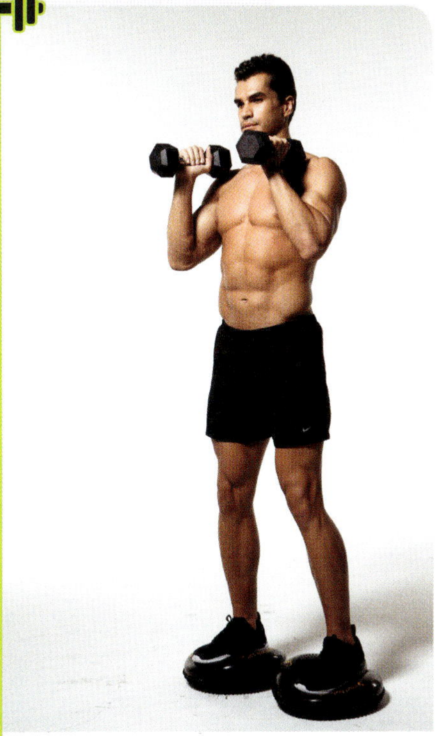

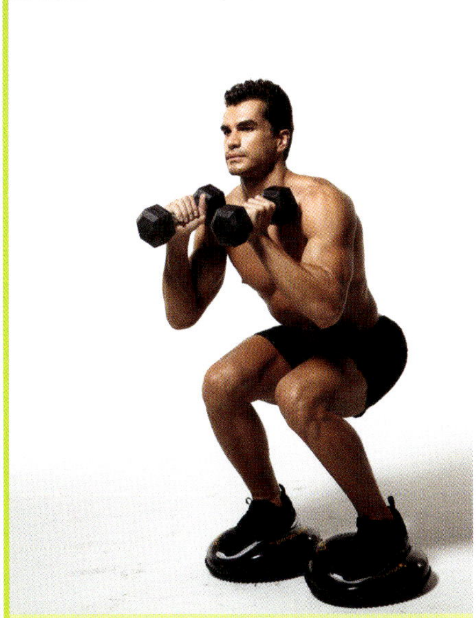

Die Ausgangs- und die Endposition.

KRÄFTIGUNG

Oberschenkelmuskulatur, insbesondere vorderer Anteil, Waden- und Gesäßmuskulatur

Schulter- und untere Rückenmuskulatur

AUSGANGSPOSITION

Mit dieser Übung kräftigen Sie auch die tief liegenden Beinmuskeln und die stabilisierenden Muskeln der Fußgelenke. In der Ausgangsposition stehen Sie aufrecht im hüft- bis schulterbreiten Stand auf instabilem Untergrund wie beispielsweise zwei Leverage Discs®, Therapiekissen oder luftgefüllten Sitzkissen. Über den Schultern halten Sie zwei Kurzhanteln mit zueinander gerichteten Handflächen. Balancieren Sie die Position aus und spannen Sie die Bauch- und die Gesäßmuskulatur an.

DURCHFÜHRUNG

Beugen Sie die Beine, indem Sie die Hüften nach hinten schieben. Bleiben Sie kurz in dieser Position. Dann drücken Sie sich in die Ausgangsposition zurück, um schließlich die Übung zu wiederholen. Halten Sie den Rücken durchgehend gerade und den Rumpf in Spannung. Achten Sie außerdem darauf, dass die Knie in der Beinachse bleiben und nicht nach vorne oder innen ausweichen.

VARIANTE

Sie vereinfachen die Übung, indem Sie weniger tief in die Kniebeuge gehen. Sie müssen das Gleichgewicht halten können, ansonsten üben Sie vorerst ohne Gewicht. Weit Fortgeschrittene können einen oder beide Arme hochgestreckt halten (Level 3).
Als Alternative können Sie mit nach vorn gedrehten Handflächen üben.

H 50 LEVEL 3 SPRUNG AUS DER BEIDBEINIGEN KNIEBEUGE (JUMP SQUAT) MIT GEWICHT

KRÄFTIGUNG

Oberschenkelmuskulatur, insbesondere vorderer Anteil, Gesäß- und Wadenmuskulatur

untere Rückenmuskulatur

AUSGANGSPOSITION

Mit dieser Übung trainieren Sie die Schnellkraft. Sie stehen in aufrechter Haltung im hüft- bis schulterbreiten Stand. Die Beine sind leicht gebeugt, die Füße stehen parallel oder etwas nach außen gedreht. Neben den Oberschenkeln halten Sie Kurzhanteln. Spannen Sie die Bauch- und die Gesäßmuskulatur an und die Schultern nach hinten unten.

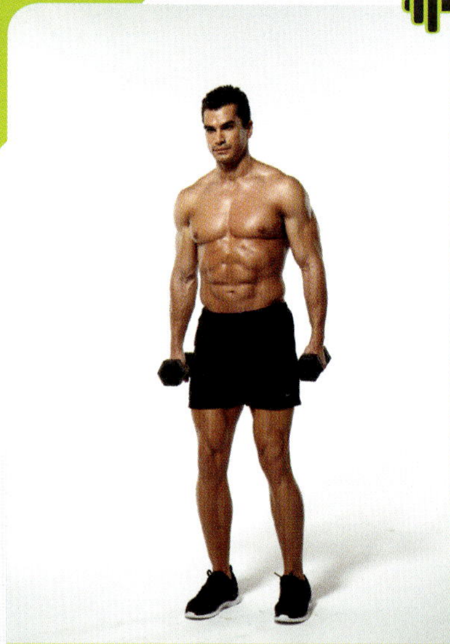

Die Ausgangsposition.

DURCHFÜHRUNG

Beugen Sie die Beine, indem Sie die Hüften nach hinten schieben. Halten Sie kurz die Position und springen Sie dann gerade so hoch wie möglich. Kommen Sie kontrolliert und leicht auf dem Boden auf und wiederholen Sie die Übung. Achten Sie darauf, dass Sie den Oberkörper gerade halten und die Knie in der Beinachse bleiben.

VARIANTE

Sie vereinfachen die Übung, indem Sie mit reduziertem Bewegungsumfang üben und vorerst auf das Gewicht verzichten (Level 2). Zur Intensivierung gehen Sie über zur einbeinigen Ausführung.

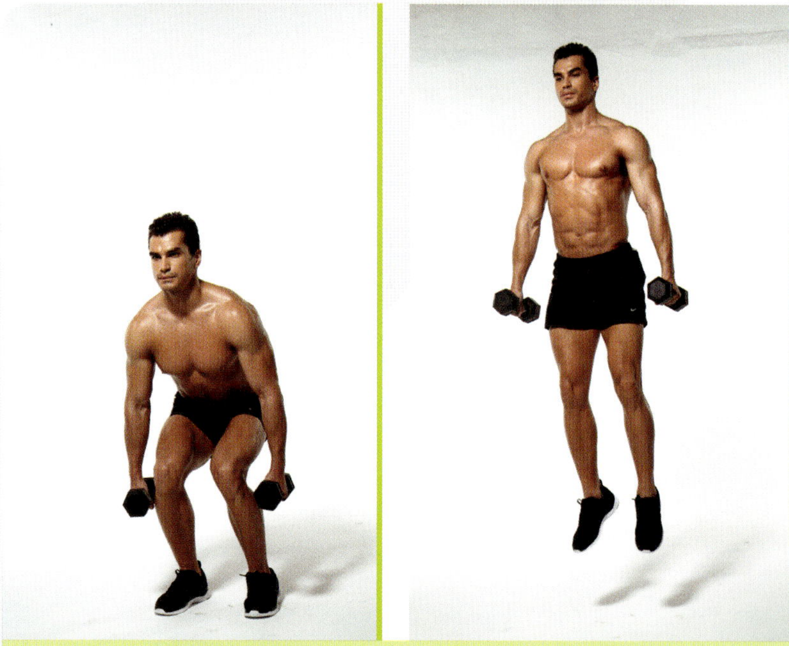

Die Bewegungsfolge.

AUSFALLSCHRITT

H 51
LEVEL 1

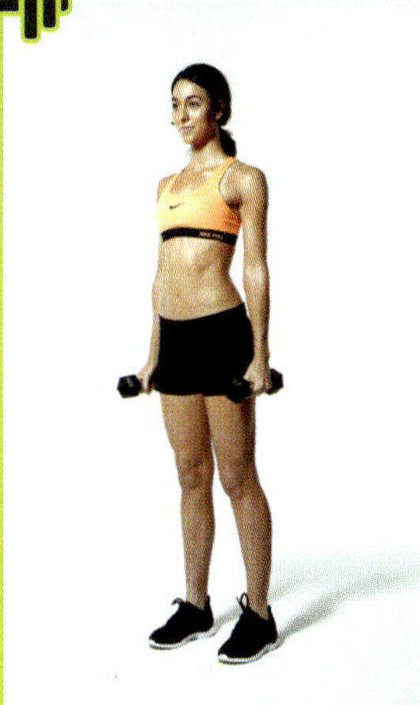

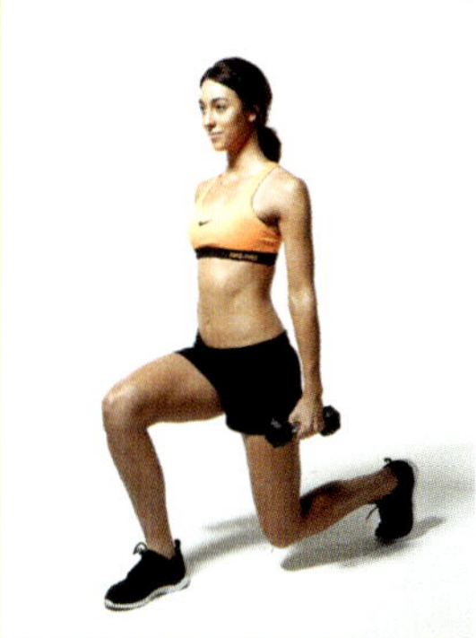

Die Ausgangs- und die Endposition.

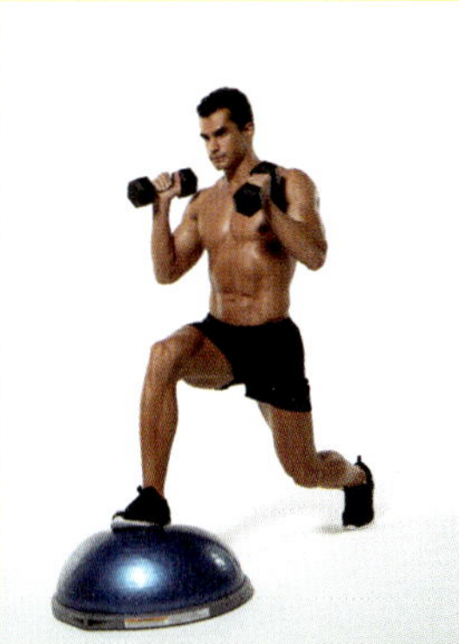

Die Übung mit instabilem Untergrund.

KRÄFTIGUNG

Oberschenkelmuskulatur, insbesondere vorderer Anteil, Gesäß- und Wadenmuskulatur
Rumpfmuskulatur

AUSGANGSPOSITION

Sie stehen aufrecht im hüftbreiten Stand mit nach vorne zeigenden Zehen. Neben dem Körper halten Sie Kurzhanteln. Spannen Sie die Bauch- und die Gesäßmuskulatur an und ziehen Sie die Schultern etwas nach hinten unten.

DURCHFÜHRUNG

Machen Sie einen großen Schritt nach vorne und beugen Sie tief die Beine; das hintere Knie wird jedoch nicht abgelegt. Halten Sie kurz die Position. Dann drücken Sie sich nach hinten in die Ausgangsposition zurück. Nun führen Sie einen Ausfallschritt mit dem anderen Bein aus. Vermeiden Sie Ausweichbewegungen mit dem vorderen Knie nach vorne oder zur Seite und halten Sie den Oberkörper aufrecht.

VARIANTE

Alternativ können Sie die gewünschte Wiederholungsanzahl erst mit einem Bein machen, bevor Sie das Übungsbein wechseln. Wenn Sie auf einer großen Trainingsfläche üben, dann können Sie fortlaufend Ausfallschritte nach vorne durchführen, ohne sich zurückzubewegen.
Zum Erlernen der Übung können Sie ohne Hanteln trainieren. Sie intensivieren die Übung, indem Sie die Hanteln mit gebeugten Armen über den Schultern halten (Level 2). Fortgeschrittene können mit hochgestreckten Hanteln üben und/oder den vorderen Fuß auf einen instabilen Untergrund aufstellen (Level 3).

H 52 LEVEL 2 AUSFALLSCHRITT VOR- UND RÜCKWÄRTS

KRÄFTIGUNG

- Oberschenkelmuskulatur, insbesondere vorderer Anteil, Gesäß- und Wadenmuskulatur
- Rumpfmuskulatur

AUSGANGSPOSITION

Sie stehen gerade im hüftbreiten Stand und halten Kurzhanteln neben dem Körper. Die Zehen sind nach vorne gerichtet. Spannen Sie die Bauch- und die Gesäßmuskulatur an und ziehen Sie die Schultern etwas nach hinten unten.

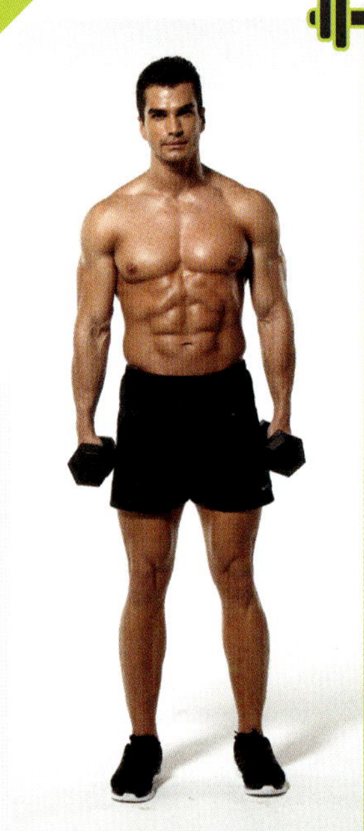

Die Ausgangsposition.

DURCHFÜHRUNG

Machen Sie einen großen Schritt mit dem rechten Fuß nach vorne und beugen Sie die Beine, ohne jedoch das hintere Bein abzulegen. Halten Sie kurz die Position. Dann drücken Sie sich zurück, stellen den rechten Fuß weit nach hinten und beugen in dieser Position die Beine. Danach drücken Sie sich nach vorne in die Ausgangsposition zurück. Anschließend führen Sie den Ausfallschritt vor- und rückwärts mit dem linken Bein aus. Halten Sie den Oberkörper aufrecht und achten Sie darauf, dass das vordere Knie in der Beinachse bleibt.

VARIANTE

Alternativ können Sie die gewünschte Wiederholungszahl erst mit einem Bein machen, bevor Sie das Übungsbein wechseln. Sie vereinfachen die Übung, indem Sie vorerst auf das Zusatzgewicht verzichten. Sie intensivieren die Übung, wenn Sie die Hanteln über den Schultern halten (Level 3). Weit Fortgeschrittene können einen oder beide Arme hochgestreckt halten; dies darf aber nicht mit hohen Gewichten ausgeführt werden, um bei einer Ausweichbewegung keine Verletzung beispielsweise an der Wirbelsäule zu riskieren.

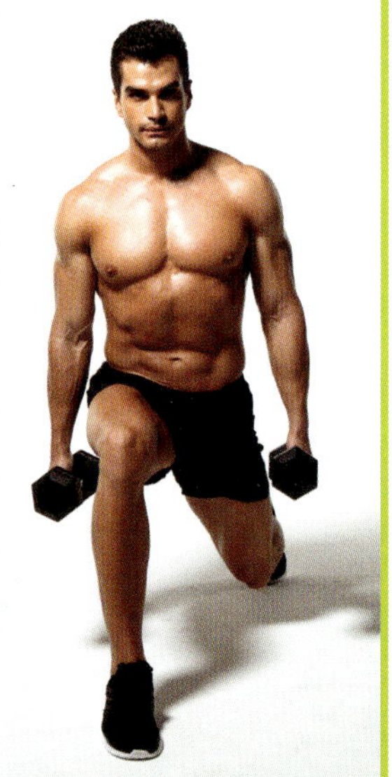

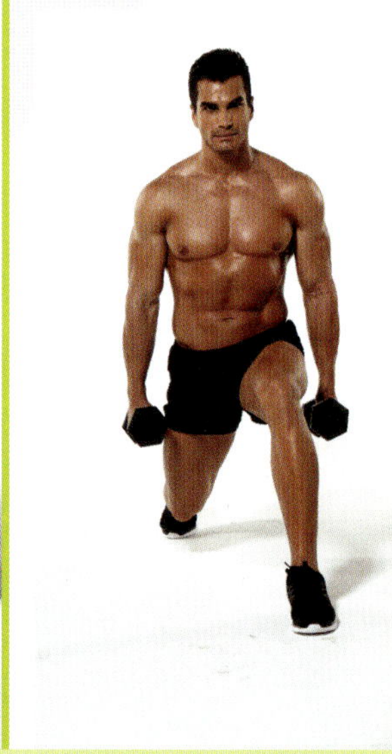

Der Bewegungsablauf vor und zurück mit rechts.

RÜCKGLEITEN IN DEN AUSFALLSCHRITT

H 53
LEVEL 2

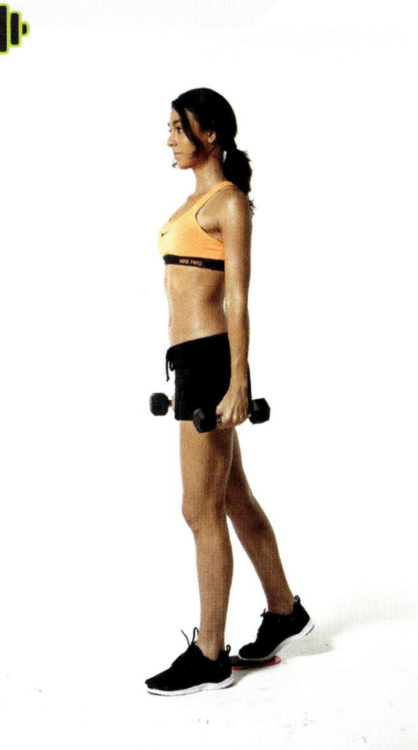

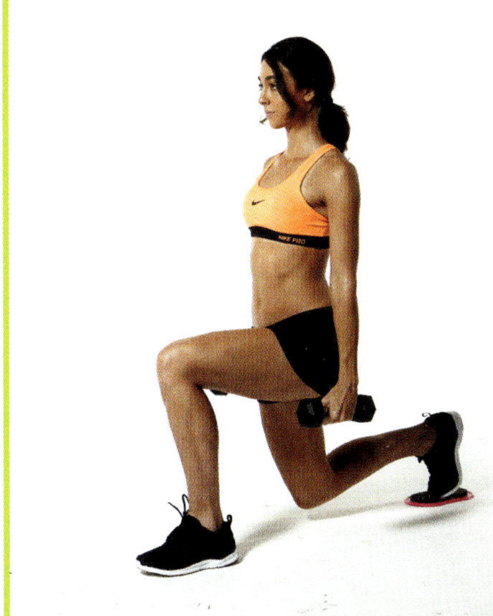

Die Anfangs- und die Endposition.

KRÄFTIGUNG

- Oberschenkelmuskulatur, insbesondere vorderer Anteil, Gesäß- und Wadenmuskulatur
- Rumpfmuskulatur

AUSGANGSPOSITION

Bei dieser Übung stellen Sie die Zehen des hinteren Fußes auf einen Slide-Trainer (z. B. Valslide®) oder auf ein zusammengefaltetes Handtuch. Die Kurzhanteln halten Sie neben den Oberschenkeln. Balancieren Sie die Position aus und bringen Sie die Rumpfmuskulatur in Spannung.

DURCHFÜHRUNG

Gleiten Sie mit dem hinteren Fuß zurück und bewegen Sie sich so in den Ausfallschritt. Halten Sie kurz die Position. Dann schieben Sie den hinteren Fuß wieder in die Ausgangsposition zurück, um die Übung zu wiederholen. Nach dem Ausführen der geplanten Wiederholungsanzahl wechseln Sie das Übungsbein.

VARIANTE

Zum Erlernen der Übung können Sie vorerst auf die Hanteln verzichten. Für Trainingseinsteiger ist diese Übung jedoch noch zu anspruchsvoll. Fortgeschrittene können die Hanteln über den Schultern halten (Level 3).

H 54 LEVEL 2 DIAGONALER AUSFALLSCHRITT

KRÄFTIGUNG

●●● Oberschenkelmuskulatur, insbesondere vorderer Anteil, Gesäß- und Wadenmuskulatur

● Rumpfmuskulatur

AUSGANGSPOSITION

Sie stehen aufrecht im hüftbreiten Stand und halten Kurzhanteln neben dem Körper. Die Zehen sind nach vorne gerichtet. Spannen Sie die Bauch- und die Gesäßmuskulatur an und ziehen Sie die Schultern etwas nach hinten unten.

DURCHFÜHRUNG

Machen Sie einen großen Schritt diagonal nach vorne, wobei Sie den hinteren Fuß mitdrehen. Beugen Sie die Beine, ohne jedoch das hintere Knie abzulegen. Halten Sie kurz die Position. Dann drücken Sie sich nach hinten in die Ausgangsposition zurück, um die Übung zu wiederholen. Achten Sie darauf, dass das vordere Knie in der Beinachse bleibt und nicht nach vorne oder zur Seite ausweicht. Nach einem Übungssatz mit diesem Bein führen Sie diagonale Ausfallschritte mit dem anderen Bein aus.

VARIANTE

Sie können alternativ bei jeder Wiederholung einen Beinwechsel durchführen. Einsteiger können zuerst ohne Hanteln üben (Level 1). Sie intensivieren die Übung, wenn Sie die Hanteln über den Schultern halten. Fortgeschrittene können jeden Ausfallschritt in eine andere Richtung machen (Level 3) und so den Körper fordern, sich immer wieder auf neue Situationen einzustellen. Dazu können auch rückwärtige Ausfallschritte ergänzt werden.

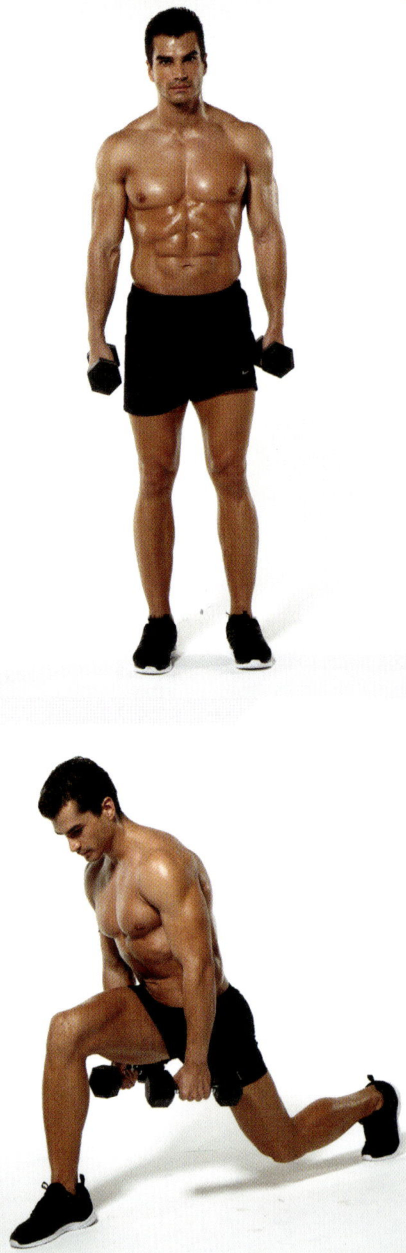

Die Anfangs- und die Endposition.

AUSFALLSCHRITT RÜCKWÄRTS NACH INNEN

H 55
LEVEL 3

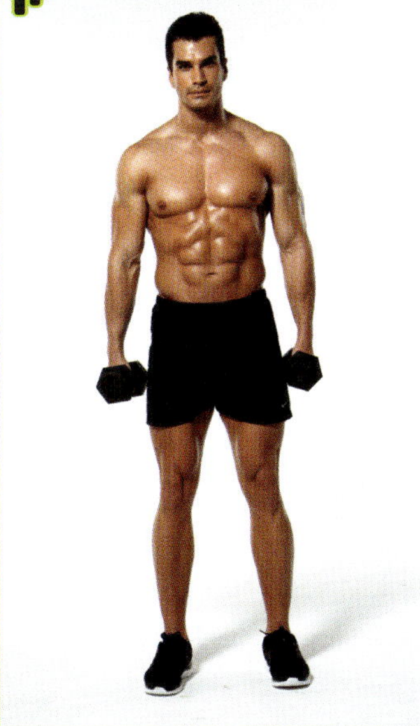

Die Ausgangsposition.

KRÄFTIGUNG

Oberschenkel-, Gesäß- und Wadenmuskulatur
Rumpfmuskulatur

AUSGANGSPOSITION

Sie stehen gerade im hüftbreiten Stand und halten Kurzhanteln neben dem Körper. Die Zehen sind nach vorne gerichtet. Spannen Sie die Bauch- und die Gesäßmuskulatur an und ziehen Sie die Schultern etwas nach hinten unten.

DURCHFÜHRUNG

Machen Sie mit dem linken Fuß einen Schritt rückwärts und stellen Sie ihn hinter den rechten Fuß. Beugen Sie die Beine, ohne jedoch das hintere Bein abzulegen. Halten Sie kurz die Position. Dann drücken Sie sich nach vorne in die Ausgangsposition zurück. Anschließend führen Sie mit dem rechten Fuß einen Schritt nach hinten links aus. Achten Sie auf einen geraden Rumpf, ein stabiles Gleichgewicht und darauf, dass die Knie in den Beinachsen bleiben.

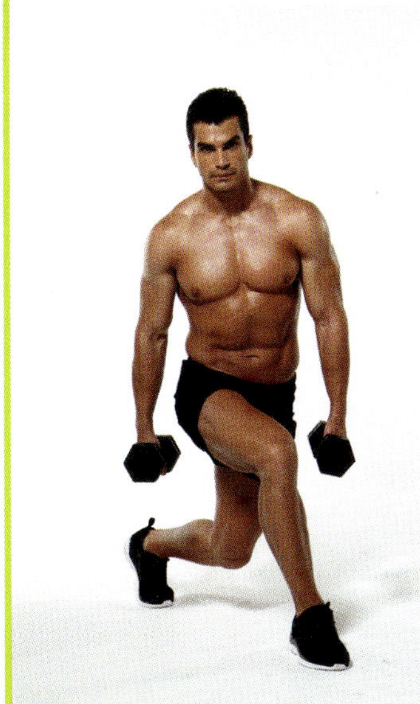

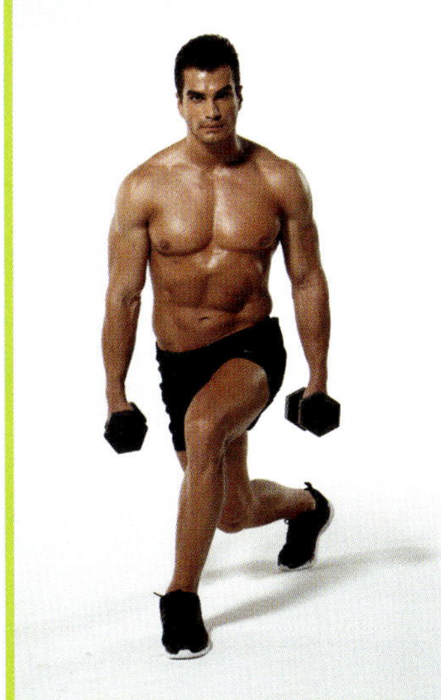

Die Schritte nach links und rechts hinten.

VARIANTE

Alternativ können Sie die gewünschte Wiederholungszahl erst mit einem Bein machen, bevor Sie das Übungsbein wechseln. Zum Einstieg können Sie vorerst ohne Gewicht üben. Sie intensivieren die Übung, indem Sie das Gewicht über den Schultern halten (Level 3).

H 56 LEVEL 3 SPRUNGWECHSEL IM AUSFALLSCHRITT MIT GEWICHT

KRÄFTIGUNG

Oberschenkelmuskulatur, insbesondere vorderer Anteil, Rumpf-, Waden- und Gesäßmuskulatur

AUSGANGSPOSITION

Sie stehen gerade im hüftbreiten Stand und halten leichte Kurzhanteln neben den Oberschenkeln. Spannen Sie die Bauch- und die Gesäßmuskulatur an und die Schultern etwas nach hinten unten. Machen Sie einen mittelgroßen Ausfallschritt nach vorne.

DURCHFÜHRUNG

Beugen Sie die Beine zum Schwungholen und springen Sie gerade in die Luft. Während des Sprungs vertauschen Sie die Beinpositionen. Kommen Sie in hoher Position im Ausfallschritt leicht auf dem Boden auf. Danach beugen Sie wieder die Beine und lassen den nächsten Absprung folgen. Führen Sie die Beinwechsel dynamisch aus und achten Sie darauf, dass das jeweils vordere Knie nicht ausweicht.

VARIANTE

Dies ist eine effektive Übung für das Schnellkrafttraining; bei Knieproblemen müssen Sie allerdings darauf verzichten. Sie vereinfachen die Übung, indem Sie die Beine nur gering beugen und ohne Gewicht üben (Level 2). Weit Fortgeschrittene können die Wechselsprünge in unterschiedliche Richtungen ausführen.

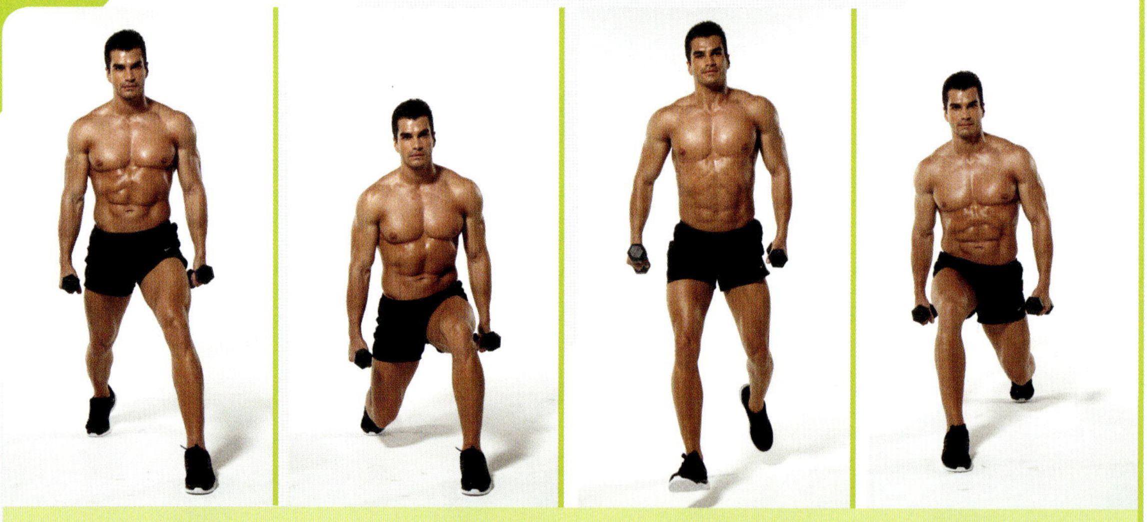

Die Bewegungsfolge.

EINBEINIGE KNIEBEUGE MIT ABGELEGTEM FUSS MIT GEWICHT

H 57
LEVEL 2

KRÄFTIGUNG

- Oberschenkel-, Gesäß- und Wadenmuskulatur
- Schulter-, Brust- und Rumpfmuskulatur

AUSGANGSPOSITION

Sie stehen aufrecht auf einem Fuß, den anderen Fuß haben Sie nach hinten auf einen Gegenstand abgelegt. Die Kurzhanteln halten Sie über den Schultern. Belasten Sie Fußballen, Außenkante und Ferse und spannen Sie die Bauch- und die Gesäßmuskulatur an, um die Position zu stabilisieren.

DURCHFÜHRUNG

Beugen Sie tief das Standbein, wozu Sie die Hüften nach hinten schieben. Halten Sie kurz die Position. Dann drücken Sie sich in die Ausgangsposition zurück, um die Übung zu wiederholen. Achten Sie auf gerade Hüften sowie einen geraden Rücken und darauf, dass das Knie in der Beinachse bleibt.

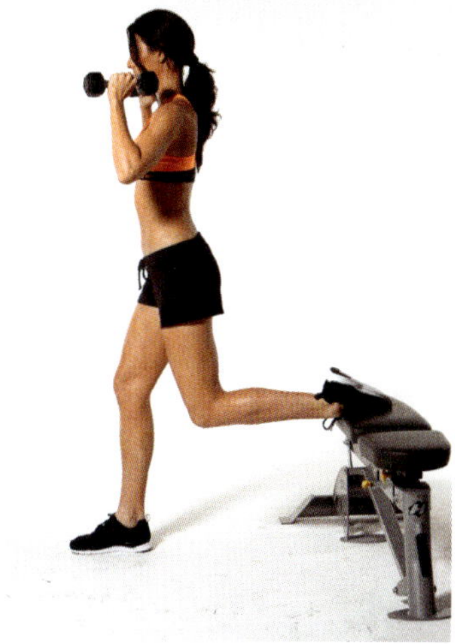

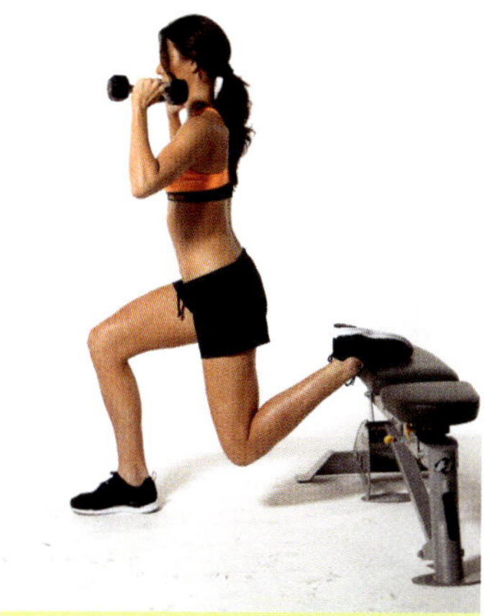

Die Ausgangs- und die Endposition.

VARIANTE

Sie vereinfachen die Übung, wenn Sie die Hanteln nach unten hängend halten. Einsteiger üben ohne Gewicht und mit kleinem Bewegungsumfang (Level 1). Fortgeschrittene können die Gewichte hochgestreckt halten. Auch kann der hintere Fuß auf einem instabilen Gegenstand positioniert werden oder aber der vordere Fuß auf einen Therapiekreisel gestellt werden (Level 3).

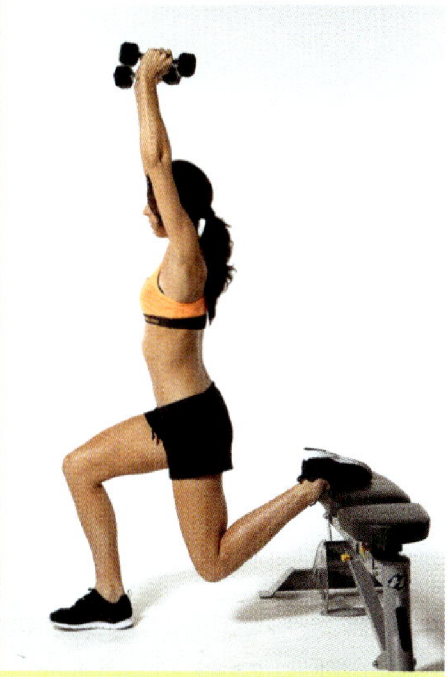

Die Intensivierung mit hochgestreckten Armen.

H 58 EINBEINIGE KNIEBEUGE

LEVEL 3

KRÄFTIGUNG

Oberschenkel-, Gesäß- und Wadenmuskulatur

Rumpfmuskulatur

AUSGANGSPOSITION

Sie stehen im Einbeinstand mit Kurzhanteln an den Körperseiten; Sie belasten Fußballen, Außenkante und Ferse. Das freie Bein können Sie nach hinten gerichtet oder angezogen vor dem Körper halten. Spannen Sie die Bauch- und die Gesäßmuskulatur an und halten Sie die Hüften gerade.

DURCHFÜHRUNG

Bewegen Sie sich tief in die einbeinige Kniebeuge, indem Sie die Hüften in paralleler Position nach hinten schieben. Danach strecken Sie das Standbein wieder, um schließlich die Übung zu wiederholen. Vermeiden Sie Ausweichbewegungen mit dem Knie des Standbeins nach vorne oder zur Seite und achten Sie auf einen geraden Rücken.

VARIANTE

Sie können bei der Kniebeuge das freie Bein nach innen gerichtet zurückführen, was hilft, das Gleichgewicht zu halten. Sie vereinfachen die Übung, indem Sie ohne Hanteln üben und den Bewegungsumfang verkleinern (Level 2). Einsteiger können sich mit einer Hand an einer Stuhllehne abstützen (Level 1). Weit Fortgeschrittene können die Hanteln hochhalten.

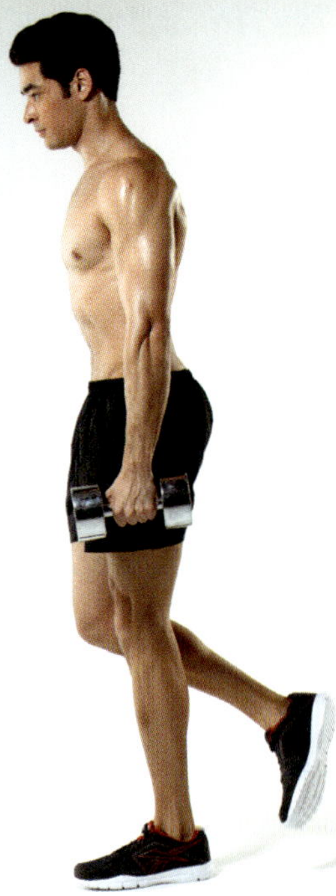

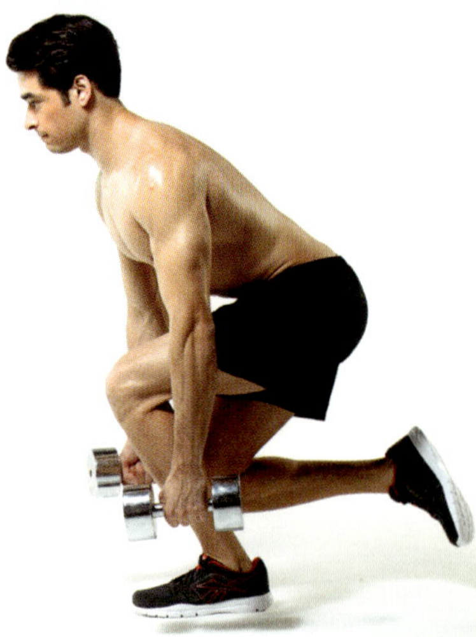

Die Ausgangs- und die Endposition.

EINBEINIGE KNIEBEUGE AUF INSTABILEM UNTERGRUND

H 59
LEVEL 3

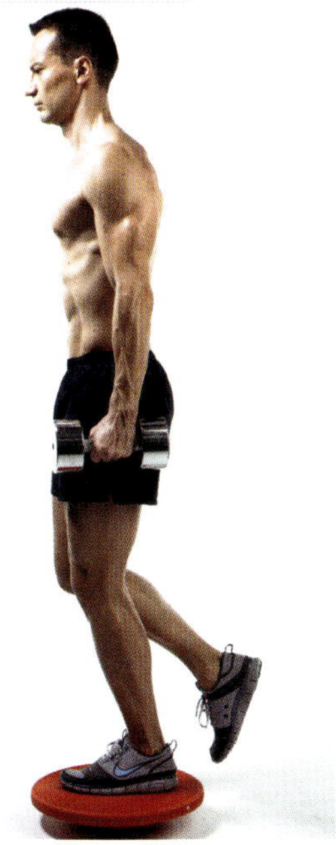

KRÄFTIGUNG

Oberschenkel-, Gesäß- und Wadenmuskulatur
Rumpfmuskulatur

AUSGANGSPOSITION

Sie stehen im Einbeinstand auf einem instabilen Untergrund, z. B. Therapiekreisel, mit Kurzhanteln an den Körperseiten. Das freie Bein halten Sie nach hinten gerichtet in der Luft. Konzentrieren Sie sich auf die Belastung von Fußballen, Außenkante und Ferse und balancieren Sie die Position aus. Spannen Sie die Bauch- und die Gesäßmuskulatur an und halten Sie die Hüften gerade.

DURCHFÜHRUNG

Bewegen Sie sich in die Kniebeuge, indem Sie die Hüften in paralleler Position zurückschieben. Halten Sie kurz die tiefe Position. Dann strecken Sie das Standbein wieder, um schließlich die Übung zu wiederholen. Achten Sie auf eine stabile Standposition und darauf, dass das Knie des Übungsbeines nicht nach vorne oder zur Seite ausweicht.

VARIANTE

Sie vereinfachen die Übung, indem Sie ohne Gewicht üben und den Bewegungsumfang verkleinern (Level 2). Weit Fortgeschrittene können die Hanteln hochhalten.

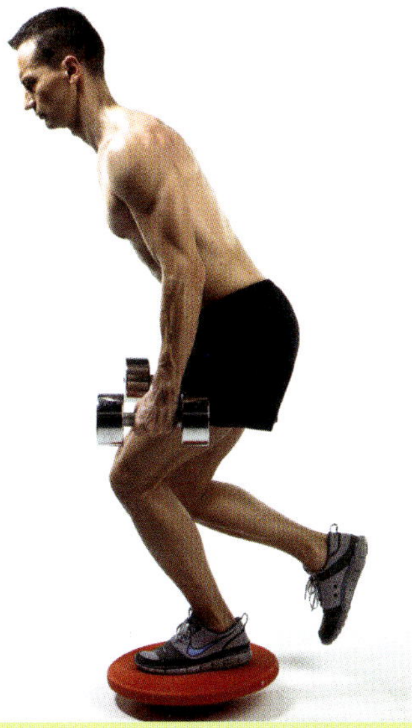

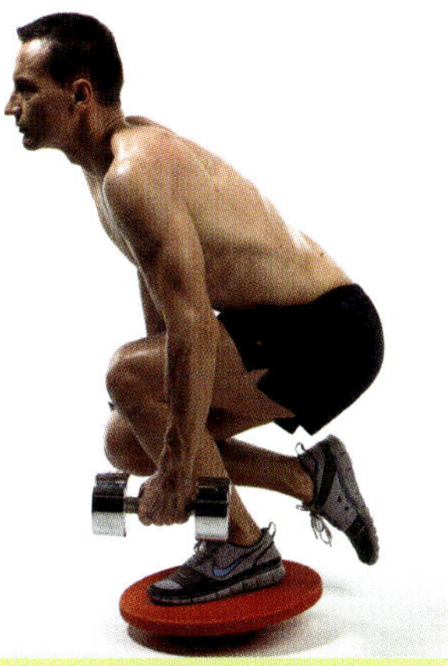

Der Bewegungsablauf.

H 60
LEVEL 3

SPRUNG AUS DER EINBEINIGEN KNIEBEUGE

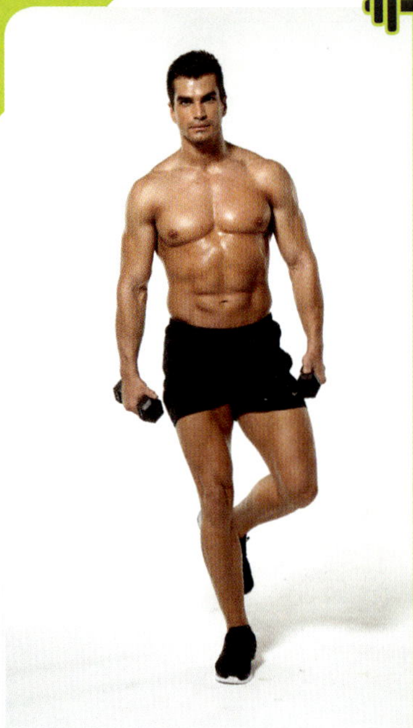

KRÄFTIGUNG

- Oberschenkelmuskulatur, insbesondere vorderer Anteil, Gesäß- und Wadenmuskulatur
- Rumpfmuskulatur

AUSGANGSPOSITION

Diese Übung trainiert die Schnellkraft. Sie stehen im Einbeinstand, das freie Knie ist etwas nach vorne angehoben, und neben den Oberschenkeln halten Sie Kurzhanteln. Konzentrieren Sie sich auf die Belastung von Fußballen, Außenkante und Ferse und balancieren Sie die Position aus. Die Bauch- und die Gesäßmuskulatur sind angespannt.

DURCHFÜHRUNG

Machen Sie eine Kniebeuge, indem Sie die Hüften nach hinten schieben. Gleichzeitig bewegen Sie das angehobene Bein zurück, um Schwung zu holen. Dann springen Sie gerade in die Luft, so hoch wie möglich. Kommen Sie kontrolliert auf dem Boden auf und wiederholen Sie die Übung. Achten Sie darauf, dass Sie die Hüften und den Oberkörper bei der Kniebeuge gerade halten.

VARIANTE

Sie vereinfachen die Übung, indem Sie mit reduziertem Bewegungsumfang üben und vorerst auf das Gewicht verzichten. Weit Fortgeschrittene können in der Ausgangsposition das freie Knie hoch zum Oberkörper ziehen, um das anschließende Schwungholen mit dem Bein in größerem Umfang ausführen zu können.

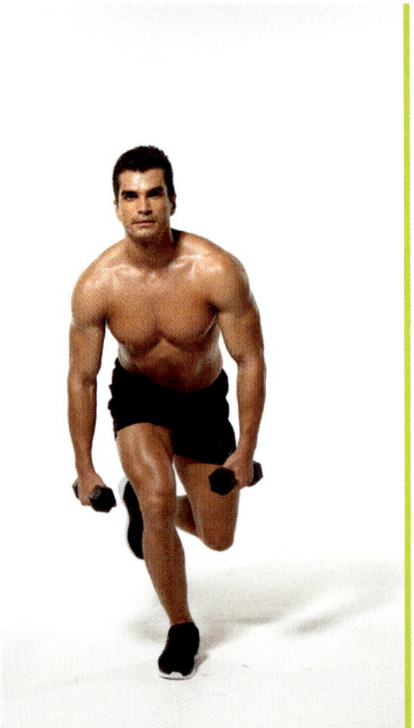

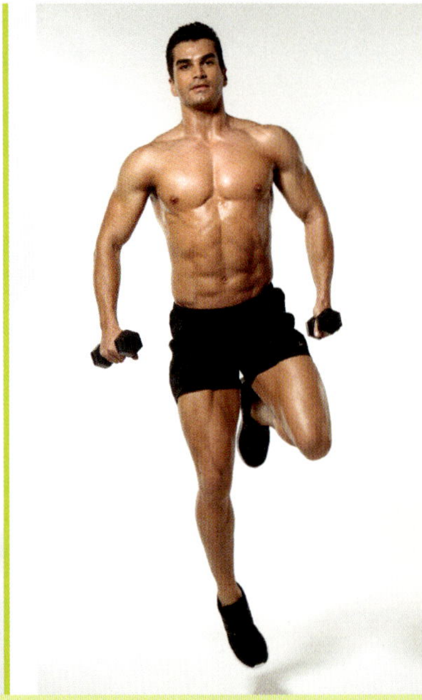

Die Bewegungsfolge.

SEITLICHER STEP-UP MIT GEWICHT

H 61

LEVEL 2

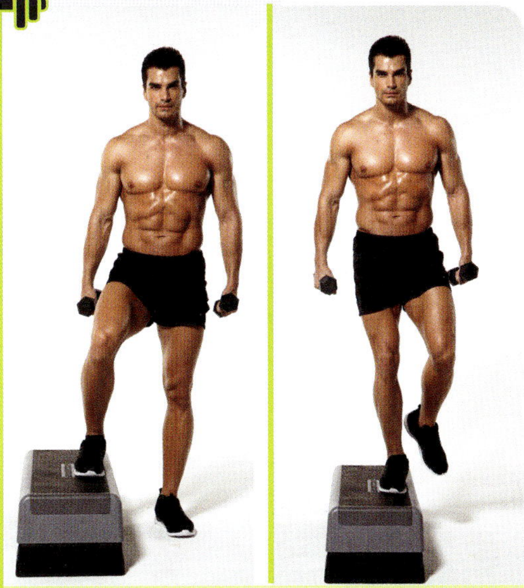

Die Ausgangs- und die Endposition mit dem rechten Bein.

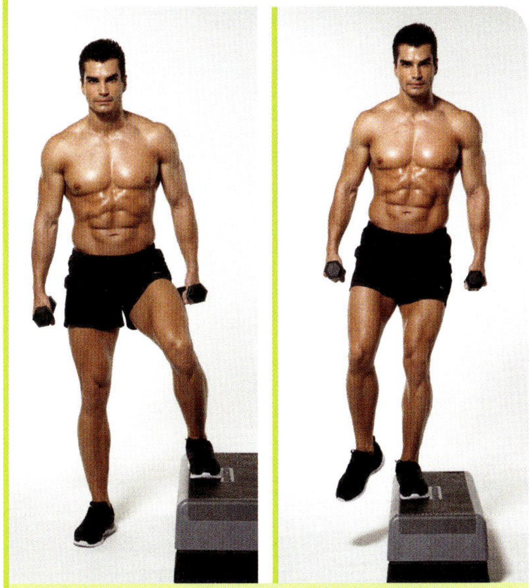

Das Training des linken Beins.

KRÄFTIGUNG

- Oberschenkelmuskulatur, insbesondere innerer und äußerer Anteil, und Gesäßmuskulatur
- Waden- und untere Rückenmuskulatur

AUSGANGSPOSITION

Sie stehen seitlich zu einem Stepper oder stabilen Kasten und halten Kurzhanteln an den Körperseiten. Bringen Sie die Rumpfmuskulatur in Spannung und stellen Sie den näheren Fuß auf den Gegenstand, sodass die Zehen nach vorne zeigen. Verlagern Sie das Gewicht auf das nun gebeugte Übungsbein.

DURCHFÜHRUNG

Drücken Sie das Übungsbein fest auf den Stepper/Kasten und heben Sie sich dann mit Beinstreckung nach oben. Balancieren Sie die hohe Position aus, bevor Sie sich langsam wieder in die Ausgangsposition absenken. Achten Sie auf einen geraden Oberkörper und vermeiden Sie Ausweichbewegungen mit dem Knie nach vorne oder zur Seite. Nachdem Sie alle Wiederholungen auf einer Seite ausgeführt haben, wechseln Sie das Übungsbein.

VARIANTE

Mit fortschreitendem Leistungsvermögen können Sie die Übungshöhe erweitern; bei seitlichen Steps jedoch maximal bis Kniehöhe. Einsteiger üben mit geringer Höhe und können vorerst auf die Hanteln verzichten (Level 1). Fortgeschrittene können die Hanteln gebeugt über den Schultern oder hochgestreckt halten (Level 3). Als Alternative können Sie sich abwechselnd nach links und rechts bewegen, d. h. erst von einer Seite mit beiden Füßen aufsteigen und dann zur anderen Seite heruntersteigen und wieder zurück (»Cross-over Step-up«).

H 62
LEVEL 1

SEITLICHE KNIEBEUGE IM SPREIZSTAND

KRÄFTIGUNG

- ●●● Oberschenkelmuskulatur, insbesondere innerer und äußerer Anteil, und Gesäßmuskulatur
- ●● Waden- und untere Rückenmuskulatur

AUSGANGSPOSITION

Sie stehen mit aufrechtem Oberkörper im Spreizstand, die Beine sind gestreckt, und die Zehen sind nach vorne gerichtet. Die Kurzhanteln lassen Sie zwischen den Beinen hängen. Spannen Sie die Bauch- und die Gesäßmuskulatur an und die Schultern etwas nach hinten unten.

DURCHFÜHRUNG

Beugen Sie das rechte Bein, wozu Sie das Gesäß nach hinten schieben. Der Rücken bleibt gerade und das linke Bein gestreckt. Halten Sie kurz die Position, bevor Sie sich in die Ausgangsposition zurückdrücken und dann die Übung zur linken Seite ausführen. Achten Sie auf Rumpfspannung und darauf, dass das gebeugte Knie in der Beinachse bleibt, und vermeiden Sie es, den Rücken abzurunden.

VARIANTE

Einsteiger benutzen sehr leichte Hanteln oder üben vorerst ganz ohne Zusatzgewicht. Sie intensivieren die Übung, indem Sie die Hanteln gebeugt über den Schultern halten (Level 2). Fortgeschrittene können mit hochgestreckten Armen üben (Level 3).

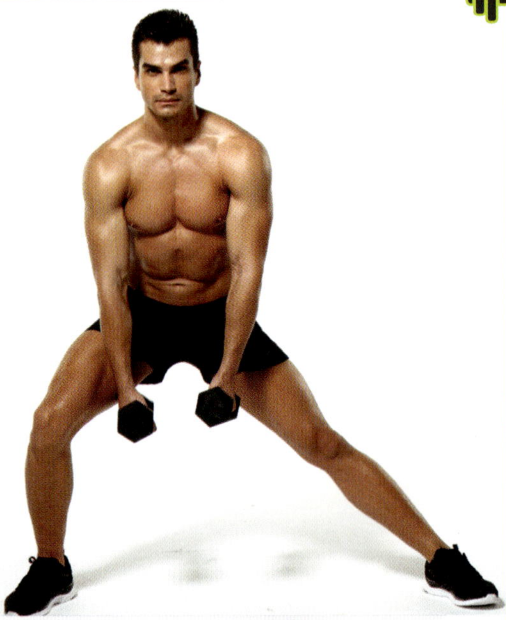

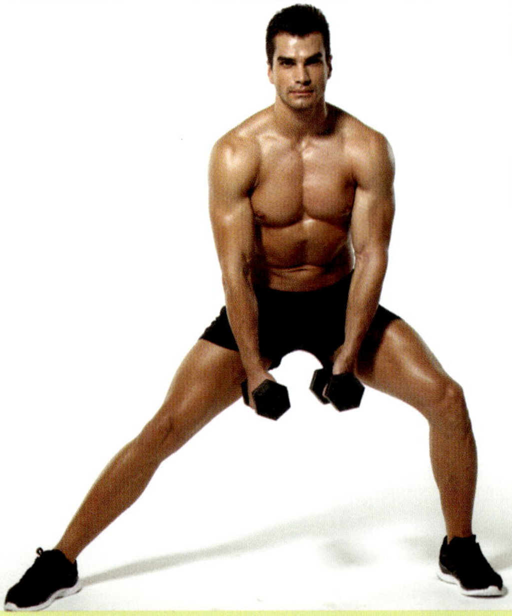

In der Ausgangsposition sind die Beine gespreizt und gerade. Die Bilder zeigen die Bewegungen nach rechts und links.

SEITLICHER AUSFALLSCHRITT MIT HANTELVORSENKEN

H 63
LEVEL 2

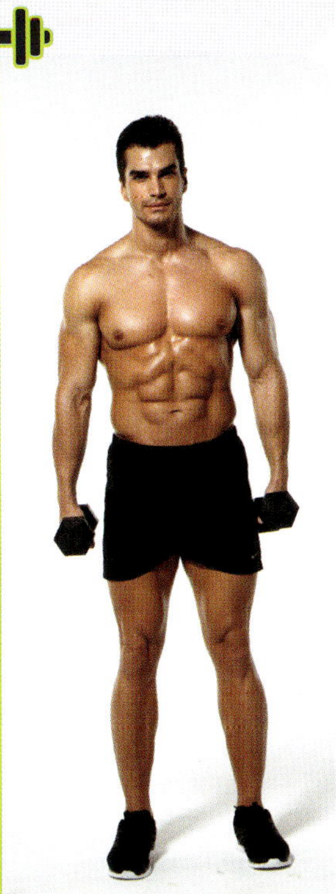

Die Ausgangsposition.

KRÄFTIGUNG

●● Oberschenkelmuskulatur, insbesondere innerer und äußerer Anteil, und Gesäßmuskulatur
● Waden- und untere Rückenmuskulatur

AUSGANGSPOSITION

Sie stehen aufrecht im hüftbreiten Stand, die Zehen sind nach vorne gerichtet, an den Körperseiten halten Sie Kurzhanteln. Spannen Sie die Bauch- und die Gesäßmuskulatur an und die Schultern etwas nach hinten unten.

DURCHFÜHRUNG

Stellen Sie den rechten Fuß zur rechten Seite, mit nach vorne zeigenden Zehen. Beugen Sie das rechte Bein, aber nur so weit, dass der linke Fuß noch aufgestellt bleiben kann. Gleichzeitig bewegen Sie das Gesäß nach hinten und beugen den geraden Oberkörper nach vorne, wodurch die Hanteln nach unten sinken. Halten Sie kurz die Position, bevor Sie sich in die Ausgangsposition zurückdrücken und dabei den Oberkörper wieder anheben. Danach führen Sie die Bewegung zur linken Seite aus. Achten Sie darauf, dass das Knie des Übungsbeins in der Beinachse bleibt, und vermeiden Sie es, den Rücken abzurunden.

VARIANTE

Einsteiger können vorerst ohne Hanteln üben (Level 1). Fortgeschrittene können die Hanteln bis zum Boden absenken, ohne sie jedoch abzustellen (Level 3). Alternativ können Sie durchgehend mit aufrechtem Oberkörper trainieren und die Hanteln mit gebeugten Armen über den Schultern (Level 2) oder hochgestreckt halten (Level 3).

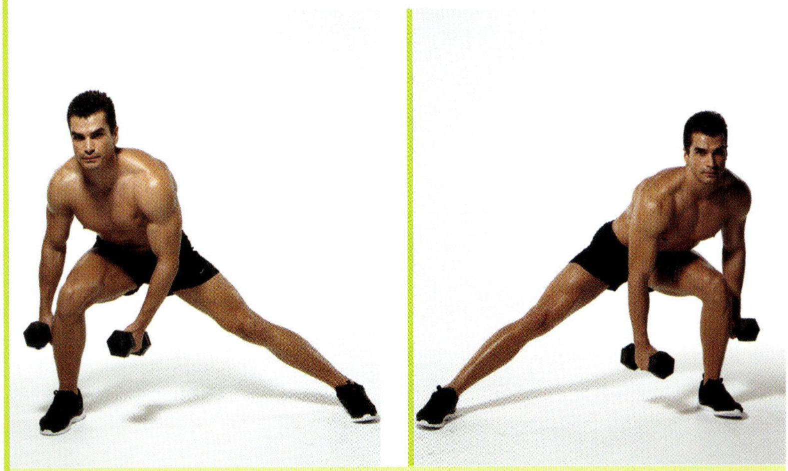

Die Übungsfolge: Schritt nach rechts und Schritt nach links.

H 64 LEVEL 2 BECKENLIFT MIT GEWICHT

KRÄFTIGUNG

Gesäßmuskulatur

Rumpf-, Waden- und Oberschenkelmuskulatur, insbesondere vorderer Anteil

AUSGANGSPOSITION

Sie liegen auf dem Rücken, mit angezogenen Beinen und aufgestellten Fußsohlen, und halten eine Kurzhantel auf der unteren Bauchmuskulatur. Drücken Sie die Füße gleichmäßig auf den Boden und spannen Sie die Bauch- und die Gesäßmuskulatur an.

DURCHFÜHRUNG

Heben Sie das Becken hoch, sodass sich die Oberschenkel und der Rücken in einer Linie befinden. Nun führen Sie langsames Senken und Heben des Beckens aus, ohne zwischendurch das Gesäß abzulegen. Achten Sie darauf, dass Sie die Bewegung mit der Kraft der Gesäßmuskulatur vollziehen und nicht durch eine Überstreckung des unteren Rückens vereinfachen, sowie darauf, dass der Rumpf durchgehend in Spannung ist. Sie können die Position der Füße bei jedem Übungssatz etwas verändern, um unterschiedliche Muskelanteile zu erreichen.

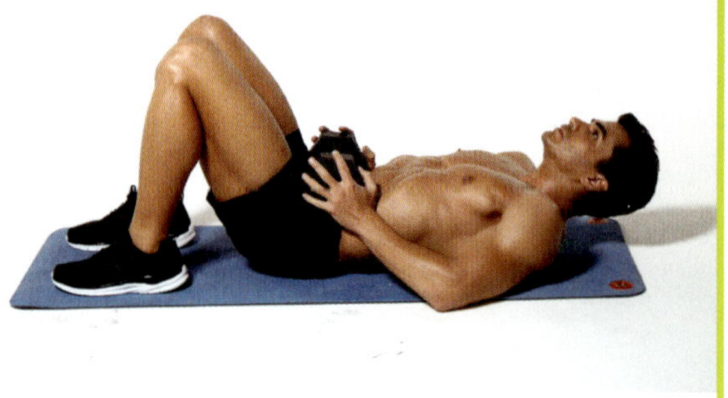

VARIANTE

Sie können die angehobene Position auch für die Dauer der Übung statisch halten. Einsteiger üben ohne Gewicht (Level 1); Fortgeschrittene können instabilen Untergrund einsetzen (Level 3). Alternativ können Sie eine Langhantel mit Gewicht mittig über die Hüften gelegt halten. Sie können ein Theraband® um die Oberschenkel spannen, was die äußere Oberschenkelmuskulatur intensiver trainiert; oder Sie halten einen kleinen Ball zwischen die Knie gepresst, um die innere Oberschenkelmuskulatur stärker zu aktivieren.

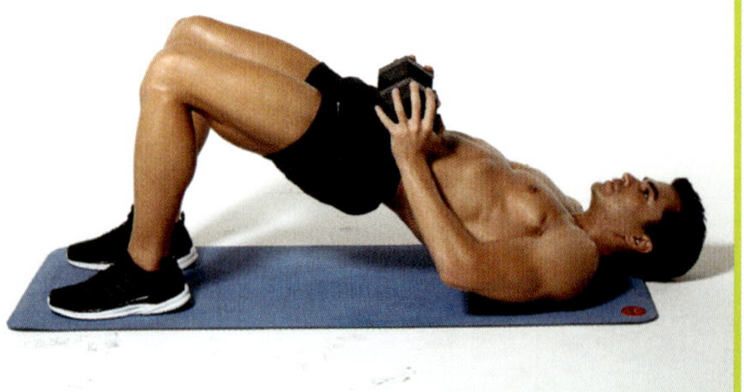

Die Ausgangs- und die Endposition.

EINBEINIGER BECKENLIFT MIT GEWICHT

H 65

LEVEL 3

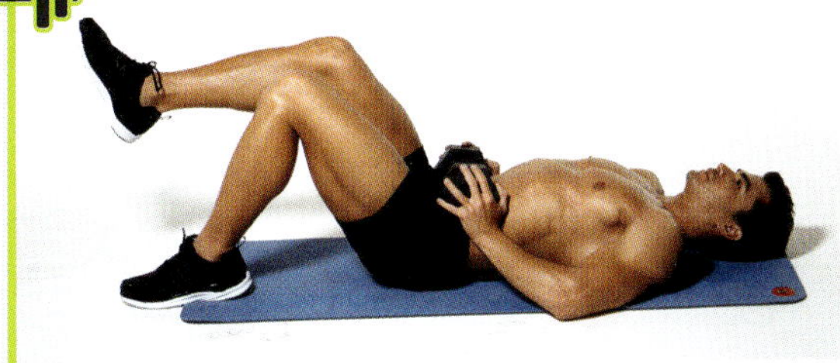

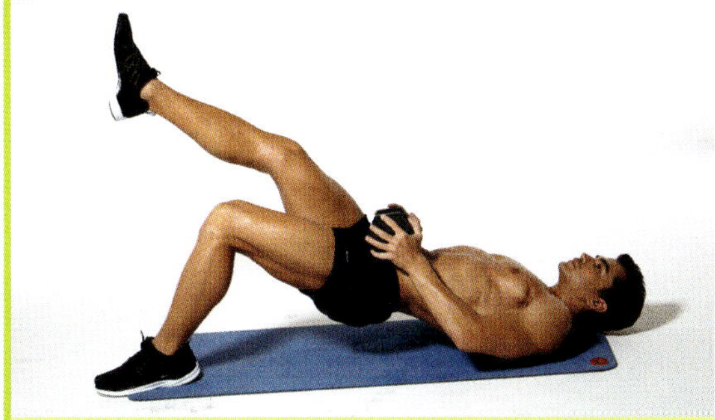

Die Ausgangs- und die Endposition.

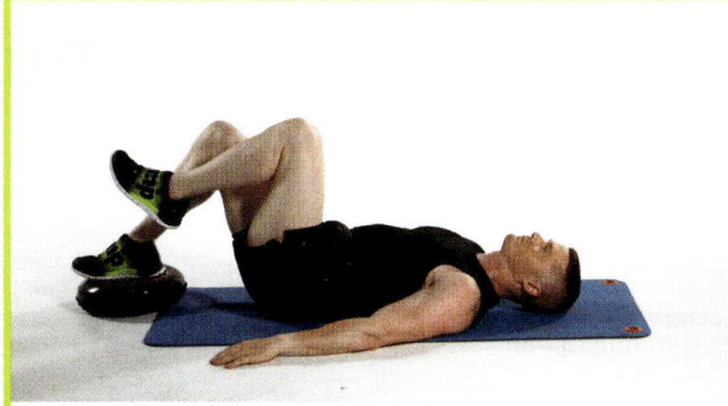

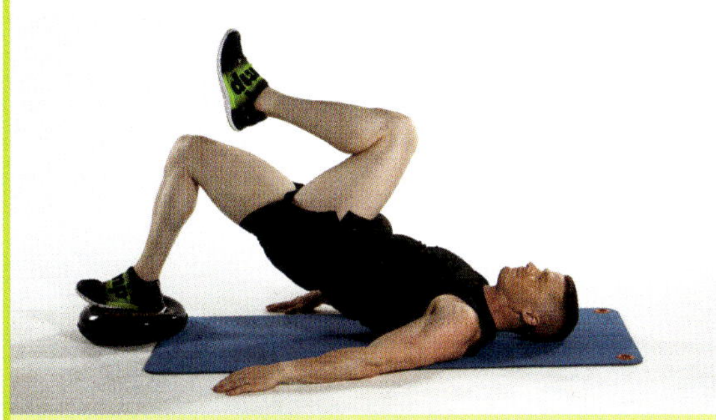

Die Variante auf instabilem Untergrund.

KRÄFTIGUNG

Gesäßmuskulatur

Rumpf-, Waden- und Oberschenkelmuskulatur

AUSGANGSPOSITION

Diese Variante des Beckenlifts führen Sie einbeinig aus. Sie liegen auf dem Rücken und halten eine Kurzhantel auf dem unteren Bauch. Ziehen Sie ein Bein an und stellen Sie die Fußsohle auf den Boden. Drücken Sie den Fuß auf und spannen Sie die Bauch- und die Gesäßmuskulatur an. Heben Sie nun das freie Bein etwas vom Boden ab.

DURCHFÜHRUNG

Drücken Sie den Fuß fest auf den Boden und heben Sie das Becken hoch, bis sich der Oberschenkel des Übungsbeins und der Rücken in einer Linie befinden. Nun führen Sie langsames Senken und Heben des Beckens aus, ohne zwischendurch das Gesäß abzulegen. Achten Sie darauf, dass die Rumpfmuskulatur durchgehend angespannt ist und das Knie des Übungsbeins in der Beinachse bleibt. Vermeiden Sie Ausweichbewegungen wie ein Verschieben der Hüften.

VARIANTE

Sie können die angehobene Position auch für die Dauer der Übung statisch halten.
Sie vereinfachen die Übung, indem Sie ohne Zusatzgewicht üben (Level 2). Dann können Sie das freie Bein zum Oberkörper ziehen und so einen kleinen Ball eingeklemmt halten, was hilft, Ausweichbewegungen zu vermeiden. Weit Fortgeschrittene können einen instabilen Untergrund nutzen.

H 66 LEVEL 2 GESÄSSTRAINER AM BODEN MIT FUSSGEWICHT

KRÄFTIGUNG

Gesäßmuskulatur

hintere Oberschenkel- und untere Rückenmuskulatur

AUSGANGSPOSITION

Sie befinden sich im Unterarmstütz, um das Fußgelenk des Übungsbeins haben Sie ein Gewicht befestigt. Der Rücken ist gerade, und die Bauch- und die Gesäßmuskulatur sind angespannt. Heben Sie das Übungsbein etwas vom Boden ab, wobei der Winkel im Kniegelenk etwa 90 Grad beträgt.

DURCHFÜHRUNG

Strecken Sie den angehobenen Fuß senkrecht hoch in die Luft. Stellen Sie sich dabei vor, dass Sie ein schweres Gewicht nach oben drücken. Halten Sie kurz die hohe Position, wobei Sie die Gesäßmuskulatur mit maximaler Kraft anspannen und gleichmäßig atmen. Dann bewegen Sie das Bein in die Ausgangsposition zurück, ohne es abzulegen, und wiederholen schließlich die Übung. Achten Sie auf angespannte Rumpfmuskulatur und vermeiden Sie Ausweichbewegungen mit den Hüften.

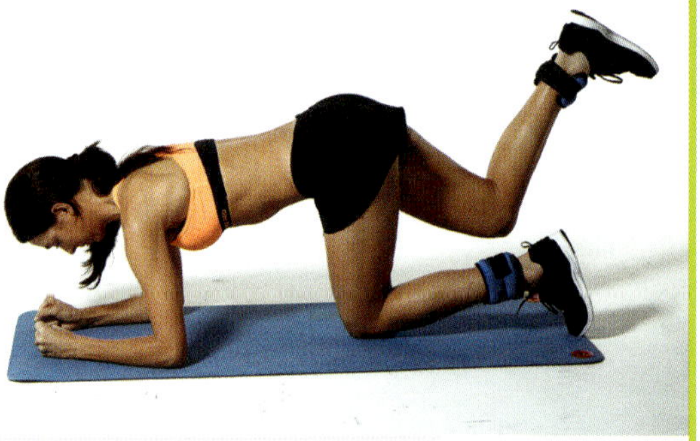

VARIANTE

Einsteiger üben ohne Gewicht (Level 1). Fortgeschrittene können das Gewicht erhöhen, beispielsweise zwei Fußgewichte um das Übungsbein befestigen (Level 3). Auch können Sie die Übung intensivieren, indem Sie einen Medizinball mit dem Übungsbein halten, wobei Sie mit der Ferse den Ball einklemmen. So aktivieren Sie auch die rückwärtige Oberschenkelmuskulatur intensiv. Als Alternative können Sie das Bein seitlich anheben, um die äußere Oberschenkelmuskulatur zu trainieren. Einsteiger trainieren mit gebeugtem Bein; Fortgeschrittene nutzen die Variante mit gestrecktem Bein.

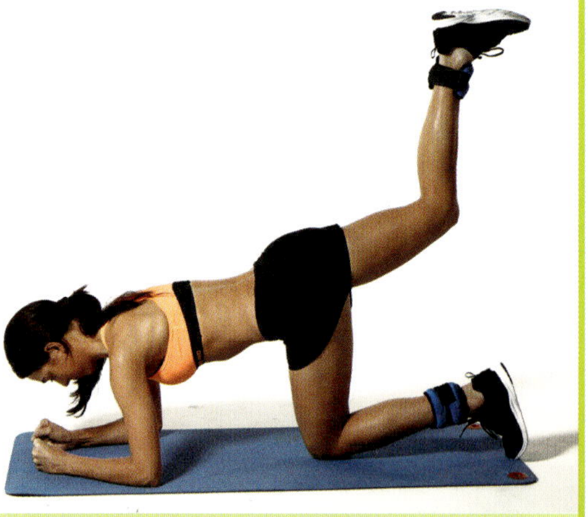

Die Ausgangs- und die Endposition.

GESÄSSTRAINER AUF GYMNASTIKBALL MIT FUSSGEWICHTEN

H 67

LEVEL 3

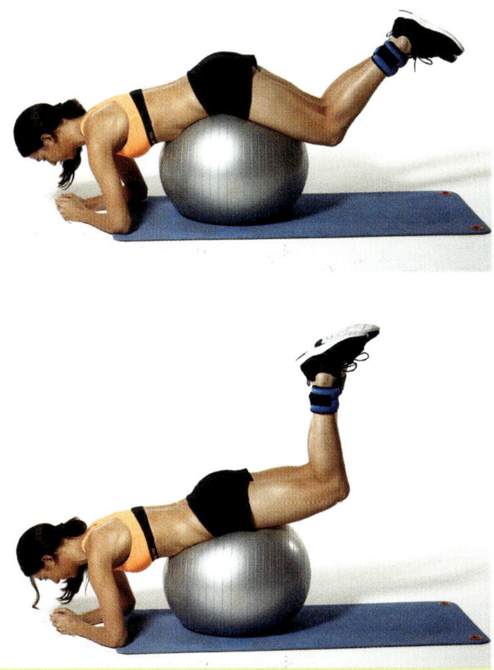

Die Ausgangs- und die Endposition.

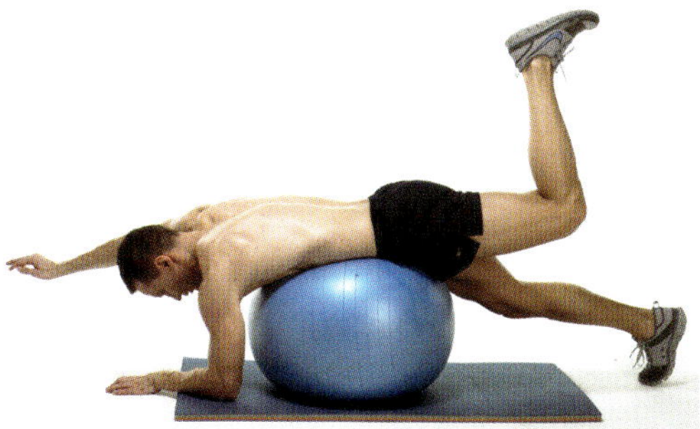

Die einbeinige Variante für Fortgeschrittene ohne Gewicht.

KRÄFTIGUNG

- Gesäßmuskulatur
- hintere Oberschenkel-, untere Rücken- und Bauchmuskulatur

AUSGANGSPOSITION

Sie befinden sich in Bauchlage auf einem Gymnastikball, mit Gewichten an den Fußgelenken, und stützen sich mit den Unterarmen und den Füßen auf dem Boden ab. Spannen Sie die Bauch- und die Gesäßmuskulatur an, um die Position zu stabilisieren. Nun heben Sie beide Füße etwas vom Boden ab, wobei die Winkel der Kniegelenke etwa 90 Grad betragen.

DURCHFÜHRUNG

Strecken Sie die Füße senkrecht in die Luft. Stellen Sie sich dabei vor, dass Sie ein schweres Gewicht nach oben drücken. Halten Sie kurz die Position bei maximaler Anspannung der Gesäßmuskulatur. Dann bewegen Sie die Beine in die Ausgangsposition zurück, ohne sie abzulegen, und wiederholen schließlich die Übung. Vermeiden Sie Ausweichbewegungen mit den Füßen nach vorne oder hinten und achten Sie auf eine kontrollierte Position auf dem Ball sowie auf eine angespannte Bauchmuskulatur.

VARIANTE

Sie vereinfachen die Übung, indem Sie vorerst ohne Gewichte üben (Level 2).

Alternativ können Sie die Übung einbeinig ausführen und dazu das andere Bein gestreckt am Boden lassen. Diese Variante können Fortgeschrittene intensivieren, indem sie zusätzlich den Arm der nicht zum Übungsbein gehörenden Körperseite anheben.

H 68 LEVEL 2 KREUZHEBEN MIT FAST GESTRECKTEN BEINEN

KRÄFTIGUNG

- hintere Oberschenkel- und Gesäßmuskulatur
- untere Rücken- und Bauchmuskulatur

AUSGANGSPOSITION

Sie stehen im hüft- bis schulterbreiten Stand. Die Beine sind leicht gebeugt, der Oberkörper ist aufgerichtet. Vor den Oberschenkeln halten Sie eine Langhantel mit mindestens schulterbreitem Griff. Spannen Sie die Bauch- und die Gesäßmuskulatur an und drücken Sie die Füße fest auf den Boden.

DURCHFÜHRUNG

Beugen Sie langsam den gerade gehaltenen Oberkörper in den Hüften vor. Die Beine bleiben fast gestreckt, und die Arme bewegen sich gerade nach unten. Dann heben Sie den Oberkörper in die Ausgangsposition zurück, um die Übung zu wiederholen. Führen Sie die Übung mit leicht gebeugten Beinen aus, nicht mit vollständig gestreckten Beinen. Achten Sie auch auf eine durchgehend angespannte Rumpfmuskulatur und vermeiden Sie es, den Rücken abzurunden.

VARIANTE

Sie können auch Kurzhanteln vor den Oberschenkeln halten. Sie intensivieren diese Variante durch einarmige Ausführung, da der Rumpf dann stärker stabilisieren muss (Level 3).
Alternativ können Sie Kurzhanteln über den Schultern mit den Handflächen zueinander gerichtet oder eine Langhantel hinter dem Kopf auf den Schultern halten (»Good Mornings«), was die Aktivität der unteren Rückenmuskulatur erhöht.

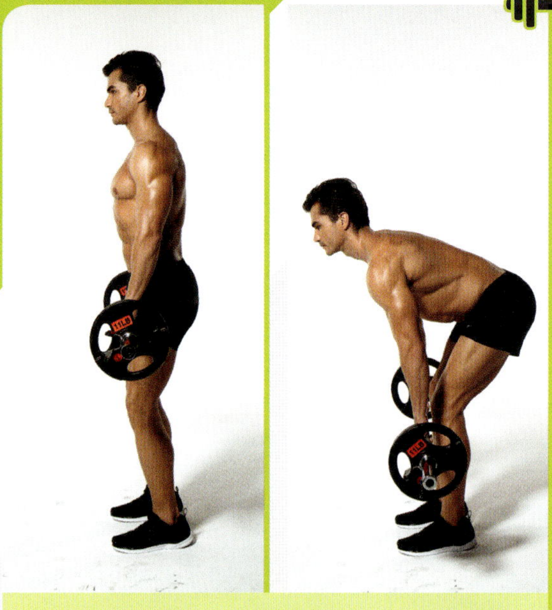

Die Ausgangs- und die Endposition.

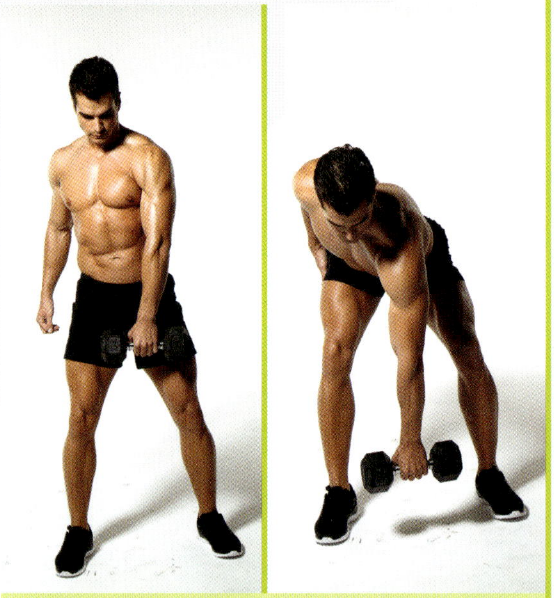

Die einarmige Ausführung.

EINBEINIGES KREUZHEBEN MIT FAST GESTRECKTEM BEIN

H 69
LEVEL 3

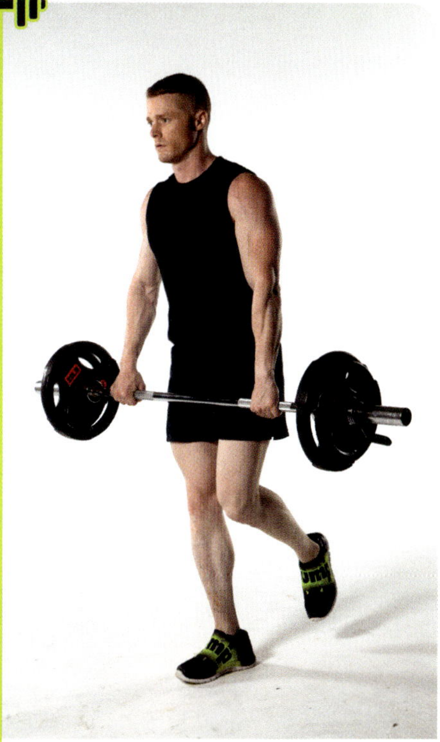

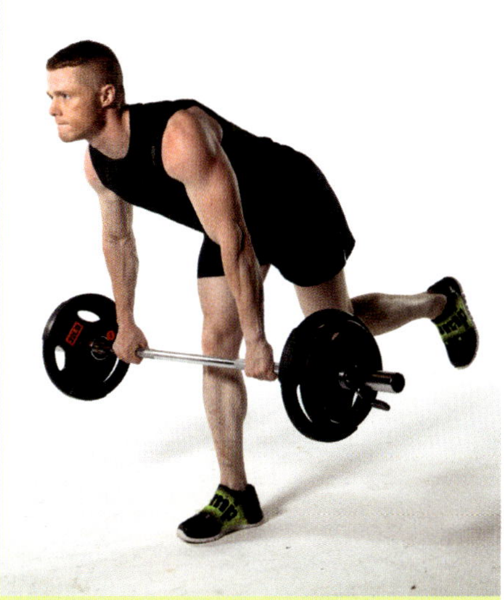

Die Ausgangs- und die Endposition.

KRÄFTIGUNG

hintere Oberschenkel- und Gesäßmuskulatur

untere Rücken-, Bauch-, innere und äußere Oberschenkelmuskulatur

AUSGANGSPOSITION

Sie stehen im hüft- bis schulterbreiten Stand. Die Beine sind leicht gebeugt, der Oberkörper ist aufgerichtet, und vor den Oberschenkeln halten Sie eine Langhantel mit mindestens schulterbreitem Griff. Spannen Sie die Bauch- und die Gesäßmuskulatur an und heben Sie dann einen Fuß nach hinten an. Belasten Sie die Fußballen, die Fußaußenseite und die Ferse und balancieren Sie die Position aus.

DURCHFÜHRUNG

Beugen Sie langsam den gerade gehaltenen Oberkörper in den Hüften vor, wobei Sie das freie Bein nach hinten mitbewegen. Das Übungsbein bleibt fast gestreckt, und die Arme bewegen sich gerade nach unten. Dann heben Sie den Oberkörper in die Ausgangsposition zurück, um die Übung zu wiederholen. Führen Sie die Übung mit leicht gebeugtem Bein aus, nicht mit vollständig gestrecktem Bein. Achten Sie auch auf gerade Hüften und eine durchgehend angespannte Rumpfmuskulatur und vermeiden Sie es, den Rücken abzurunden.

VARIANTE

Üben Sie zuerst mit der Langhantelstange (ohne Gewichtsscheiben), die Bewegung ohne Ausweichen (z. B. Abrunden des Rückens) zu stabilisieren.
Sie können die Übung auch mit Kurzhanteln ausführen, die Sie vor den Oberschenkeln halten. Sehr intensiv wird dies bei einarmiger Ausführung; die Hantel halten Sie dann mit der dem Übungsbein gegenüberliegenden Hand.

H 70 LEVEL 2 BEINRÜCKHEBEN IM VORGEBEUGTEN EINBEINSTAND MIT FUSSGEWICHT

KRÄFTIGUNG

Beinmuskulatur, insbesondere hinterer Anteil, Rumpf- und Gesäßmuskulatur

AUSGANGSPOSITION

Sie stehen aufrecht im hüftbreiten Stand mit leicht gebeugten Beinen. An den Fußgelenken haben Sie Gewichtsmanschetten befestigt. Spannen Sie die Bauch- und die Gesäßmuskulatur an und stellen Sie einen Fuß etwas vor. Verlagern Sie Ihr Gewicht darauf, wobei Sie Fußballen, Fußkante und Ferse belasten. Senken Sie den geraden Oberkörper und stabilisieren Sie die Position durch leichten Druck der Hände auf den Oberschenkel.

DURCHFÜHRUNG

Heben Sie das hintere Bein gestreckt an, mit nach unten zeigenden Zehen, und beugen Sie gleichzeitig den Oberkörper weiter vor, sodass der Rücken und das Übungsbein eine gerade Linie bilden. Halten Sie die hohe Position für 30 bis 60 Sekunden. Danach bewegen Sie das Bein in den Parallelstand zurück und wechseln das Übungsbein. Achten Sie darauf, dass Sie die Übung kontrolliert ausführen und die Hüften gerade halten.

VARIANTE

Sie intensivieren die Übung, indem Sie kleine Schwünge auf und ab mit dem angehobenen Bein ausführen (Level 3).
Einsteiger üben ohne Gewicht (Level 1).

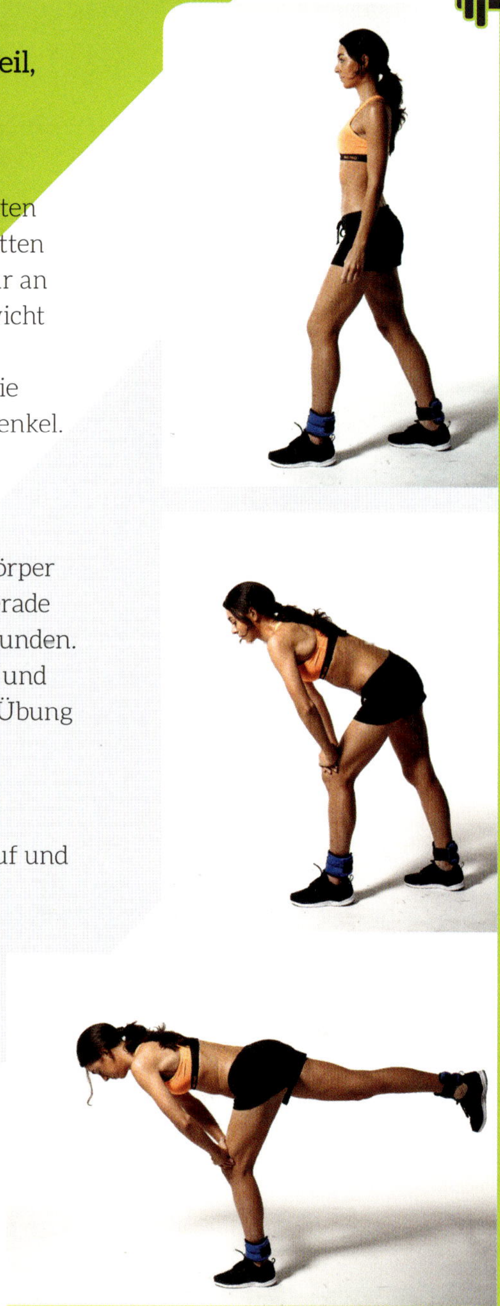

Der Bewegungsablauf.

T-STAND MIT KURZHANTEL UND FUSSGEWICHT

H 71
LEVEL 3

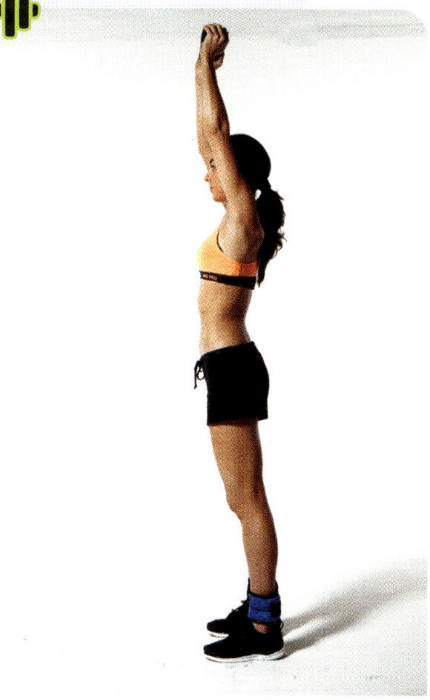

KRÄFTIGUNG

●●● Beinmuskulatur, insbesondere hinterer Anteil, Rumpf- und Gesäßmuskulatur
●● hintere Schulter-, Nacken- und obere Rückenmuskulatur

AUSGANGSPOSITION

Sie stehen aufrecht im hüftbreiten Stand und halten über dem Kopf eine leichte Kurzhantel, mit gestreckten Armen. An den Fußgelenken haben Sie Gewichtsmanschetten befestigt. Spannen Sie die Bauch- und die Gesäßmuskulatur an und stellen Sie einen Fuß etwas vor. Verlagern Sie Ihr Gewicht darauf, wobei Sie Fußballen, Fußkante und Ferse belasten. Senken Sie den geraden Oberkörper leicht nach vorne und heben Sie gleichzeitig das freie Bein etwas nach hinten an. Balancieren Sie die Position aus.

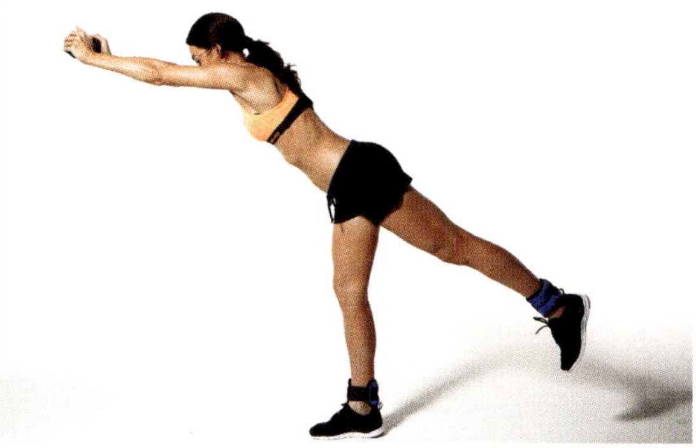

DURCHFÜHRUNG

Senken Sie gleichzeitig den Oberkörper und heben Sie das hintere Bein an, bis sich der Körper parallel zum Boden befindet. Halten Sie diese Position für 30 bis 60 Sekunden. Dann bewegen Sie sich in den Parallelstand zurück und wechseln das Übungsbein. Achten Sie darauf, dass Sie das Bein gestreckt anheben, und spannen Sie immer wieder die Bauch- und die Gesäßmuskulatur nach, um ein Verdrehen der Hüften zu vermeiden.

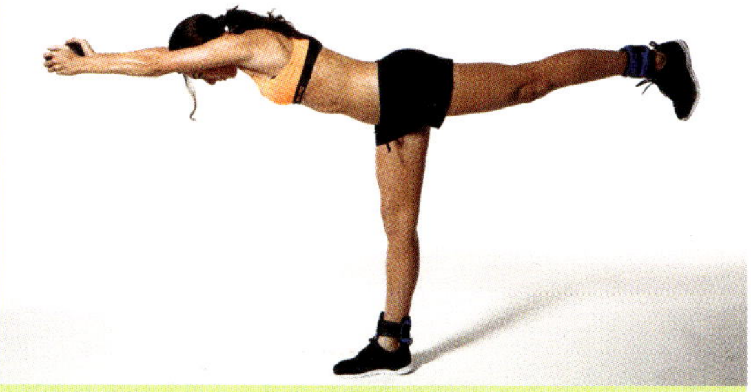

VARIANTE

Weit Fortgeschrittene können kleine Bewegungen auf und ab ausführen sowie auf einem instabilen Untergrund üben. Sie vereinfachen die Übung, indem Sie auf Fußgewichte verzichten (Level 2). Einsteiger üben ohne Zusatzgewicht oder nutzen einen leichten Gummiball (Level 1).

Der Bewegungsablauf.

H 72 LEVEL 2 BECKENLIFT MIT FAST GESTRECKTEN BEINEN MIT GEWICHT

KRÄFTIGUNG

- ●● Oberschenkelmuskulatur, insbesondere hinterer Anteil, und Gesäßmuskulatur
- ● Rumpf- und Wadenmuskulatur

AUSGANGSPOSITION

Sie befinden sich in Rückenlage. Die Beine sind fast gestreckt, und die Fersen sind auf dem Boden aufgestellt, mit angezogenen Zehen. Auf dem unteren Bauch halten Sie eine Kurzhantel. Drücken Sie die Fersen leicht auf den Boden und spannen Sie die Bauch- und die Gesäßmuskulatur an.

DURCHFÜHRUNG

Drücken Sie die Fersen fest auf den Boden und heben Sie das Becken so weit hoch, bis sich die Oberschenkel und der Oberkörper in einer Linie befinden. Senken und heben Sie langsam das Becken, ohne es zwischendurch abzulegen. Halten Sie die Beine leicht gebeugt, damit die hintere Beinmuskulatur optimal aktiviert ist, und achten Sie auf gleichmäßigen Fersendruck sowie eine angespannte Rumpfmuskulatur.

VARIANTE

Sie können die angehobene Position auch für die Dauer der Übung statisch halten. Einsteiger können ohne Zusatzgewicht üben (Level 1); Fortgeschrittene können die Fersen auf instabilem Untergrund aufstellen (Level 3). Als Alternative können Sie mit einer Langhantel üben, die Sie dazu mittig über die Hüften legen und mit den Händen sichern.

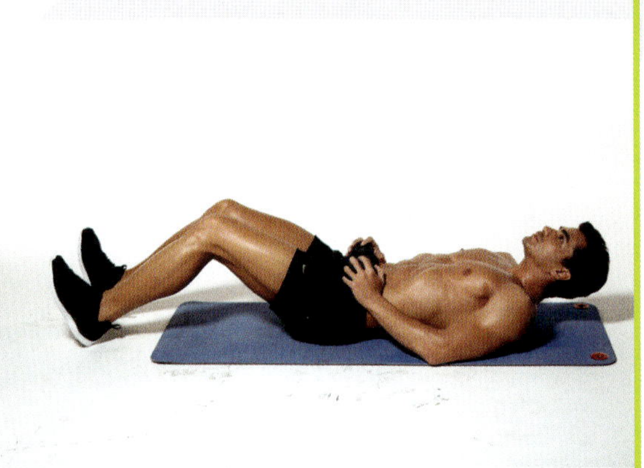

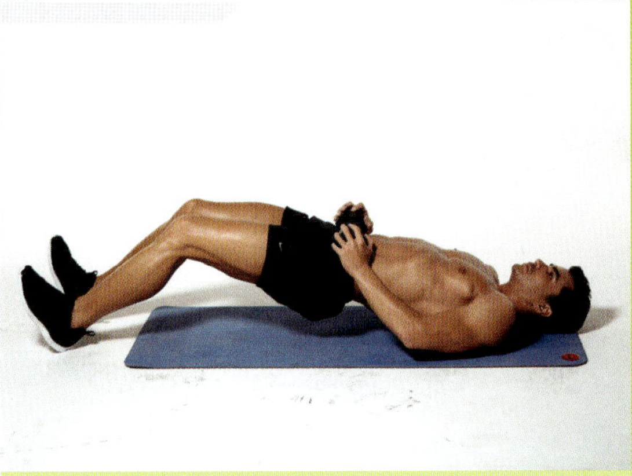

Die Ausgangs- und die Endposition.

EINBEINIGER BECKENLIFT MIT FAST GESTRECKTEM BEIN MIT GEWICHT

H 73
LEVEL 3

KRÄFTIGUNG

- ●● Oberschenkelmuskulatur, insbesondere hinterer Anteil, und Gesäßmuskulatur
- ● Rumpf- und Wadenmuskulatur

AUSGANGSPOSITION

Sie liegen auf dem Rücken und stellen eine Ferse auf den Boden auf; das Bein ist fast gestreckt, und die Zehen sind angezogen. Spannen Sie die Bauch- und die Gesäßmuskulatur an, bevor Sie das andere Bein anheben. Sie können das freie Bein gerade halten oder anziehen.

DURCHFÜHRUNG

Drücken Sie Ihr Becken nach oben, sodass sich Oberschenkel und Oberkörper in einer Linie befinden. Führen Sie nun langsames Senken und Heben des Beckens aus. Achten Sie darauf, dass das freie Bein angehoben bleibt und die Rumpfmuskulatur angespannt ist. Vermeiden Sie Ausweichbewegungen mit dem Knie des Übungsbeins.

VARIANTE

Sie können die angehobene Position auch für die Dauer der Übung statisch halten. Sie vereinfachen die Übung, indem Sie ohne Gewicht üben (Level 2); halten Sie dann das freie Bein durchgehend nach vorne gestreckt oder aber zum Oberkörper angezogen. Sie intensivieren die Übung, wenn Sie die Ferse auf einen instabilen Untergrund stellen.

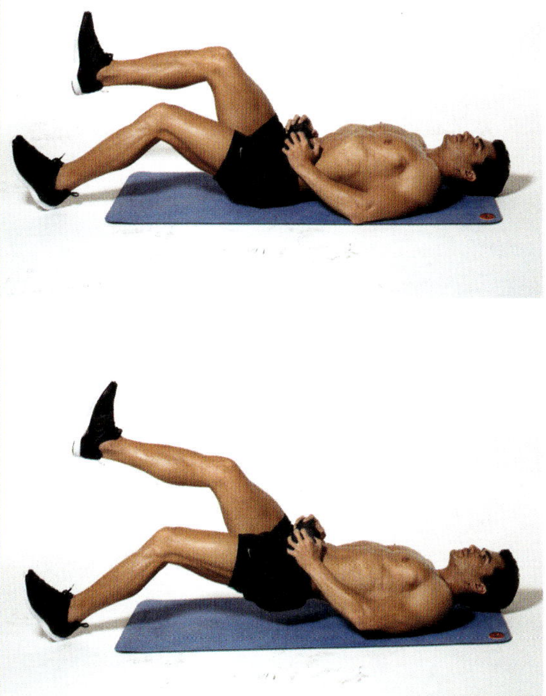

Die Ausgangs- und die Endposition.

H 74 LEVEL 2
OBERES BEIN ANHEBEN AUF GYMNASTIKBALL

KRÄFTIGUNG

äußere Oberschenkel- und Rumpfmuskulatur, insbesondere seitliche Bauchmuskulatur

Gesäßmuskulatur

AUSGANGSPOSITION

Sie befinden sich in Seitenlage auf einem Gymnastikball. Der untere Fuß und der untere Unterarm stabilisieren die Position auf dem Boden. Das obere Bein ist gestreckt, und am Fußgelenk ist ein Gewicht angebracht. Bringen Sie die Bauch- und die Gesäßmuskulatur in Spannung und heben Sie das obere Bein leicht an.

DURCHFÜHRUNG

Bewegen Sie das obere Bein weit nach oben, mit angezogenem Fuß (gestreckter Ferse). Der Übungsfuß befindet sich durchgehend parallel zum Boden. Halten Sie kurz die Position. Dann senken Sie das Bein wieder, ohne es abzulegen, um schließlich die Übung zu wiederholen. Achten Sie auf eine stabile Ballposition und vermeiden Sie Ausweichbewegungen mit dem Becken.

VARIANTE

Einsteiger üben am Boden, wobei allerdings kaum Kräftigung der Rumpfmuskulatur erfolgt (Level 1). Indem Sie die Hüfte auf ein Polster platzieren, vergrößern Sie etwas den Bewegungsspielraum. Sie intensivieren die Übung durch Erhöhen des Gewichts, wozu Sie zwei Fußgewichte am Unterschenkel befestigen können.

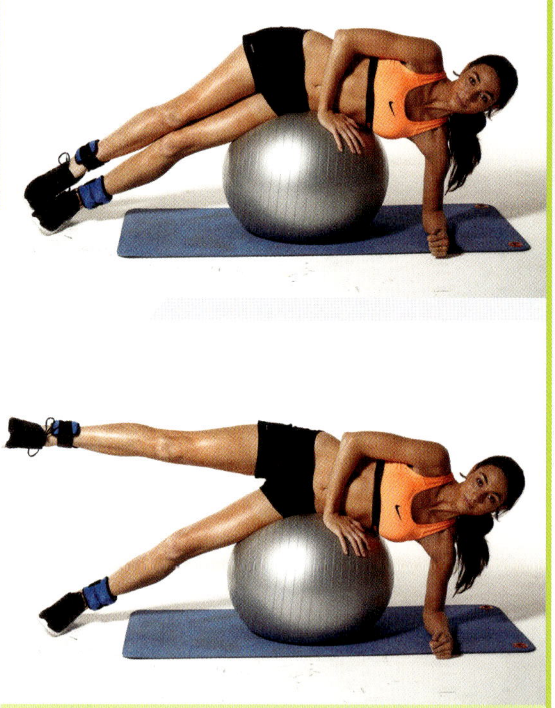

Die Ausgangs- und die Endposition.

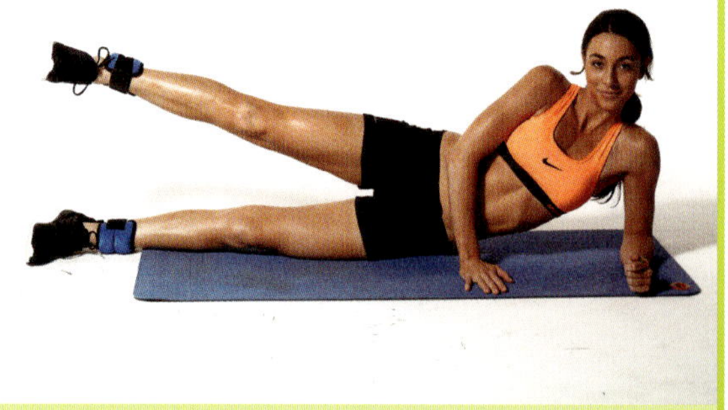

Die Variante am Boden (Level 1).

UNTERES BEIN ANHEBEN AUF GYMNASTIKBALL

H 75
LEVEL 2

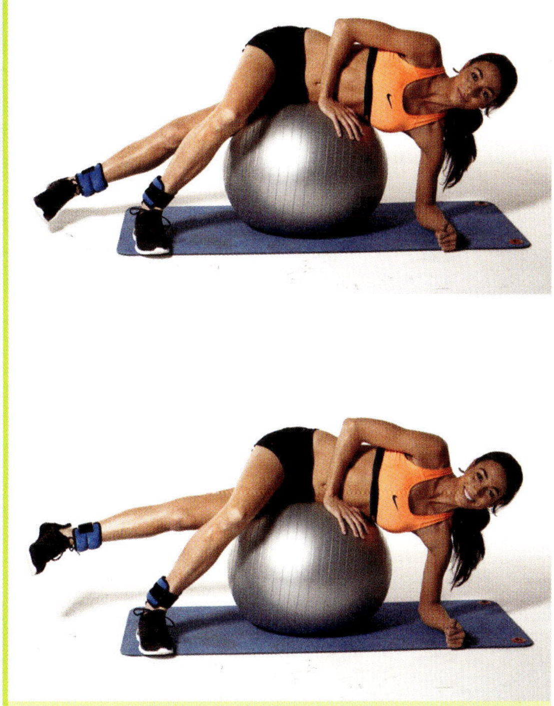

Die Ausgangs- und die Endposition.

KRÄFTIGUNG

innere Oberschenkel- und Rumpfmuskulatur, insbesondere seitliche Bauchmuskulatur

AUSGANGSPOSITION

Sie befinden sich in Seitenlage auf einem Gymnastikball. Das obere Bein ist vor dem Körper aufgestellt und stabilisiert mit dem unteren Unterarm die Position. Das untere Bein ist gestreckt, und am Fußgelenk ist ein Gewicht angebracht. Bringen Sie die Bauch- und die Gesäßmuskulatur in Spannung und heben Sie das untere Bein leicht an.

DURCHFÜHRUNG

Heben Sie das untere Bein so weit wie möglich an, mit angezogenem Fuß (gestreckter Ferse). Der Übungsfuß bewegt sich parallel zum Boden. Halten Sie kurz die Position. Dann senken Sie das Bein wieder, ohne es abzulegen, um schließlich die Übung zu wiederholen. Achten Sie auf eine stabile Ballposition und vermeiden Sie Ausweichbewegungen mit dem Becken.

VARIANTE

Einsteiger üben am Boden, wobei allerdings kaum Kräftigung der Rumpfmuskulatur erfolgt (Level 1). Indem Sie die Hüfte auf ein Polster platzieren, vergrößern Sie den Bewegungsspielraum. Sie intensivieren die Übung durch Erhöhen des Gewichts, wozu Sie zwei Fußgewichte am Unterschenkel befestigen können.

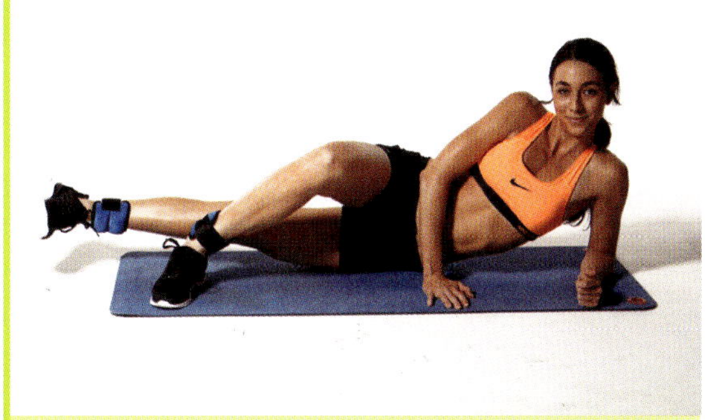

Die Variante am Boden (Level 1).

H 76 LEVEL 3 EINBEINIGES FERSENHEBEN MIT GEWICHT

KRÄFTIGUNG

Wadenmuskulatur

AUSGANGSPOSITION

Sie stehen aufrecht im Einbeinstand mit dem Fußballen auf einem Stepper; die Ferse ist in der Luft und somit frei beweglich. An den Körperseiten halten Sie Kurzhanteln. Bringen Sie die Bauch- und die Gesäßmuskulatur in Spannung und ziehen Sie die Schultern leicht nach hinten unten.

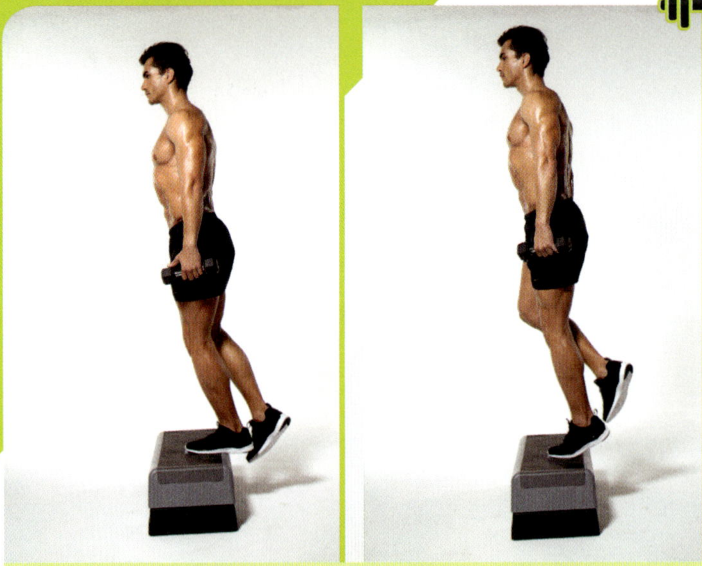

Die Ausgangs- und die Endposition.

DURCHFÜHRUNG

Heben Sie die Ferse kontrolliert so weit wie möglich an. Halten Sie kurz die Position. Nun senken Sie langsam die Ferse so tief, wie dies ohne Bodenkontakt möglichst ist, um schließlich die Übung zu wiederholen. Vermeiden Sie Ausweichbewegungen wie Schwungholen und achten Sie auf langsames Absenken.

VARIANTE

Sie vereinfachen die Übung, indem Sie sich mit einer Hand an einer Wand oder Stuhllehne abstützen, oder durch beidbeiniges Üben (Level 2). Einsteiger trainieren beidbeinig ohne Zusatzgewicht (Level 1).

Wenn Sie keinen Stepper verfügbar haben, dann können Sie sich mit den Zehen auf eine große, schwere Hantelscheibe stellen. Die Übung ist zwar auch auf dem Boden möglich, dann aber mit wenig Bewegungsspielraum. Eine weitere Variante ist das Wadenheben im Sitz; das Zusatzgewicht wird dabei auf den Oberschenkeln nahe den Knien gehalten. Aus dieser Ausgangsposition heraus werden die Fersen angehoben und gesenkt.

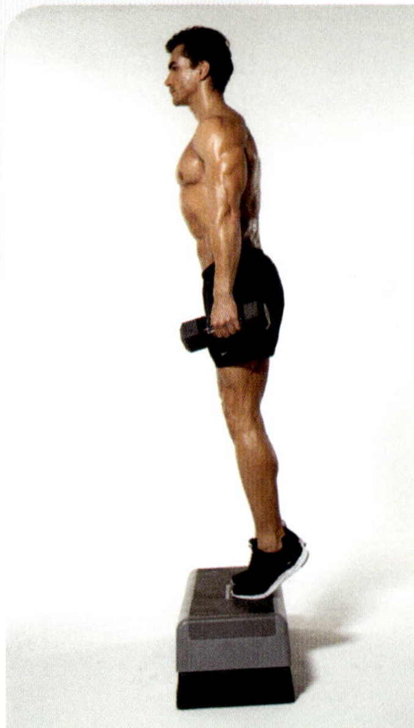

Die Vereinfachung durch beidbeinige Ausführung.

GEHEN AUF ZEHEN (FARMER'S WALK) MIT GEWICHT

H 77
LEVEL 3

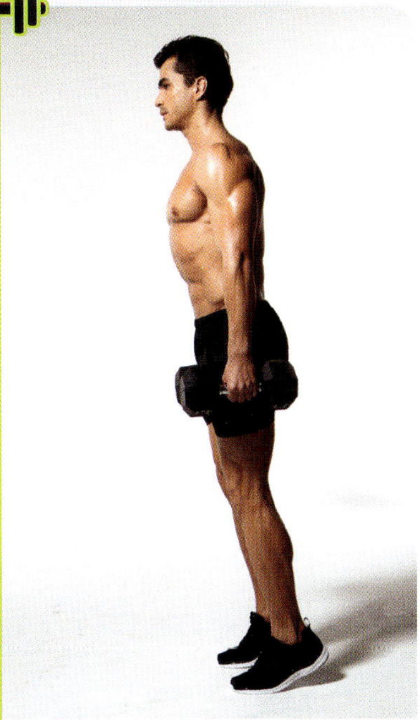

KRÄFTIGUNG

- Wadenmuskulatur
- Unterarm- und Rumpfmuskulatur

AUSGANGSPOSITION

Sie stehen aufrecht und halten schwere Kurzhanteln an den Körperseiten, mit festem Griff. Die Bauch- und die Gesäßmuskulatur sind angespannt und die Schultern etwas nach hinten unten gezogen. Drücken Sie sich hoch auf die Fußspitzen.

DURCHFÜHRUNG

Machen Sie kleine Schritte auf den Fußballen nach vorne, ohne die Fersen zu senken. Halten Sie den Körper aufrecht und strecken Sie die Brust leicht vor; der Kopf ist gerade und die Rumpfmuskulatur in Spannung. Bewegen Sie sich über die geplante Übungsdauer für 30 bis 60 Sekunden lang vorwärts. Vermeiden Sie seitliche Ausweichbewegungen sowie ein Hochziehen der Schultern. Wenn Sie in einem kleinen Raum üben, dann bewegen Sie sich im Kreis.

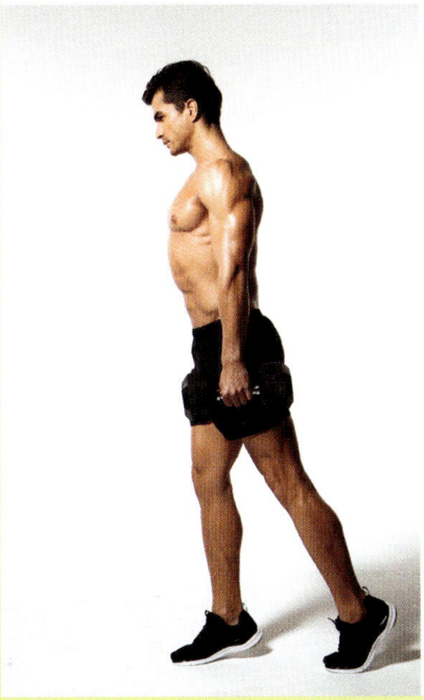

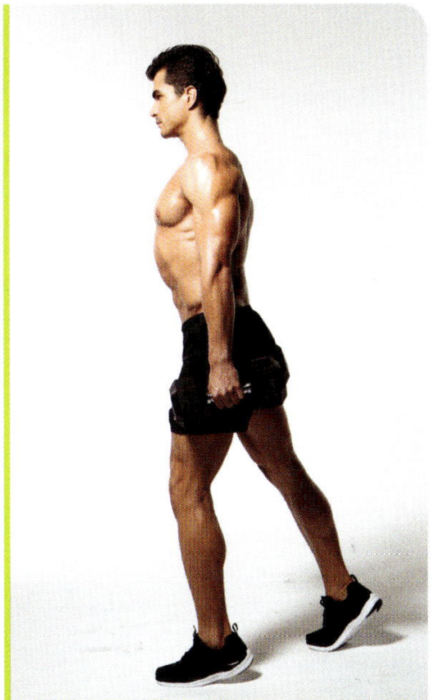

Der Bewegungsablauf.

VARIANTE

Sie vereinfachen die Übung, indem Sie vorerst auf die Hanteln verzichten (Level 2). Sie intensivieren die Übung, indem Sie die schwersten Kurzhanteln nutzen, die Sie über die Übungsdauer halten können. Notieren Sie die Hantelgewichte in Ihrem Trainingsbuch, um sie entsprechend anpassen zu können.

H 78 ZEHENANZIEHEN IM STAND

LEVEL 2

KRÄFTIGUNG

vordere Unterschenkelmuskulatur

AUSGANGSPOSITION

Die Muskulatur am Schienbein wird recht selten fokussiert trainiert, ein solches Training kann aber beispielsweise bei Schmerzen an Ferse oder Achillessehne helfen. Für diese Übung stellen Sie sich mit einer Ferse auf eine schwere Hantelscheibe, einen Stepper oder eine Treppenstufe, und zwar so, dass der Vorderfuß umfangreich Bewegungsspielraum hat. Senken Sie die Zehen und drücken Sie dann die Ferse des freien Beins darauf.

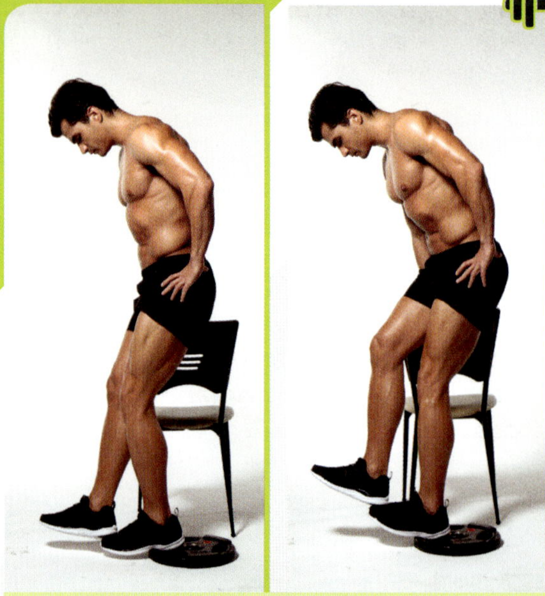

Die Ausgangs- und die Endposition.

DURCHFÜHRUNG

Heben Sie die Zehen gegen den Fersenwiderstand nach oben. Dann senken Sie die Zehen bewusst langsam ab, indem Sie dem Druck der Ferse nachgeben, ohne jedoch den Vorderfuß auf dem Boden abzustellen. Danach wiederholen Sie die Übung.

VARIANTE

Einsteiger können im Sitz üben (Level 1); die Ferse wird auf eine Erhöhung aufgestellt, und die andere Ferse gibt Widerstand.
Als Alternative können Sie das »Zehenanziehen« am Boden sitzend mit Theraband® ausführen. In der Ausgangsposition muss das Band bereits deutliche Spannung aufweisen.

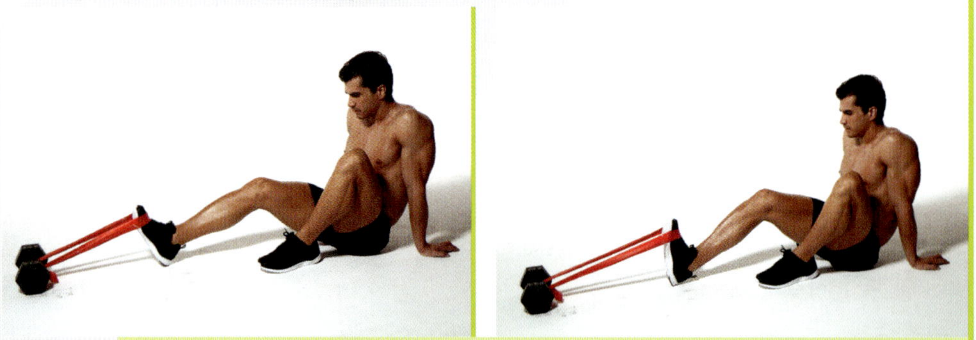

Die Variante im Sitz mit Theraband®.

4. ÜBUNGEN FÜR DEN RUMPF

Die Rumpfmuskulatur ist ein grundlegender Bestandteil im funktionellen Training, da der Rumpf bei allen körperlichen Aktivitäten entscheidend für die Kraft- und Energieweiterleitung in den Bewegungsketten ist. Das Hanteltraining eignet sich hervorragend, um eine kräftige Rumpfmuskulatur zu entwickeln.

Die Übungen sind entsprechend den Rumpfbereichen eingeteilt, die sie vorrangig aktivieren: der vordere Bereich, der seitliche Bereich und der hintere Bereich. Kräftigen Sie alle Anteile der Rumpfmuskulatur, damit Ihr Körper optimal leistungsfähig und bestmöglich geschützt ist. Führen Sie Übungen in Bewegung aus sowie Halteübungen im Stütz. Nutzen Sie gerade ausgeführte Übungen ebenso wie Übungen mit Rotation. Machen Sie die Übungen mit Rotation allerdings nicht mit zu großem Bewegungsumfang, insbesondere als Einsteiger, da ansonsten die Verletzungsgefahr an der Wirbelsäule größer ist als der mögliche Nutzen. Intensivieren Sie Ihr Training kontinuierlich, indem Sie Übungsvarianten und Trainingslevel steigern, und machen Sie mit fortschreitendem Leistungsvermögen auch Übungen auf instabilem Untergrund, da diese eine intensive Aktivierung der tiefer liegenden Muskulatur bewirken. Gestalten Sie Ihren Wochenplan so, dass Sie alle Bewegungsrichtungen üben und außerdem die Muskulatur ausgeglichen kräftigen. Achten Sie darauf, dass Sie zumindest zweimal wöchentlich jede Bewegungsrichtung trainieren. Sie können die Übungen beziehungsweise Bewegungsrichtungen in unterschiedliche Workouts splitten, wobei nicht entscheidend ist, dass Sie die Rumpfmuskulatur in einer einzelnen Trainingseinheit ausgeglichen trainieren, sondern in der Gesamtzahl der Sätze pro Woche.

Einige Fitnesssportler trainieren jedoch den vorderen Anteil der Rumpfmuskulatur insbesondere mit Crunch-Übungen deutlich intensiver, was zu einer vorgezogenen Haltung führen kann, aus der Rückenbeschwerden resultieren. Bestehen bereits Defizite im Kräfteverhältnis, dann führen Sie wöchentlich doppelt so viele Sätze für die schwächere Muskulatur aus, bis sich wieder ein ausgeglichenes Verhältnis entwickelt hat.

Vorrangig vordere Rumpfmuskulatur

Den vorderen Rumpfbereich trainieren Sie mit Übungen, bei denen Sie die Beine und den Oberkörper aufeinander zu beziehungsweise voneinander weg bewegen, was im Liegen, Stehen und im Hängen erfolgen kann, wobei die Intensität bei gestreckter Körperhaltung steigt. Die bekannteste Übung ist der »Crunch«, der sich durch den Einsatz von Hanteln beziehungsweise

Hantelscheiben deutlich intensivieren lässt. Eine sehr effektive Übung ist der »Roll-out mit Langhantel«, allerdings ist sie für Einsteiger zu anspruchsvoll. »Oberkörpersenken« und »Twist« sind ebenso wirkungsvolle Übungen, die mit Gewicht in den Händen noch intensiver werden. Wenn Sie die Möglichkeit zum Hängen haben, dann führen Sie »Beinheben im Hängen« aus.

Alternativ können Sie »Beinheben am Boden« ausführen oder Beinheben und Anheben des Oberkörpers kombinieren (»Klappmesser«). Außerdem ist es empfehlenswert, eine statische Stützübung zu machen. Die Schwungübungen gerade oder vertikal sind ebenso wirkungsvolle Übungen, die auch noch eine Vielzahl anderer Körperbereiche mittrainieren.

ÜBUNGEN FÜR DEN RUMPF

LEVEL 1 EINSTEIGER	LEVEL 2 LEICHT GEÜBTE	LEVEL 3 FORTGESCHRITTENE
H 79: Crunch nach oben ohne Gewicht H 81: Crunch nach vorne ohne Gewicht H 82: Oberkörperanheben mit reduziertem Bewegungsumfang ohne Gewicht	H 79: Crunch nach oben mit Gewicht H 81: Crunch nach vorne auf Gymnastikball ohne Gewicht H 82: Oberkörperanheben mit reduziertem Bewegungsumfang oder ohne Gewicht	H 80: Crunch nach oben auf Gymnastikball mit Gewicht H 81: Crunch nach vorne auf Gymnastikball mit Gewicht H 82: Oberkörperanheben mit Gewicht
	H 83: Roll-out mit Langhantel	H 83: Roll-out mit Langhantel mit großem Bewegungsumfang
H 84: Oberkörpersenken mit Drehungen ohne Gewicht H 85: Twist mit aufgestellten Füßen oder ohne Gewicht	H 84: Oberkörpersenken mit Drehungen mit Gewicht H 85: Twist mit gebeugt angehobenen Beinen mit Gewicht	H 84: Oberkörpersenken und -anheben mit Drehungen mit Gewicht H 85: Twist mit gestreckt angehobenen Beinen mit Gewicht
H 86: Klappmesser ohne Gewicht H 87: Beinheben in Rücklage ohne Gewicht H 88: Gebeugtes Beinheben im Hängen ohne Gewicht	H 86: Klappmesser mit Gewicht in den Händen H 87: Beinheben in Rücklage mit Gewicht H 88: Gebeugtes Beinheben im Hängen mit Gewicht	H 86: Klappmesser mit Kurzhanteln und Fußgewichten H 88: Gestrecktes Beinheben im Hängen mit Gewicht
H 89: Frontaler Unterarmstütz	H 89: Frontaler Unterarmstütz einarmig oder einbeinig H 90: Frontaler Handstütz auf Kurzhanteln	H 89: Frontaler Unterarmstütz mit Gewicht H 90: Frontaler Handstütz auf Kurzhanteln einbeinig
H 91: Schwingen von oben nach unten	H 92: Diagonales Schwingen mit Drehung	H 91: Schwingen von oben nach unten im Einbeinstand

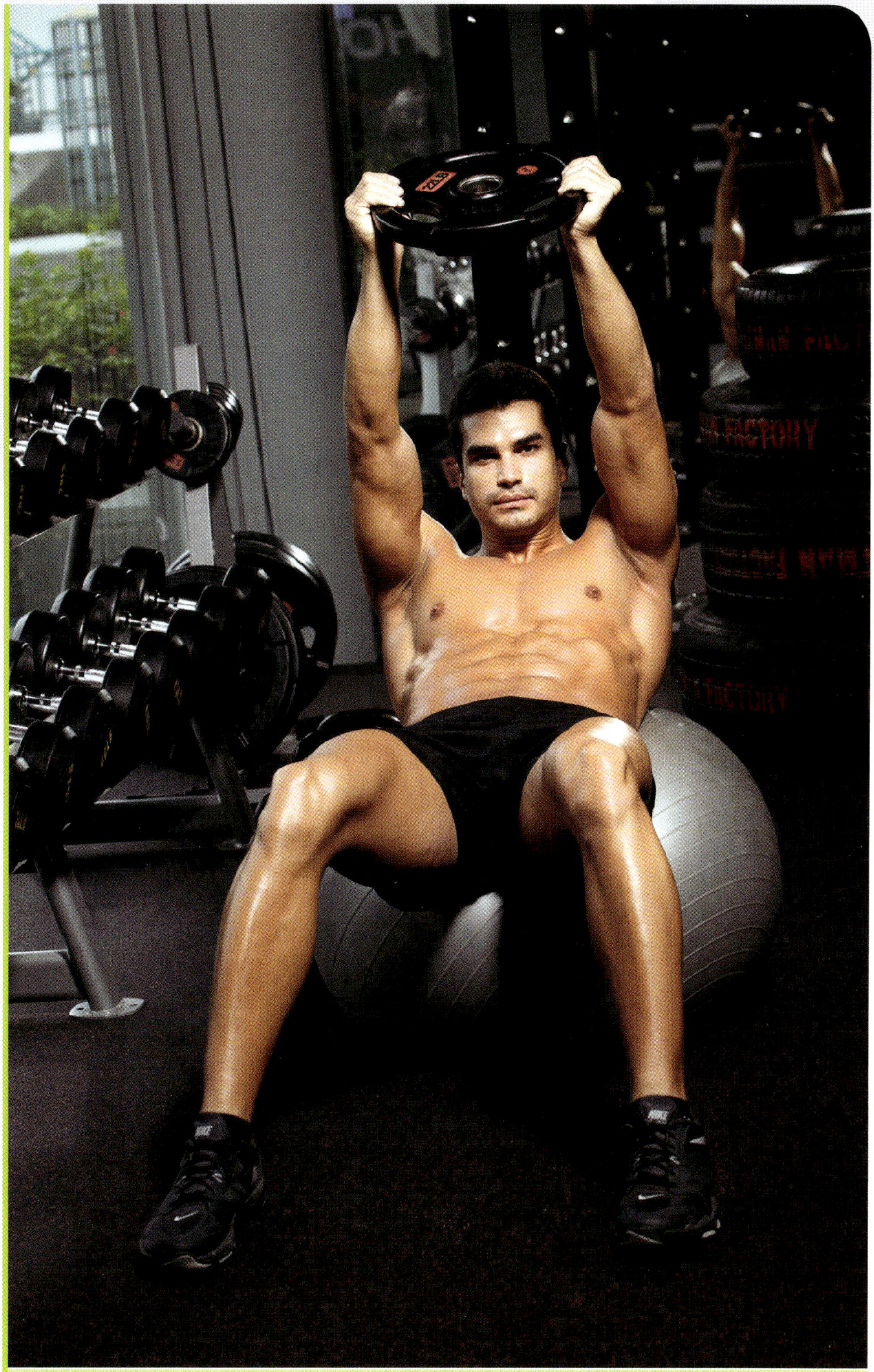

Der Crunch nach oben auf dem Gymnastikball.

Vorrangig seitliche Rumpfmuskulatur

Den seitlichen Bereich des Rumpfes trainieren Sie effektiv mit dem seitlichen Stütz. Einsteiger stützen sich auf dem Unterarm ab; Fortgeschrittene können im Handstütz üben. Der seitliche Stütz lässt sich mit Oberkörperdrehungen verbinden. Auch erreichen Sie eine wirkungsvolle Kräftigung, indem Sie im Stand den Körper seitlich beugen. Eine weitere effektive Trainingsmöglichkeit ist es, in Seitenlage die gestreckten Beine und/oder die nach oben gestreckten Armen anzuheben, was mit der Nutzung von Kurzhanteln und Fußgewichten sowie instabilem Untergrund sehr intensiv wird. Außerdem wird die seitliche Rumpfmuskulatur bei allen Übungen in anderen Trainingsabschnitten mitgekräftigt, bei denen der Rumpf rotiert wird.

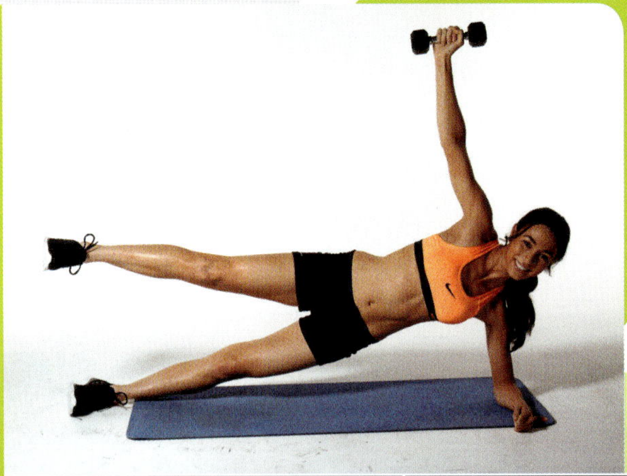

Der seitliche Unterarmstütz.

LEVEL 1 EINSTEIGER	LEVEL 2 LEICHT GEÜBTE	LEVEL 3 FORTGESCHRITTENE
H 93: Seitlicher Unterarmstütz ohne Gewicht	H 93: Seitlicher Unterarmstütz mit Gewicht auf Hüfte H 94: Seitlicher Handstütz ohne Gewicht	H 93: Seitlicher Unterarmstütz mit hochgehaltenem Gewicht H 94: Seitlicher Handstütz mit Gewicht (auf Hüfte oder hochgehalten)
	H 95: Rotation ohne Gewicht im seitlichen Stütz (auf Unterarm oder Hand) H 96: T-Stütz ohne Gewicht	H 95: Rotation mit Gewicht im seitlichen Stütz (auf Unterarm oder Hand) H 96: T-Stütz mit Gewicht
H 97: Seitliches Oberkörperbeugen mit hochgestrecktem Armen ohne Gewicht	H 97: Seitliches Oberkörperbeugen mit hochgehaltenem Gewicht H 98: Seitliches Oberkörperbeugen mit hängendem Gewicht	H 97: Seitliches Oberkörperbeugen mit zwei hochgehaltenen Kurzhanteln
H 99: Beinanheben in Seitenlage ohne Fußgewicht H 100: Oberkörperanheben in Seitenlage ohne Gewicht	H 99: Beinanheben in Seitenlage mit Fußgewicht H 100: Oberkörperanheben und Knieanziehen in Seitenlage	H 99: Beinanheben in Seitenlage auf Gymnastikball H 100: Oberkörperanheben in Seitenlage auf Gymnastikball

Vorrangig hintere Rumpfmuskulatur

Den hinteren Rumpfbereich trainieren Sie mit Übungen, bei denen Sie den Oberkörper aufrichten sowie die Beine rückwärtig anheben. Im Hanteltraining hat sich gezeigt, dass mit den Varianten des »Kreuzhebens« sehr gute Resultate erzielt werden. Beim »Hantelschwingen« werden viele Bereiche des Körpers aktiviert, der Rumpf besonders intensiv. Sie können die Muskulatur auch mit Körperanheben aus der Bauchlage effektiv kräftigen, was auf dem Gymnastikball deutlich anspruchsvoller wird. Außerdem wird die Muskulatur bei rückwärtigen Stützübungen intensiv gekräftigt, was sich durch Beinanheben mit Fußgewicht intensiv gestalten lässt. Eine weitere Trainingsmöglichkeit sind Rumpfrotationen im vorgebeugten Stand.

Die Übungen »H 68: Kreuzheben mit fast gestreckten Beinen«, »H 69: Einbeiniges Kreuzheben mit fast gestrecktem Bein«, »H 70: Beinrückheben im vorgebeugten Einbeinstand« und »H 71: T-Stand« kräftigen nicht nur die hintere Beinmuskulatur sehr intensiv, sondern auch den hinteren Bereich des Rumpfes.

LEVEL 1 EINSTEIGER	LEVEL 2 LEICHT GEÜBTE	LEVEL 3 FORTGESCHRITTENE
	H 101: Kreuzheben H 102: Schubkarren-Kreuzheben	H 101: Kreuzheben einarmig H 102: Schubkarren-Kreuzheben einarmig
H 103: Hantelschwingen beidarmig	H 104: Hantelschwingen einarmig	
H 105: Körperanheben aus Bauchlage ohne Gewicht H 106: Oberkörperanheben auf Gymnastikball ohne Gewicht Alternative: auf Sofapolster	H 105: Körperanheben aus Bauchlage mit Gewicht in Händen H 106: Oberkörperanheben auf Gymnastikball mit gebeugten Armen mit Gewicht Alternative: auf Sofapolster	H 105: Körperanheben aus Bauchlage mit Gewicht in Händen und an Füßen H 106: Oberkörperanheben mit gestreckten Armen mit Gewicht Alternative: auf Sofapolster
H 107: Rückwärtiger Unterarmstütz	H 107: Rückwärtiger Unterarmstütz mit Beinanheben Alternative: mit Fersen auf instabilem Untergrund H 108: Rückwärtiger Handstütz	H 108: Rückwärtiger Handstütz mit Beinanheben Alternative: mit Händen oder Ferse(n) auf instabilem Untergrund
H 109: Rumpfdrehen im vorgebeugten Stand ohne Gewicht	H 109: Rumpfdrehen im vorgebeugten Stand mit Gewicht vor der Brust	H 109: Rumpfdrehen im vorgebeugten Stand mit vorgestrecktem Gewicht

H 79 LEVEL 2 CRUNCH NACH OBEN MIT GEWICHT

KRÄFTIGUNG

vordere Bauchmuskulatur
seitliche Bauchmuskulatur

AUSGANGSPOSITION

Sie befinden sich in Rückenlage, die Beine sind angezogen auf dem Boden aufgestellt, und das Kinn ist leicht zur Brust gezogen. Über der Brust halten Sie mit hochgestreckten Armen eine Hantelscheibe oder eine Kurzhantel. Drücken Sie die Füße auf den Boden und spannen Sie die Bauch- und die Gesäßmuskulatur an.

DURCHFÜHRUNG

Bewegen Sie langsam den Oberkörper nach oben, wobei Sie das Gewicht gerade hochdrücken. Halten Sie kurz die hohe Position. Dann senken Sie den Oberkörper langsam wieder, ohne jedoch den Kopf abzulegen, um schließlich die Übung zu wiederholen. Führen Sie die Übung mit der Kraft der Bauchmuskulatur aus, ohne sie durch Schwungholen zu vereinfachen.

VARIANTE

Einsteiger üben ohne Gewicht (Level 1). Fortgeschrittene können die Beine gebeugt oder nach oben gestreckt in der Luft halten (Level 3).

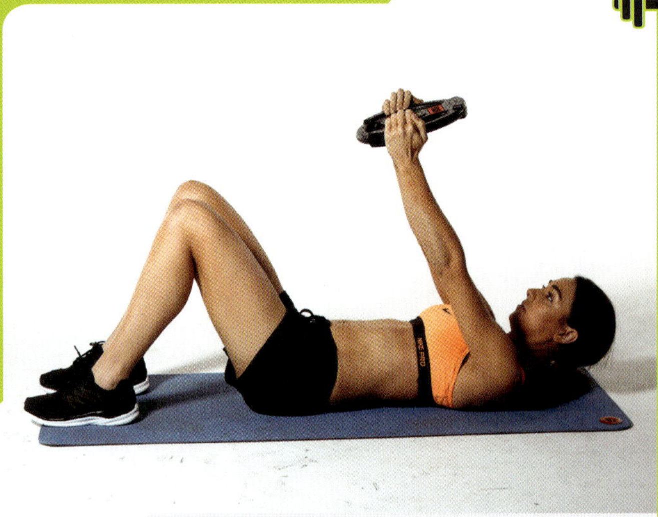

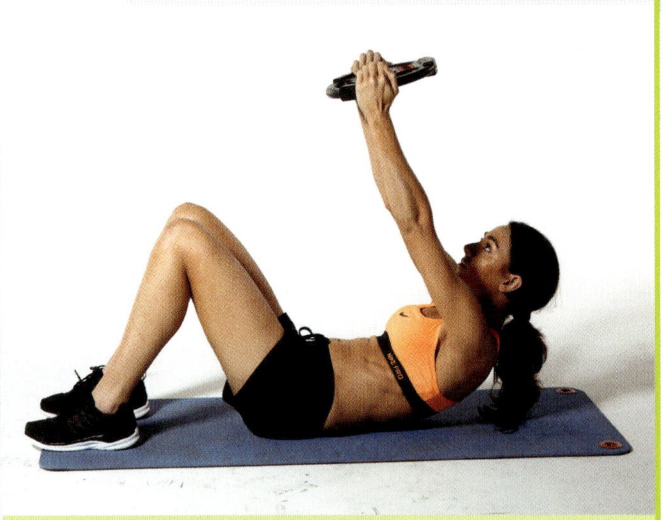

Die Ausgangs- und die Endposition.

CRUNCH NACH OBEN AUF GYMNASTIKBALL MIT GEWICHT

H 80
LEVEL 3

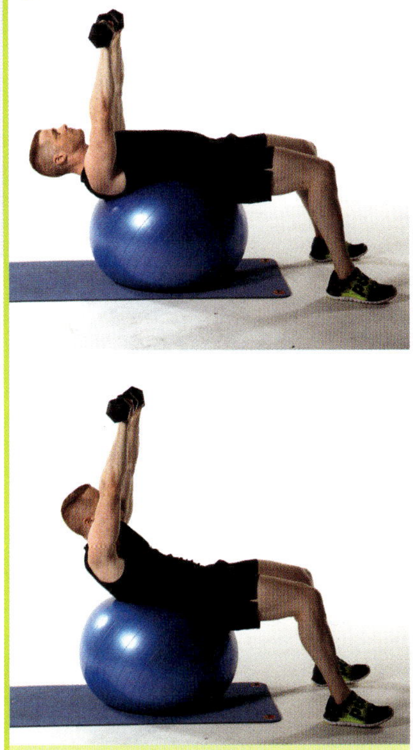

Die Ausgangs- und die Endposition.

KRÄFTIGUNG

Rumpf-, insbesondere vordere Bauchmuskulatur

AUSGANGSPOSITION

Sie befinden sich in Rückenlage auf einem Gymnastikball, das Kinn ist leicht zur Brust gezogen. Über der Brust halten Sie Kurzhanteln mit hochgestreckten Armen. Drücken Sie die Füße fest auf den Boden und spannen Sie die Bauch- und die Gesäßmuskulatur an, um die Position zu stabilisieren.

DURCHFÜHRUNG

Bewegen Sie langsam den Oberkörper nach oben, wobei Sie das Gewicht gerade hochdrücken. Halten Sie kurz die angehobene Position. Dann senken Sie den Oberkörper langsam wieder, um schließlich die Übung zu wiederholen. Führen Sie die Übung mit der Kraft der Bauchmuskulatur aus, ohne sie durch Schwungholen zu vereinfachen. Achten Sie auch darauf, dass Sie die Position auf dem Gymnastikball durchgehend stabil halten.

VARIANTE

Sie vereinfachen die Übung, indem Sie ohne Gewicht üben (Level 2). Sie können die Übung noch intensivieren, wenn Sie einen Fuß angehoben in der Luft halten.

Alternativ können Sie eine Hantelscheibe nutzen. Auch mit einer Langhantel ist die Übung möglich; dies setzt allerdings Trainingserfahrung oder einen Trainingspartner voraus, da – falls die Position nicht gehalten werden kann – Verletzungsgefahr mit der Hantel besteht.

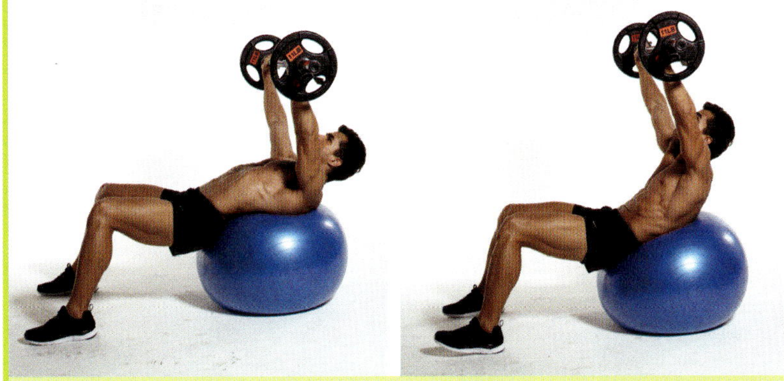

Die Variante mit Langhantel.

H 81 LEVEL 3 CRUNCH NACH VORNE AUF GYMNASTIKBALL MIT GEWICHT

KRÄFTIGUNG

Rumpf-, insbesondere vordere Bauchmuskulatur

AUSGANGSPOSITION

Sie befinden sich in Rückenlage auf einem Gymnastikball, das Kinn ist leicht zur Brust gezogen. Über der Brust halten Sie eine Hantelscheibe oder eine Kurzhantel. Drücken Sie die Füße fest auf den Boden und spannen Sie die Bauch- und die Gesäßmuskulatur an.

DURCHFÜHRUNG

Heben Sie den Oberkörper nach vorne an, ohne dies mit Schwungholen zu vereinfachen. Halten Sie kurz die angehobene Position. Dann senken Sie den Oberkörper langsam in die Ausgangsposition zurück, um schließlich die Übung zu wiederholen. Achten Sie auf eine stabile Position auf dem Gymnastikball.

VARIANTE

Einsteiger üben ohne Gewicht (Level 1). Weit Fortgeschrittene können die Arme gestreckt neben dem Kopf halten und/oder einen Fuß anheben.

Alternativ können Sie den Oberkörper diagonal nach vorne aufrichten, um die schräge Bauchmuskulatur intensiver zu kräftigen.

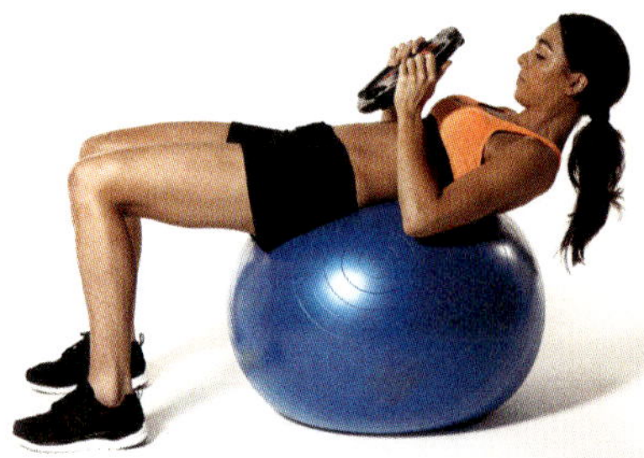

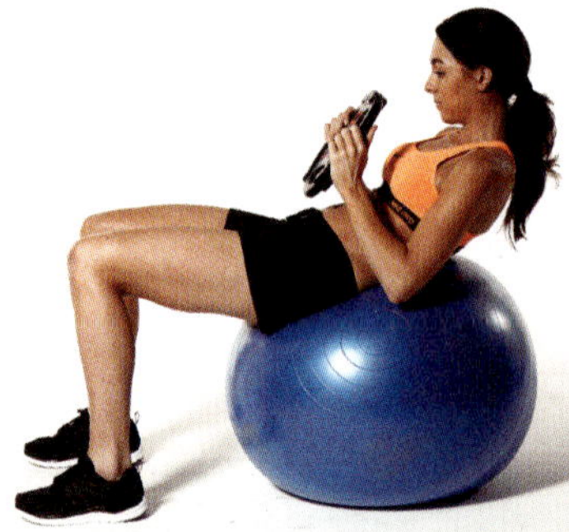

Die Ausgangs- und die Endposition.

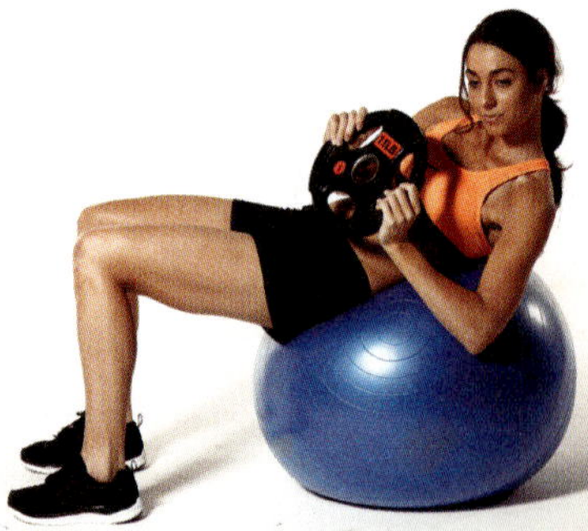

Der diagonale Crunch auf dem Gymnastikball.

ÜBUNGEN FÜR DEN RUMPF

OBERKÖRPERANHEBEN MIT GEWICHT

H 82
LEVEL 3

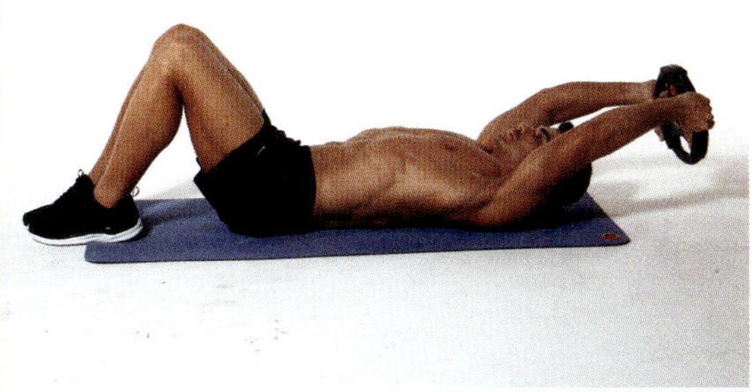

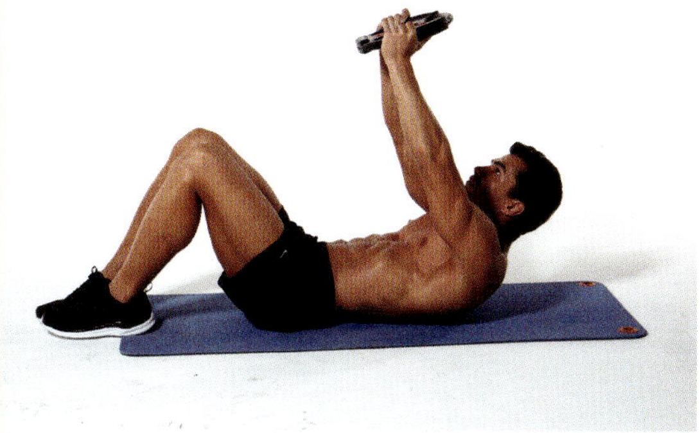

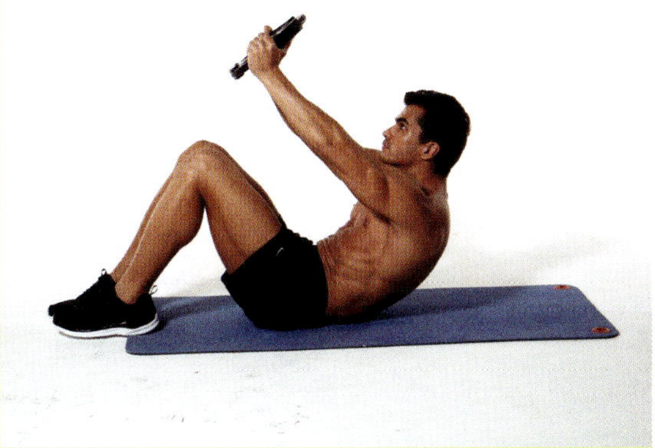

Der Bewegungsablauf nach vorne.

KRÄFTIGUNG

●●● vordere Bauchmuskulatur
● seitliche Bauch- und untere Rückenmuskulatur

AUSGANGSPOSITION

Sie befinden sich in Rückenlage mit angezogenen Beinen. Die Arme sind neben den Schläfen, in den Händen halten Sie eine Hantelscheibe, und das Kinn ist leicht angezogen. Drücken Sie die Füße auf, spannen Sie die Gesäßmuskulatur an und den unteren Rücken gegen den Boden, um ein Hohlkreuz zu vermeiden.

DURCHFÜHRUNG

Heben Sie den Oberkörper an und bewegen Sie die Hantelscheibe in Richtung der Beine. Dann senken Sie den Oberkörper und die Scheibe in die Ausgangsposition zurück, um die Übung zu wiederholen. Achten Sie darauf, dass der untere Rücken durchgehend Bodenkontakt hat und somit ein Hohlkreuz vermieden wird.

VARIANTE

Sie intensivieren die Übung, indem Sie die Hantelscheibe nach vorne zwischen die Knie bewegen und auch Drehungen nach links und rechts einfügen. Falls Sie bei der Rückwärtsbewegung die Spannung noch nicht halten können und ins Hohlkreuz fallen, dann reduzieren Sie den Bewegungsumfang (Level 2). Einsteiger können vorerst ohne Gewicht üben (Level 1).
Sie können die Übung auch mit einer oder zwei Kurzhanteln ausführen.

H 83 ROLL-OUT MIT LANGHANTEL

LEVEL 2

KRÄFTIGUNG

Rumpfmuskulatur, insbesondere vordere Bauchmuskulatur

AUSGANGSPOSITION

Legen Sie eine Langhantel auf dem Boden ab, auf der zwei 5- oder 10-kg-Scheiben befestigt sind. Begeben Sie sich auf die Knie und stützen Sie sich leicht mit den Händen auf die Hantel. Die Arme sind gestreckt und die Hände etwa schulterbreit auseinander. Bringen Sie die Bauch- und die Gesäßmuskulatur in Spannung.

DURCHFÜHRUNG

Rollen Sie die Langhantel langsam vorwärts und strecken Sie dabei den Körper mit. Die Arme bleiben gerade und die Gesäßmuskulatur angespannt. Halten Sie kurz die Position. Dann rollen Sie die Hantel mit der Kraft Ihrer Bauchmuskulatur zurück und richten Ihren Körper wieder auf. Achten Sie darauf, dass sich kein Hohlkreuz einstellt.

VARIANTE

Sie vereinfachen die Übung, indem Sie mit kleinem Bewegungsumfang üben. Einsteiger in das Krafttraining sollten jedoch auf diese intensive Übung verzichten. Fortgeschrittene können weit nach vorne rollen (Level 3). Einige Sportler üben mit angehobenen Unterschenkeln.

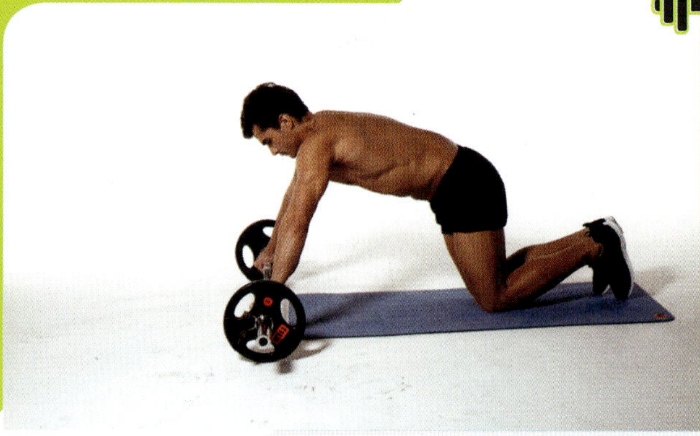

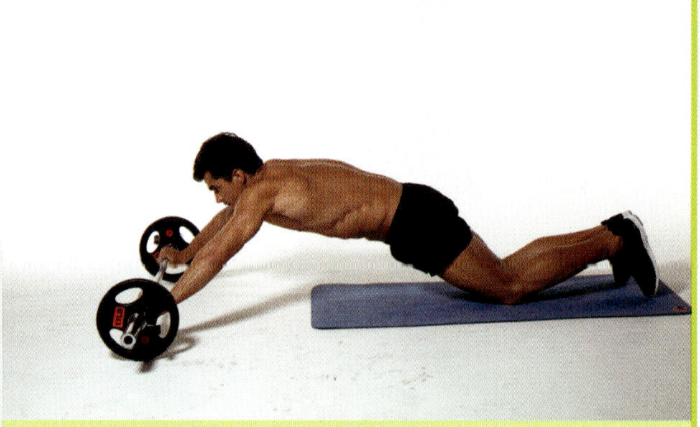

Die Ausgangs- und die Endposition.

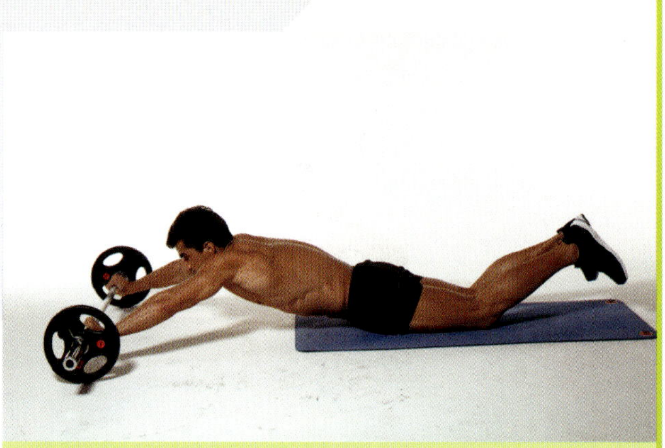

Das weite Ausrollen für Fortgeschrittene.

OBERKÖRPERSENKEN MIT DREHUNGEN MIT GEWICHT

H 84
LEVEL 2

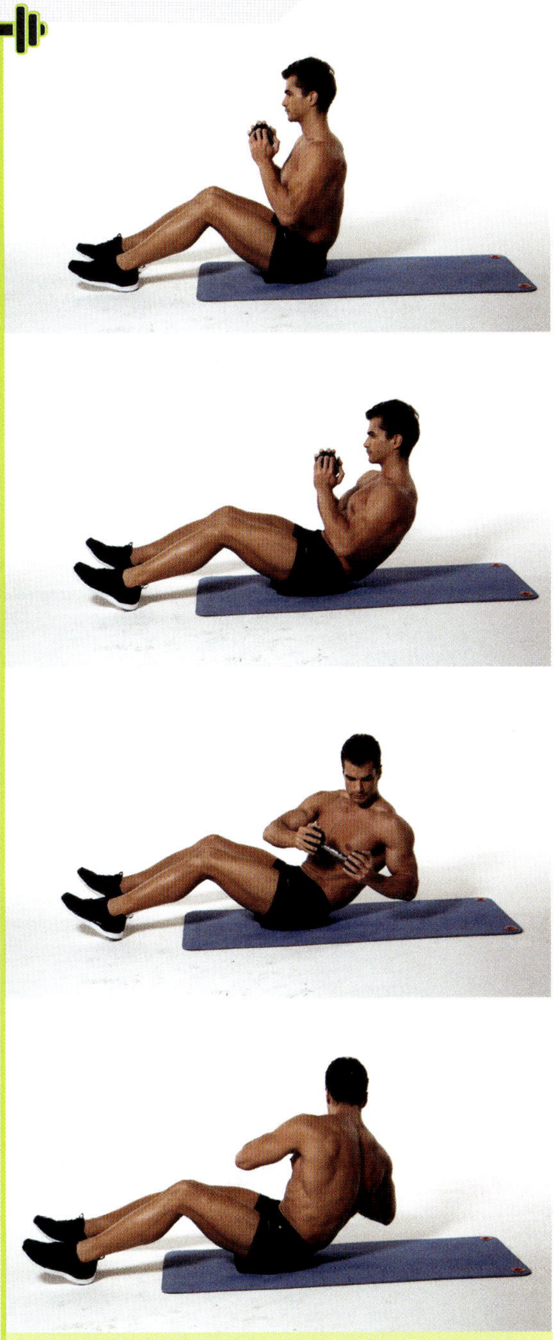

Der Bewegungsablauf

KRÄFTIGUNG

vordere und seitliche Bauchmuskulatur
untere Rückenmuskulatur

AUSGANGSPOSITION

Sie sitzen auf dem Boden mit angezogenen Beinen und aufgestellten Fersen. Vor der Brust halten Sie eine Kurzhantel oder eine Hantelscheibe. Drücken Sie die Fersen auf den Boden und spannen Sie die Bauch- und die Gesäßmuskulatur an, um die Position zu stabilisieren.

DURCHFÜHRUNG

Senken Sie langsam den Oberkörper etwas nach unten und halten Sie diese Position. Machen Sie jeweils eine Drehung nach links und nach rechts. Dann senken Sie den Oberkörper weiter nach unten und wiederholen die Drehungen. Fahren Sie so fort, bis Sie den Boden erreicht haben, was abhängig vom Trainingsplan 30 bis 60 Sekunden dauern sollte. Halten Sie mindestens drei Position und achten Sie auf eine gleichmäßige Atmung.

VARIANTE

Sie intensivieren die Übung, indem Sie mit gestreckten Armen üben. Fortgeschrittene legen den Oberkörper nicht ab, sondern bewegen ihn wieder nach oben (Level 3). Einsteiger üben ohne Gewicht (Level 1).

H 85 LEVEL 2 TWIST MIT GEBEUGT ANGEHOBENEN BEINEN MIT GEWICHT

KRÄFTIGUNG

- ●● vordere und seitliche Bauchmuskulatur
- ● untere Rückenmuskulatur

AUSGANGSPOSITION

Sie sitzen auf dem Boden mit angezogenen Beinen. Vor dem Körper halten Sie eine Hantelscheibe oder eine Kurzhantel. Spannen Sie die Bauch- und die Gesäßmuskulatur an. Nun lehnen Sie zuerst den Oberkörper etwas zurück und heben dann die gebeugten Beine an; es hat nur noch das Gesäß Bodenkontakt. Balancieren Sie diese Position aus.

DURCHFÜHRUNG

Bewegen Sie das Zusatzgewicht abwechselnd zur rechten Seite und zur linken Seite. Der Rumpf bleibt durchgehend in Spannung, und die Hüften und die Beine werden möglichst wenig bewegt. Fahren Sie mit den Bewegungen fort, bis Sie die beabsichtigte Übungsdauer oder Wiederholungsanzahl erreicht haben.

VARIANTE

Sie intensivieren die Übung, indem Sie die Beine gestreckt halten, auch können Sie mit dem Gewicht seitlich den Boden berühren (Level 3). Einsteiger führen die Übung ohne Gewicht aus und/oder lassen die Füße auf dem Boden aufgestellt (Level 1).

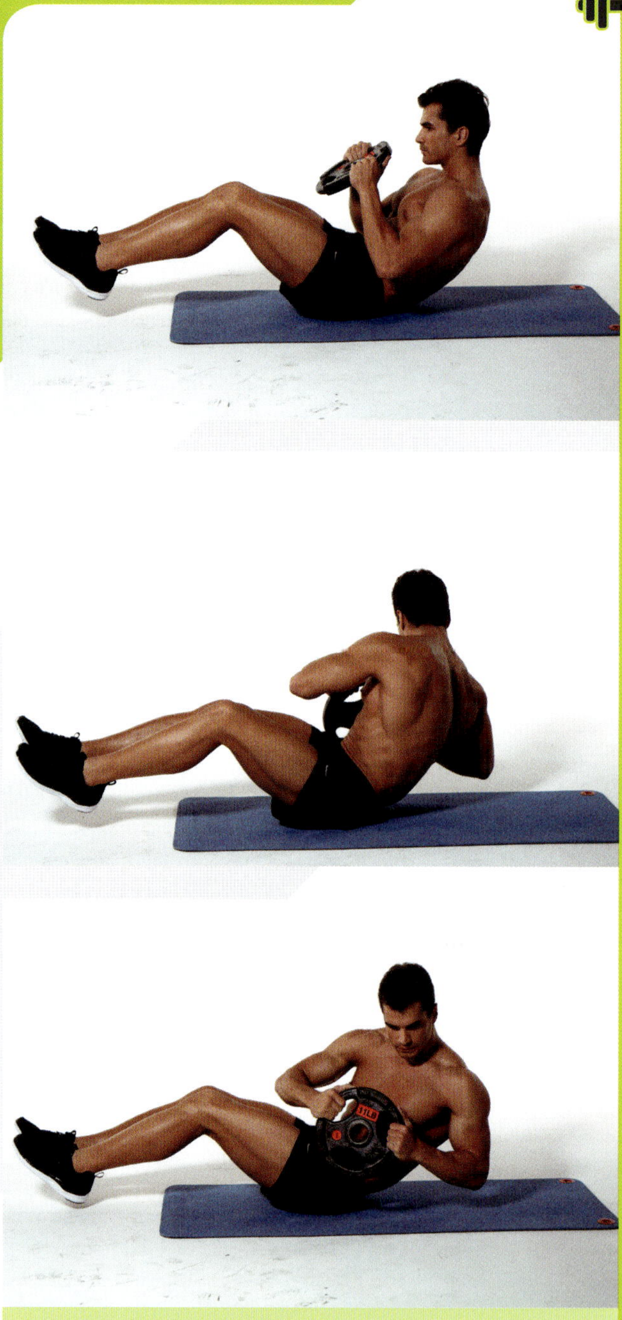

Der Bewegungsablauf.

KLAPPMESSER MIT GEWICHT

H 86
LEVEL 2

KRÄFTIGUNG

vordere Bauchmuskulatur
seitliche Bauch- und untere Rückenmuskulatur

AUSGANGSPOSITION

Sie liegen auf dem Rücken mit gestreckten Beinen. Die Arme sind neben den Schläfen, in den Händen halten Sie eine Kurzhantel oder Hantelscheibe, und das Kinn ist leicht zur Brust gezogen. Spannen Sie die Bauch- und die Gesäßmuskulatur an und heben Sie dann den Oberkörper und die Beine etwas vom Boden ab.

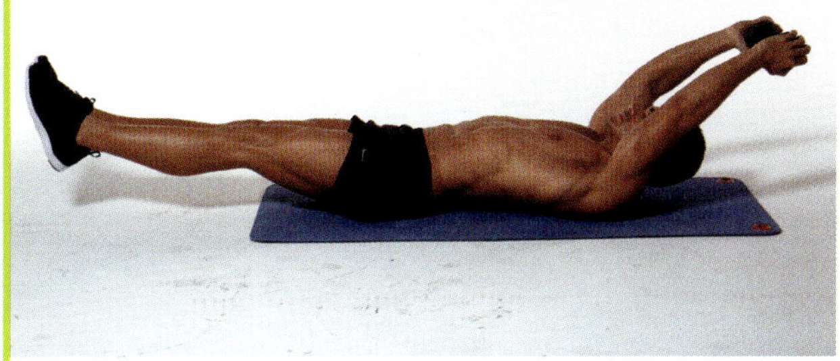

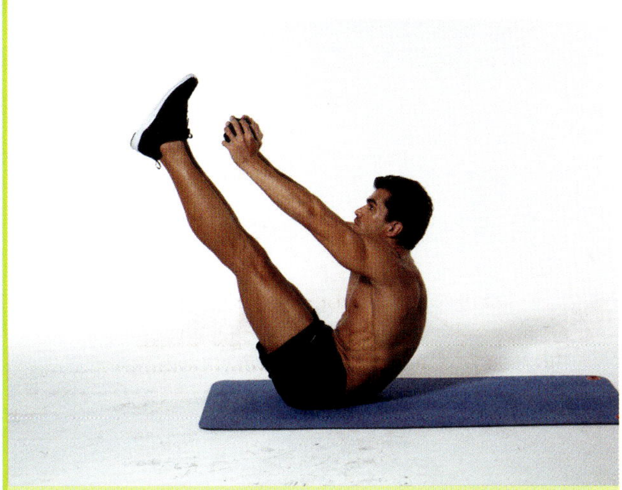

Die Ausgangs- und die Endposition.

DURCHFÜHRUNG

Heben Sie gleichzeitig den Oberkörper und die gestreckten Beine; die Hantel bewegt sich in Richtung der Schienbeine. Halten Sie kurz die angehobene Position. Dann bewegen Sie sich in die Ausgangsposition zurück, ohne den Oberkörper und die Beine abzulegen, um schließlich die Übung zu wiederholen. Halten Sie durchgehend die Rumpfmuskulatur in Spannung und achten Sie auch darauf, dass Sie beim Absenken kein Hohlkreuz einnehmen.

VARIANTE

Einsteiger üben zuerst ohne Zusatzgewicht (Level 1). Weit Fortgeschrittene können mit Gewichten in den Händen und an den Füßen üben (Level 3).

H 87 LEVEL 2 BEINHEBEN IN RÜCKLAGE MIT GEWICHT

KRÄFTIGUNG

vordere Bauchmuskulatur
seitliche Bauch-, untere Rücken- und vordere Oberschenkelmuskulatur

AUSGANGSPOSITION

Sie befinden sich in Rückenlage mit gestreckten Beinen. Zwischen den Füßen halten Sie eine aufgerichtete Kurzhantel. Spannen Sie die Bauch- und Gesäßmuskulatur an, bevor Sie den Oberkörper leicht anheben. Stabilisieren Sie mit den Händen die Position und heben Sie dann die Beine etwas vom Boden ab, wobei der untere Rücken am Boden bleibt.

DURCHFÜHRUNG

Heben Sie die gestreckt gehaltenen Beine hoch. Die Bewegung erfolgt aus der Bauchmuskulatur, ohne Schwung. Halten Sie kurz die hohe Position. Dann senken Sie die Beine wieder, ohne Sie jedoch abzulegen, um die Übung zu wiederholen. Achten Sie darauf, dass der untere Rücken durchgehend Bodenkontakt hat, um ein Hohlkreuz zu vermeiden.

VARIANTE

Einsteiger üben zuerst ohne Gewicht (Level 1). Fortgeschrittene halten die Arme neben den Schläfen und in den Händen ein Zusatzgewicht (Level 3). Sie können die Beine abwechselnd nach rechts und links anheben, um die schräge und seitliche Bauchmuskulatur intensiver zu trainieren. Als Alternative können Sie »Beinsenken« ausführen, wozu Sie die Beine in der Ausgangsposition fast gerade angehoben in der Luft halten. Aus dieser Position senken Sie dann langsam die Beine zum Boden ab.

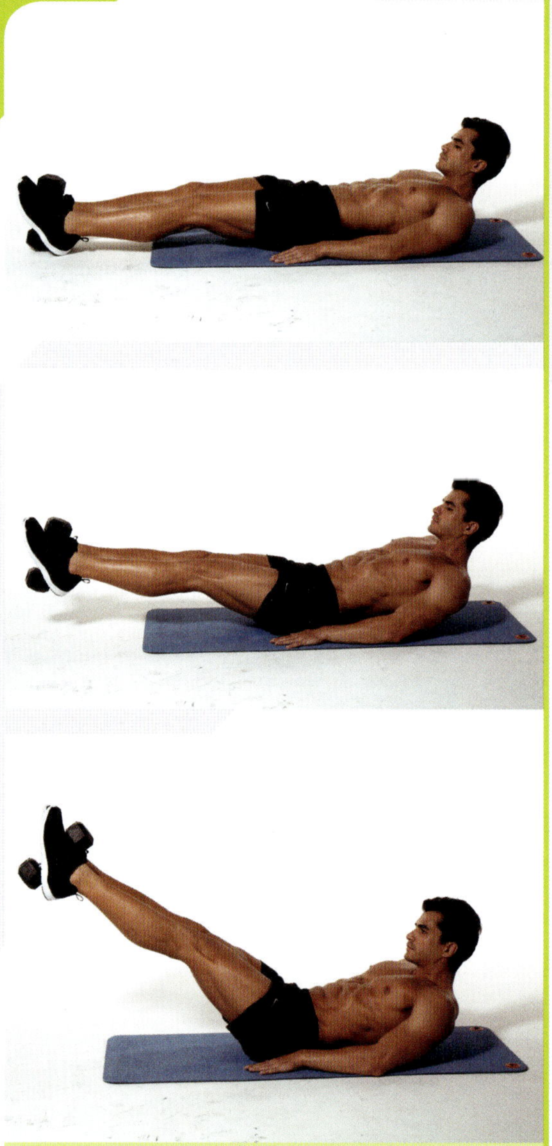

Der Bewegungsablauf.

GEBEUGTES BEINHEBEN IM HÄNGEN MIT GEWICHT

H 88
LEVEL 2

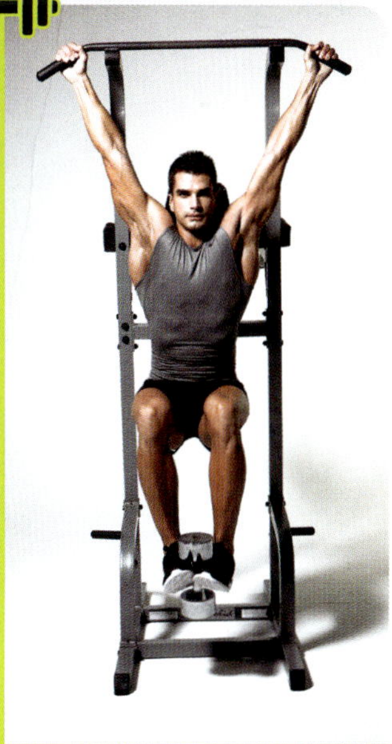

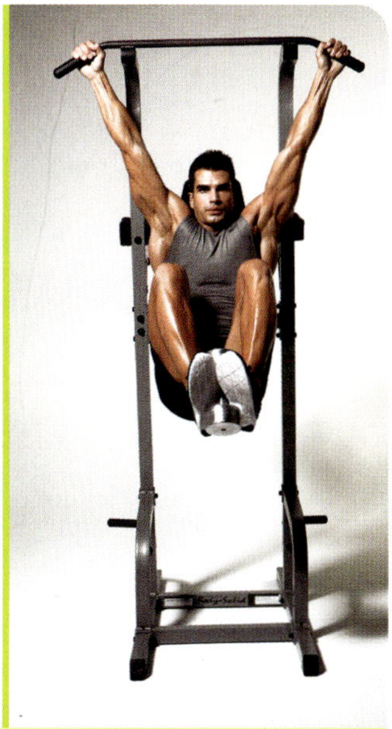

Die Übung mit Anziehen der Knie.

KRÄFTIGUNG

- Rumpfmuskulatur, insbesondere vordere Bauchmuskulatur
- Unterarm-, obere Rücken-, vordere Oberarm- und Oberschenkelmuskulatur

AUSGANGSPOSITION

Sie hängen mit festem Griff an einer Klimmzugstange und halten eine aufgerichtete Kurzhantel zwischen den Füßen. Die Arme sind mindestens schulterbreit auseinander, und die Handflächen zeigen nach vorn. Spannen Sie die Bauch- und die Gesäßmuskulatur an und ziehen Sie die Schulterblätter zusammen und nach unten.

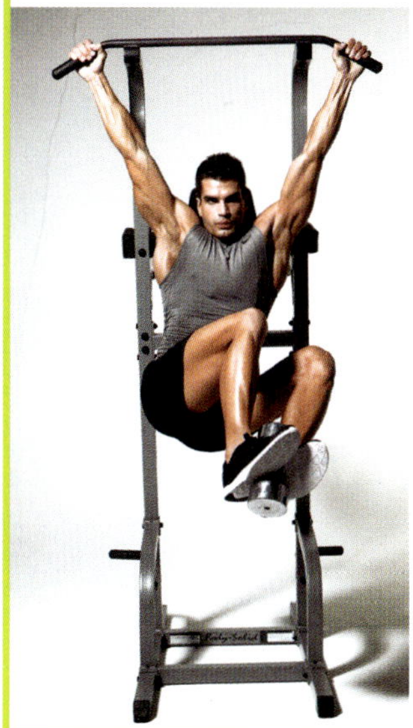

Das diagonale Beinheben zur linken Seite.

DURCHFÜHRUNG

Ziehen Sie die Knie hoch zum Oberkörper. Halten Sie kurz die angehobene Position. Dann senken Sie die Knie langsam zur Ausgangsposition zurück, um schließlich die Übung zu wiederholen. Vermeiden Sie Ausweichbewegungen wie Schwungholen.

VARIANTE

Einsteiger üben ohne Gewicht (Level 1); Fortgeschrittene können mit gestreckten Beinen üben (Level 3).
Als Alternative können Sie die Knie oder die gestreckten Beine abwechselnd nach links und nach rechts anheben, um die seitliche Rumpfmuskulatur intensiver zu trainieren.

H 89 FRONTALER UNTERARMSTÜTZ

LEVEL 1

KRÄFTIGUNG

- ●●● Rumpfmuskulatur, insbesondere vordere Bauchmuskulatur
- ● Schulter- und vordere Oberschenkelmuskulatur

AUSGANGSPOSITION

Sie liegen auf dem Bauch und stützen sich mit den Unterarmen und den Zehen auf den Boden. Die Ellbogen befinden sich unter den Schultergelenken. Spannen Sie die Bauch- und die Gesäßmuskulatur an.

DURCHFÜHRUNG

Drücken Sie den Oberkörper hoch, bis der Rücken gerade ist und die Beine gestreckt sind. Spannen Sie die Füße und die Ellbogen zueinander, ohne diese aber tatsächlich zu bewegen. Halten Sie diese Position abhängig vom Leistungsniveau für 30 bis 60 Sekunden und konzentrieren Sie sich auf die Aktivität der Bauchmuskulatur. Vermeiden Sie ein Hohlkreuz und achten Sie auf eine gleichmäßige Atmung. Das statische Halten entspricht der Ausführung eines Übungssatzes. Bauen Sie eine möglichst große Zugspannung zwischen Füßen und Ellbogen auf, damit die Muskulatur optimal aktiviert wird.

VARIANTE

Sie intensivieren die Übung, indem Sie einen Arm nach vorne strecken oder an die Körperseite legen. Alternativ können Sie einen Fuß anheben (Level 2). Fortgeschrittene können eine Kurzhantel einsetzen oder einen Arm und den diagonalen Fuß anheben. Außerdem erreichen Sie eine intensive Aktivierung, wenn Sie die Zehen auf einem instabilen Untergrund positionieren (Level 3).

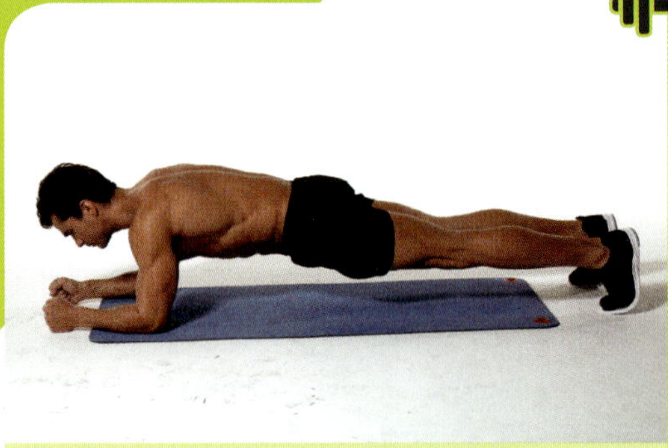

Der Unterarmstütz als Einstiegsvariante.

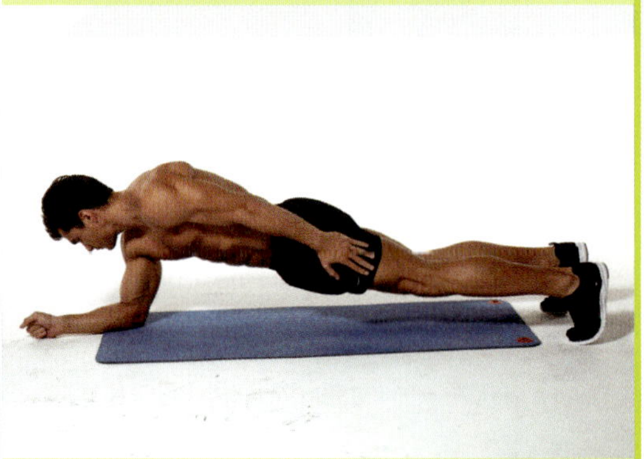

Die Intensivierung mit Armanheben.

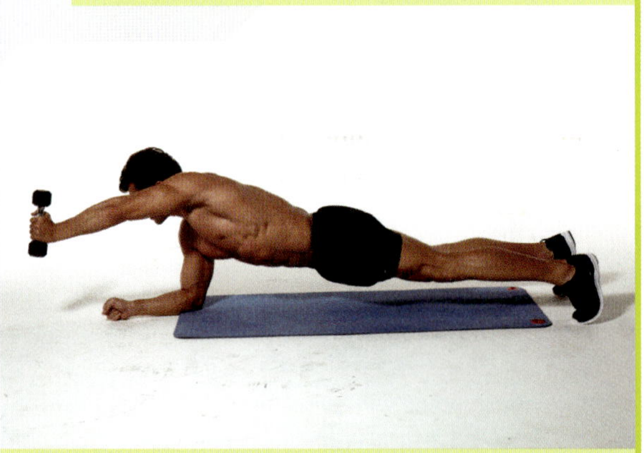

Die Intensivierung durch einarmige Ausführung.

FRONTALER HANDSTÜTZ AUF KURZHANTELN

H 90
LEVEL 2

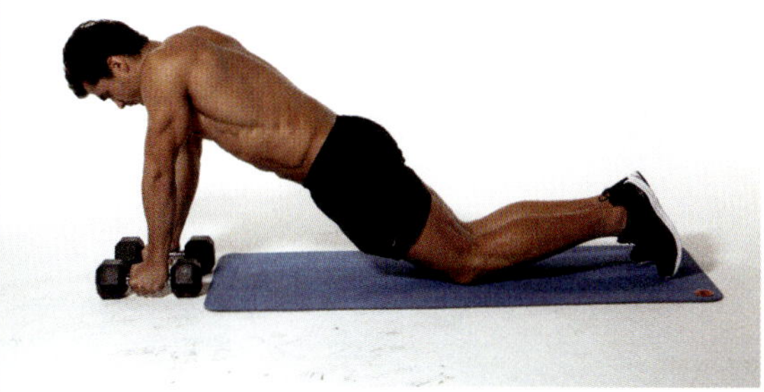

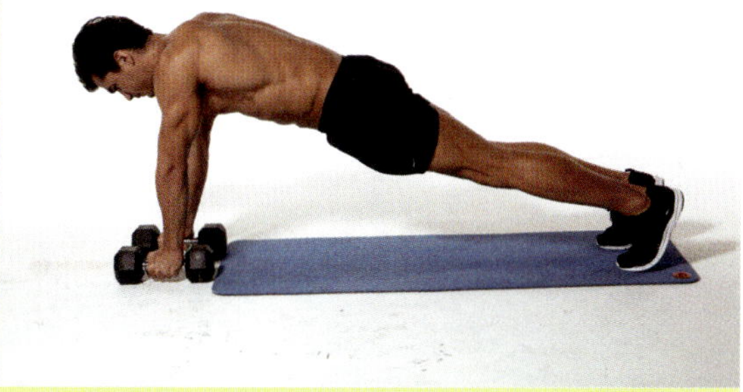

Die Ausgangs- und die Endposition.

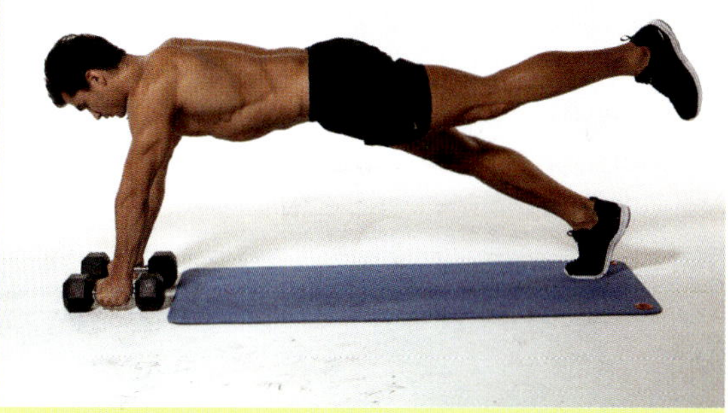

Die intensive Variante »Verlängerter Stütz mit Beinanheben«.

KRÄFTIGUNG

●● Rumpfmuskulatur, insbesondere vordere Bauchmuskulatur

● Brust-, Unterarm-, Schulter-, hintere Oberarm- und vordere Oberschenkelmuskulatur

AUSGANGSPOSITION

Sie befinden sich am Boden und stützen sich auf zwei Kurzhanteln. Die Arme sind gestreckt, mit den Ellbogen unter den Schultergelenken, und die Handflächen zeigen zueinander. Spannen Sie die Bauch- und die Gesäßmuskulatur an.

DURCHFÜHRUNG

Drücken Sie den Oberkörper nach oben, bis der Rücken gerade ist und die Beine gestreckt sind. Halten Sie diese Position abhängig vom Leistungsniveau für 30 bis 60 Sekunden und konzentrieren Sie sich auf die Aktivität der Bauchmuskulatur. Achten Sie auf gleichmäßige Atmung sowie darauf, dass der Oberkörper nicht in ein Hohlkreuz sinkt.

VARIANTE

Sie intensivieren die Übung, indem Sie die Hanteln etwas weiter vorne platzieren, da es dann schwieriger wird, die Position zu stabilisieren (»Verlängerter Stütz«).
Einsteiger üben mit den Händen am Boden (Level 1); Fortgeschrittene heben abwechselnd ein Bein an (Level 3). Sie erreichen eine weitere Intensivierung, wenn Sie die Zehen auf einem instabilen Untergrund aufstellen. Weit Fortgeschrittene können eine Kurzhantel nach vorne anheben.

H 91 LEVEL 1 SCHWINGEN VON OBEN NACH UNTEN

KRÄFTIGUNG

Rumpf-, Schulter- und Nackenmuskulatur
Arm-, Brust-, obere Rücken-, Bein- und Gesäßmuskulatur

AUSGANGSPOSITION

Sie stehen aufrecht im schulterbreiten Stand mit leicht gebeugten Beinen. Die Arme hängen vor den Oberschenkeln, und in den Händen halten Sie eine Kurzhantel, wobei eine Hand auf die andere gelegt ist und die Handinnenseiten nach vorne zeigen. Spannen Sie die Bauch- und die Gesäßmuskulatur an und ziehen Sie die Schultern nach hinten unten.

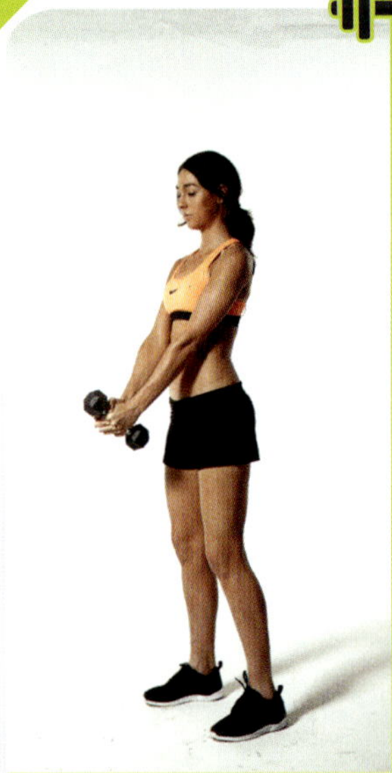

Die Ausgangsposition.

DURCHFÜHRUNG

Heben Sie zuerst die Hantel gerade über den Kopf, wobei Sie auf die Zehen gehen können. Von dieser Position aus schwingen Sie die Hantel nach unten zwischen den Beinen hindurch und bewegen sich gleichzeitig in die Kniebeuge. Anschließend schwingen Sie die Hantel wieder hoch, um die Übung zu wiederholen. Achten Sie darauf, dass Sie den Rumpf durchgehend in Spannung halten, und führen Sie rhythmische Bewegungen aus.
Machen Sie die Bewegung zuerst wenig kraftvoll, um den Bewegungsablauf zu erlernen.

VARIANTE

Sie intensivieren die Übung durch die Verwendung einer schwereren Hantel. Fortgeschrittene können im Einbeinstand üben (Level 3). Dazu wird das Knie in gestreckter Standposition angezogen und dann mitgeschwungen.

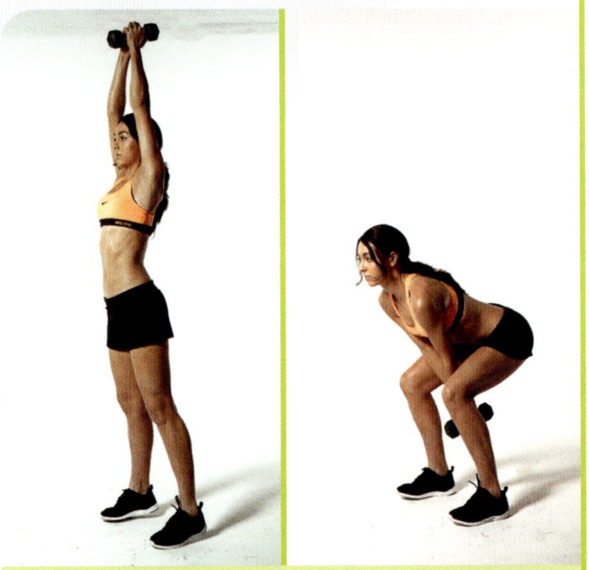

Der Bewegungsablauf im beidbeinigen Stand.

ÜBUNGEN FÜR DEN RUMPF

DIAGONALES SCHWINGEN MIT DREHUNG (HOLZHACKEN)

H 92
LEVEL 2

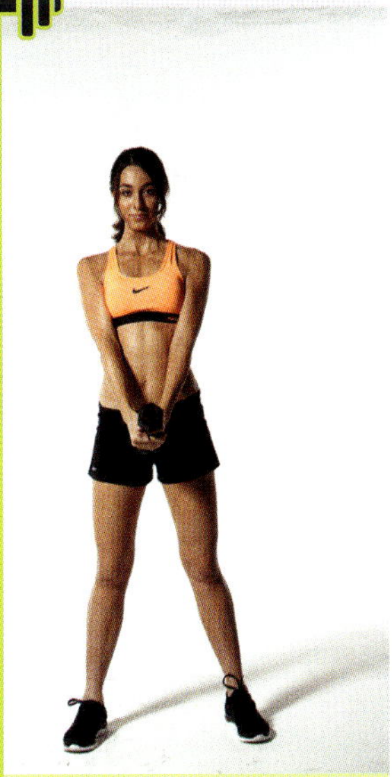

Die Ausgangsposition.

KRÄFTIGUNG

Rumpf-, Schulter- und Nackenmuskulatur
Arm-, Brust-, obere Rücken-, Bein- und Gesäßmuskulatur

AUSGANGSPOSITION

Sie stehen aufrecht im schulterbreiten Stand mit leicht gebeugten Beinen. Die Arme sind nach vorne unten gestreckt, und in den Händen halten Sie eine Kurzhantel, wobei eine Hand auf die andere gelegt ist und die Handinnenseiten nach vorne zeigen. Aktivieren Sie die Bauch- und die Gesäßmuskulatur und spannen Sie die Schultern nach hinten unten.

DURCHFÜHRUNG

Bewegen Sie die Hantel nach links oben und strecken Sie sich. Dabei drehen sich der Körper und der rechte Fuß mit. Vor dieser Position aus schwingen Sie die Hantel nach rechts unten, ähnlich, als würden Sie »Holz hacken«; der Körper dreht sich zurück, und die Beine beugen sich etwas. Anschließend heben Sie die Hantel wieder an und wiederholen die Übung. Achten Sie auf rhythmische Bewegungen sowie auf die Anspannung der stabilisierenden Muskulatur. Üben Sie die Bewegung zuerst wenig kraftvoll und konzentrieren Sie sich darauf, die Körperspannung zu halten.

Nachdem Sie die geplanten Wiederholungen zu einer Seite ausgeführt haben, trainieren Sie die andere Seite.

VARIANTE

Sie können die Übung auch abwechselnd nach links und nach rechts ausführen.

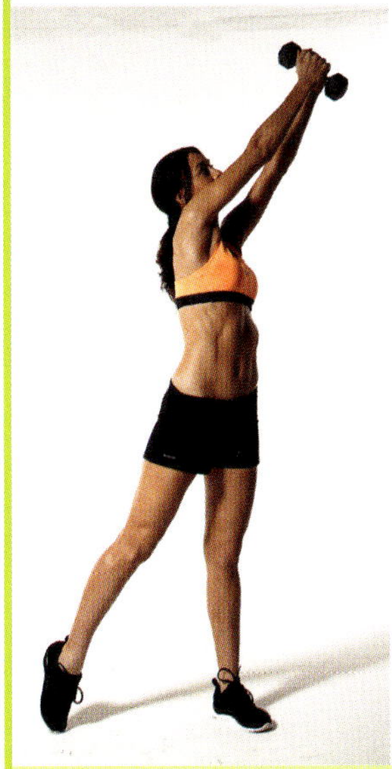

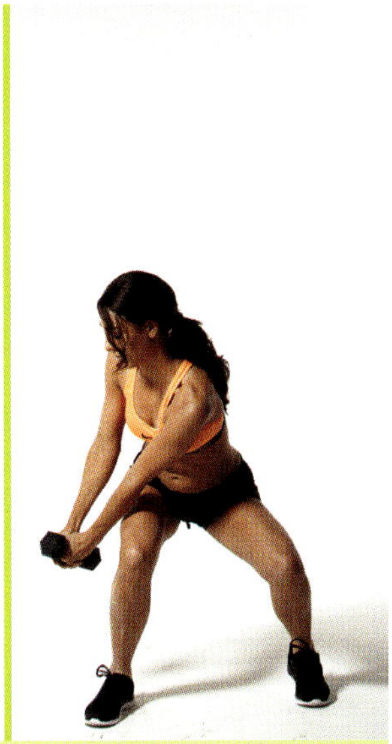

Der Bewegungsablauf von links oben nach rechts unten.

H 93 SEITLICHER UNTERARMSTÜTZ MIT HOCHGEHALTENEM GEWICHT

LEVEL 3

KRÄFTIGUNG

Rumpfmuskulatur, insbesondere seitliche Bauchmuskulatur, Schulter- und äußere Oberschenkelmuskulatur

AUSGANGSPOSITION

Sie befinden sich im Seitstütz, der Unterarm ist unterhalb der Schulter aufgestellt. In der oberen Hand halten Sie eine leichte Kurzhantel vor dem Körper. Das Becken ist auf dem Boden abgelegt. Spannen Sie die Bauch- und die Gesäßmuskulatur an und heben Sie die Hantel gerade hoch in die Luft.

DURCHFÜHRUNG

Heben Sie das Gesäß so weit hoch, dass Oberkörper und Beine eine gerade Linie bilden. Bleiben Sie in dieser Position abhängig vom Leistungsniveau für 30 bis 60 Sekunden. Vermeiden Sie Ausweichbewegungen mit den Hüften und halten Sie die Position der Hantel stabil. Das statische Halten entspricht der Ausführung eines Übungssatzes.

VARIANTE

Sie vereinfachen die Übung, indem Sie die Hantel auf der Außenseite des Oberschenkels halten (Level 2). Einsteiger üben ohne Kurzhantel (Level 1).
Sie können die Übung noch intensivieren, indem Sie den oberen Fuß anheben und/oder den unteren Fuß mit der Außenseite auf einem instabilen Untergrund positionieren.
Alternativ können Sie dynamisch üben, wozu Sie in der Endposition kleine Bewegungen mit dem Becken nach unten und oben ausführen.

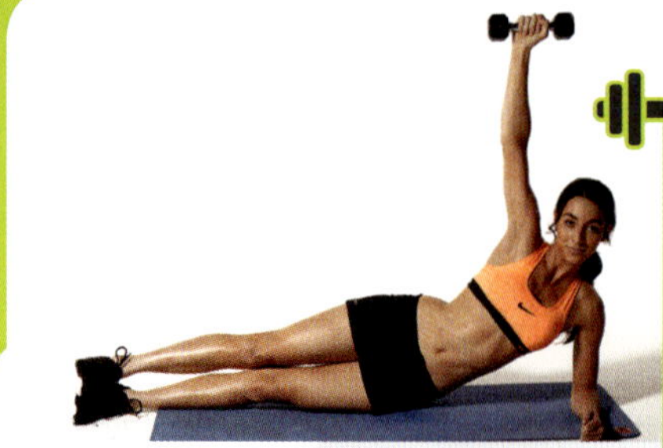

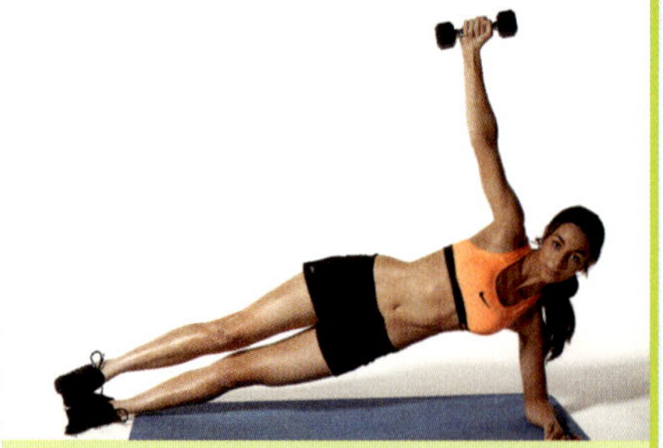

Die Ausgangs- und die Endposition.

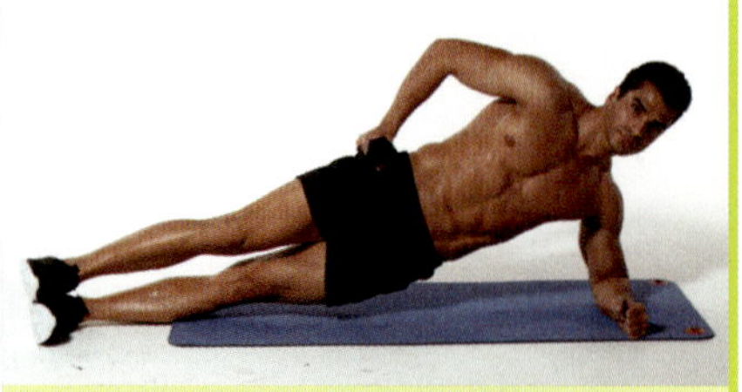

Die Vereinfachung mit Gewicht auf Oberschenkel (Level 2).

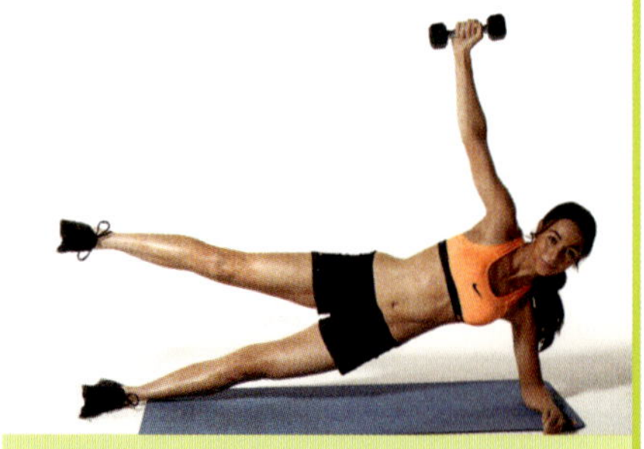

Die Intensivierung mit Anheben des Beins.

SEITLICHER HANDSTÜTZ MIT HOCHGEHALTENEM GEWICHT

H 94
LEVEL 3

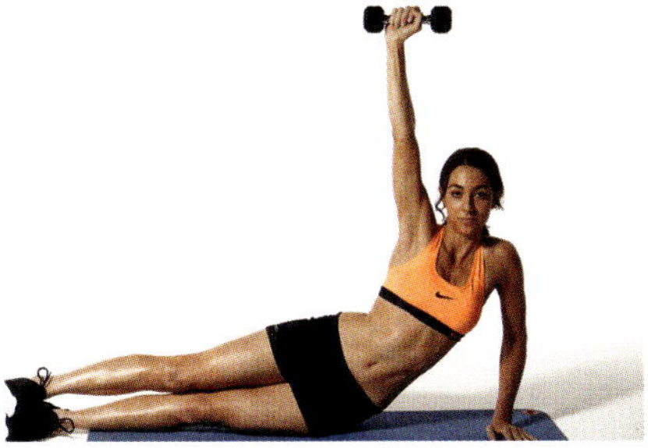

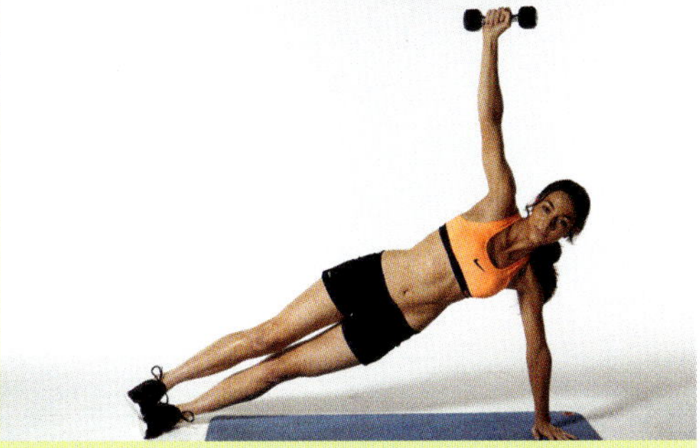

Die Ausgangs- und die Endposition.

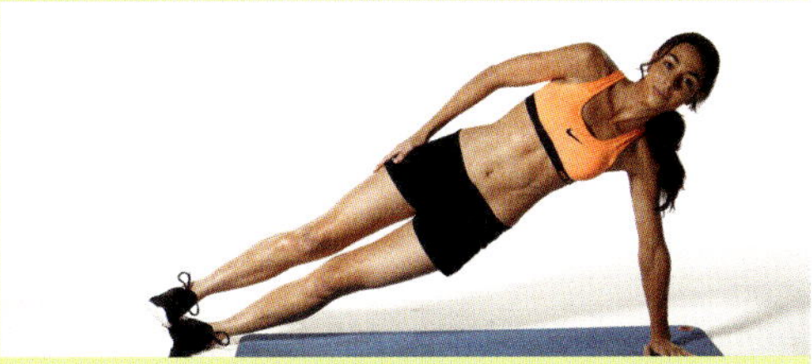

Die Einstiegsvariante ohne Gewicht (Level 2).

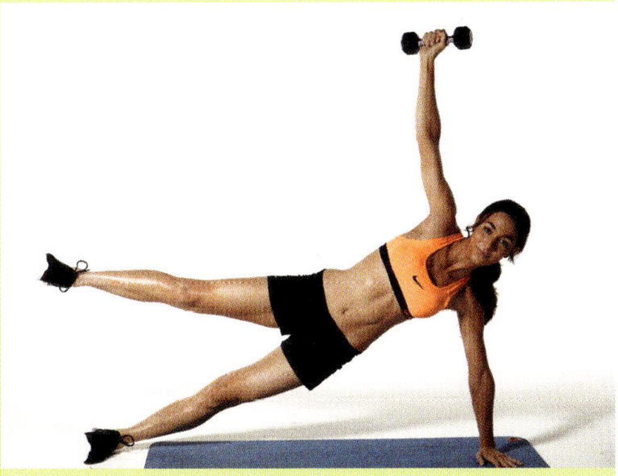

Die Intensivierung mit Beinanheben.

KRÄFTIGUNG

Rumpfmuskulatur, insbesondere seitliche Bauchmuskulatur, Schulter-, hintere Oberarm- und äußere Oberschenkelmuskulatur

AUSGANGSPOSITION

Sie befinden sich im seitlichen Stütz mit gestrecktem Arm. Die stützende Hand ist unter der Schulter positioniert. In der oberen Hand halten Sie eine leichte Kurzhantel vor dem Körper. Das Becken ist auf dem Boden abgelegt. Spannen Sie die Bauch- und die Gesäßmuskulatur an und heben Sie die Hantel gerade hoch in die Luft.

DURCHFÜHRUNG

Heben Sie das Gesäß so weit hoch, dass Oberkörper und Beine eine gerade Linie bilden. Bleiben Sie in dieser Position abhängig vom Leistungsniveau für 30 bis 60 Sekunden. Vermeiden Sie Ausweichbewegungen mit den Hüften und halten Sie die Position der Hantel stabil. Das statische Halten entspricht der Ausführung eines Übungssatzes.

VARIANTE

Sie vereinfachen die Übung etwas, indem Sie die Kurzhantel auf dem Oberschenkel halten. Ist auch das zu intensiv, dann verzichten Sie vorerst auf das Gewicht (Level 2) oder üben Sie »H 93: Seitlicher Unterarmstütz«. Weit Fortgeschrittene können das obere Bein anheben und/oder den unteren Fuß mit der Außenseite auf einem instabilen Untergrund positionieren.
Alternativ können Sie dynamisch üben, wozu Sie in der Endposition kleine Bewegungen mit dem Becken nach unten und oben ausführen.

H 95 LEVEL 3 ROTATION MIT GEWICHT IM SEITLICHEN UNTERARMSTÜTZ

KRÄFTIGUNG

- ⫴⫴ Rumpfmuskulatur, insbesondere seitliche Bauchmuskulatur
- ⫴ äußere Oberschenkel-, Schulter-, Brust- und hintere Oberarmmuskulatur

AUSGANGSPOSITION

Sie befinden sich im seitlichen Unterarmstütz. Der Ellbogen ist unter der Schulter positioniert, und das Becken ist auf dem Boden abgelegt. Mit der oberen Hand halten Sie eine leichte Kurzhantel hochgestreckt. Aktivieren Sie die Bauch- und die Gesäßmuskulatur und heben Sie dann das Becken und den Oberschenkel an, sodass Oberkörper und Beine eine gerade Linie bilden.

DURCHFÜHRUNG

Führen Sie die obere Hand nach unten unter den Rippen durch und drehen Sie dabei den Oberkörper mit. Danach bewegen Sie die Hand wieder zurück nach oben in die Streckung, wobei Sie sich in die Ausgangsposition zurückdrehen. Sie müssen die Schulterposition des stützenden Arms durchgehend halten können und dürfen bei der Drehung nicht nach vorne einknicken. Gelingt die Ausführung so nicht, dann üben Sie eine seitliche Stützübung ohne Rotation, bis Sie die Muskulatur entwickelt haben.

VARIANTE

Sie vereinfachen die Übung, indem Sie vorerst auf das Gewicht verzichten (Level 2). Weit Fortgeschrittene können die Übung im seitlichen Handstütz machen.

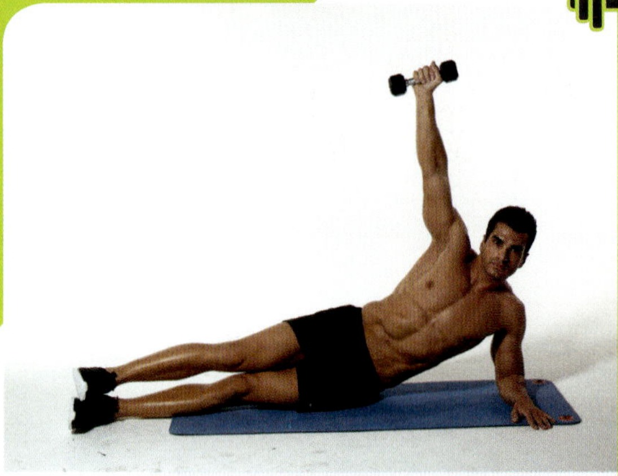

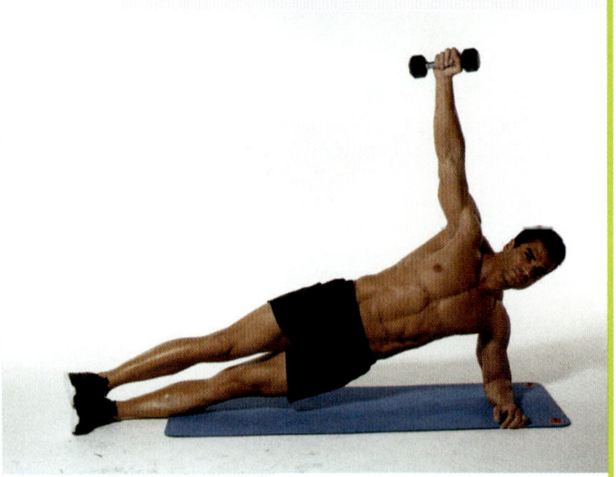

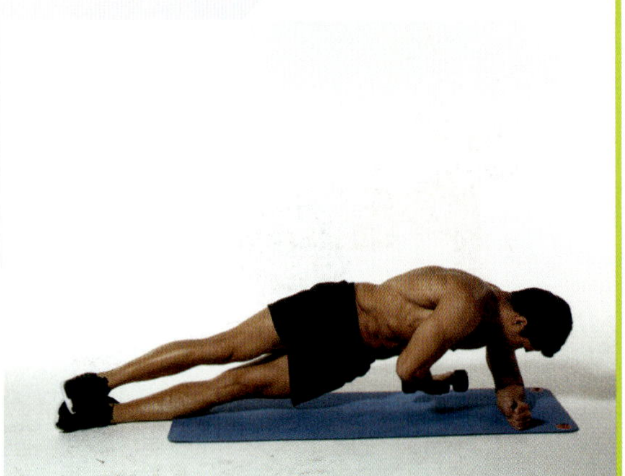

Der Bewegungsablauf.

ÜBUNGEN FÜR DEN RUMPF

T-STÜTZ MIT GEWICHT

H 96
LEVEL 3

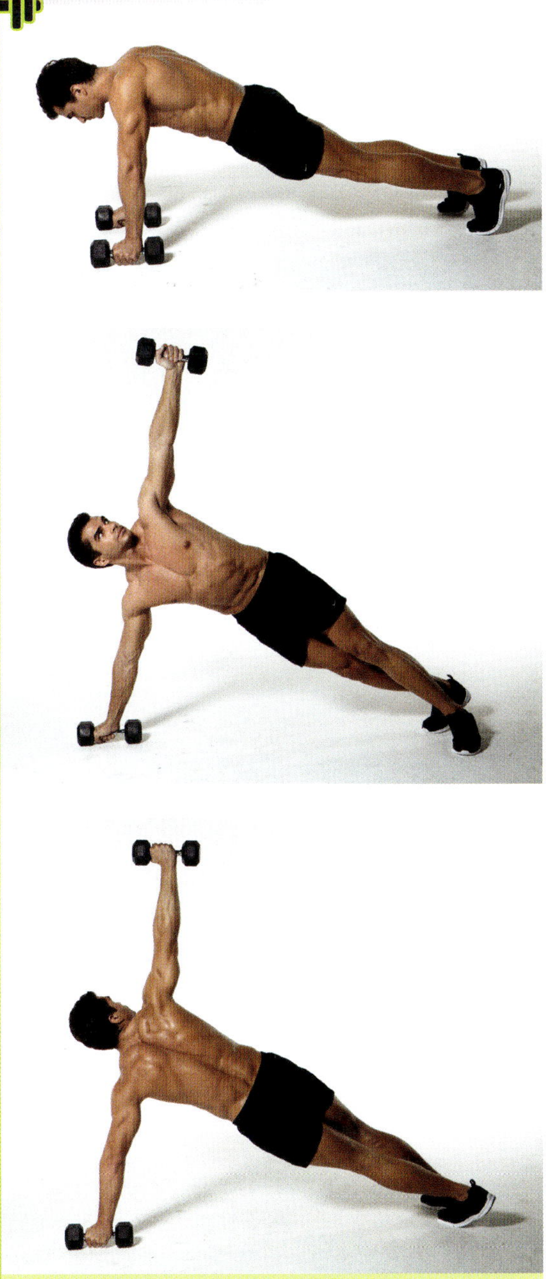

Die Ausgangsposition und die Drehungen nach links und rechts.

KRÄFTIGUNG

- ●● Rumpfmuskulatur, insbesondere seitliche Bauchmuskulatur
- ● äußere Oberschenkel-, Schulter-, Brust- und hintere Oberarmmuskulatur

AUSGANGSPOSITION

Sie befinden sich in der Liegestütz-Position mit den Händen auf zwei Kurzhanteln, die Handflächen zueinander gerichtet. Die Arme sind gestreckt, die Ellbogen sind etwa unter den Schultern, und der Rücken ist gerade. Stabilisieren Sie die Position, indem Sie die Bauch- und die Gesäßmuskulatur anspannen und die Schultern etwas nach hinten unten ziehen.

DURCHFÜHRUNG

Verlagern Sie Ihr Gewicht auf die rechte Hantel und heben Sie dann die linke Hantel gerade nach oben, wobei sich der Oberkörper und der Rumpf mitdrehen. Halten Sie kurz die hohe Position. Danach senken Sie die Hantel wieder kontrolliert in die Ausgangsposition, wobei sich der Körper zurückdreht. Anschließend verlagern Sie Ihr Gewicht auf die linke Hantel, um die Drehung zur anderen Seite auszuführen. Achten Sie auf eine durchgehend stabile Position sowie auf kontrollierte, eher langsame Bewegungen.

VARIANTE

Sie vereinfachen die Übung, indem Sie ohne Zusatzgewicht trainieren (Level 2). Für Einsteiger ist die Übung nicht geeignet; sie nutzen »Seitlicher Unterarmstütz« ohne Gewicht.

H 97 LEVEL 2 SEITLICHES OBERKÖRPERBEUGEN MIT HOCHGEHALTENEM GEWICHT

KRÄFTIGUNG

- ●●● Rumpf-, insbesondere seitliche Bauch- und untere Rückenmuskulatur
- ●● Schultermuskulatur

AUSGANGSPOSITION

Sie stehen aufrecht im schulterbreiten Stand. Die Arme sind hochgestreckt, und in den Händen halten Sie eine Kurzhantel oder Hantelscheibe, die Handflächen sind zueinander ausgerichtet. Drücken Sie die Füße gleichmäßig auf den Boden und spannen Sie die Bauch- und die Gesäßmuskulatur an, um die Position zu stabilisieren.

DURCHFÜHRUNG

Lehnen Sie langsam den Oberkörper nach rechts und nach links, ohne die Hüften zu verschieben; das Körpergewicht bleibt gleichmäßig auf beide Füße verteilt. Achten Sie darauf, dass die Rumpfmuskulatur durchgehend angespannt ist, und vermeiden Sie Ausweichbewegungen mit der Hantel nach vorne und hinten.

VARIANTE

Sie vereinfachen die Übung durch kleinere Bewegungsumfänge. Einsteiger können ohne Gewicht mit hochgestreckten Armen üben, die Hände greifen dann ineinander, wie dies im Yoga praktiziert wird (Level 1). Fortgeschrittene können mit zwei hochgestreckten Kurzhanteln trainieren (Level 3).

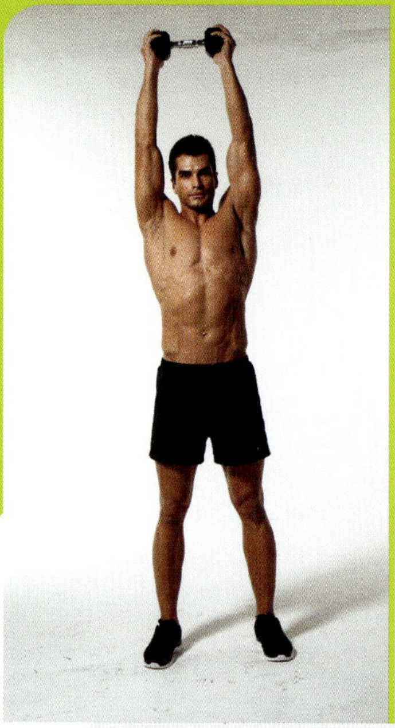

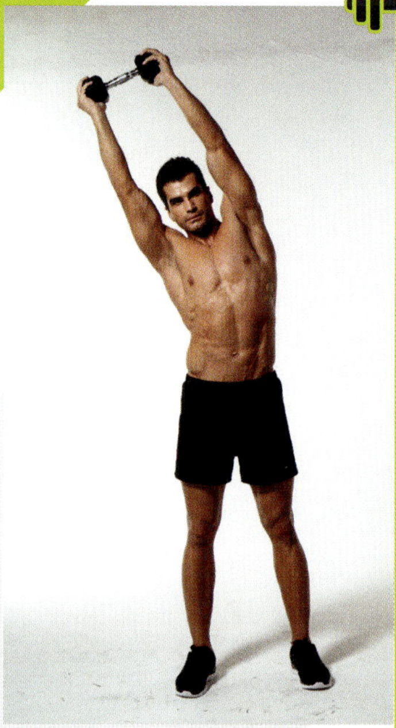

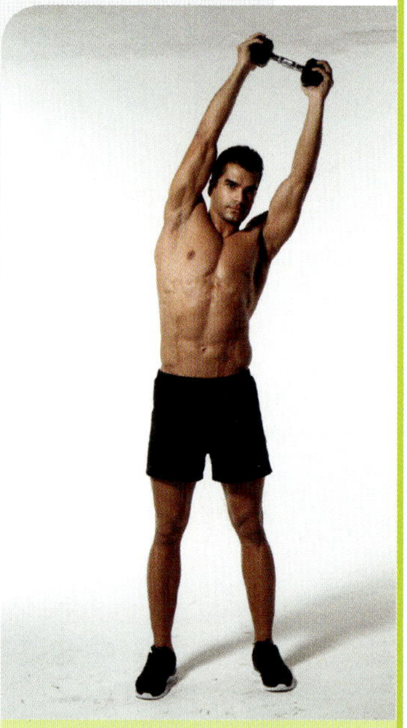

Der Bewegungsablauf.

SEITLICHES OBERKÖRPERBEUGEN MIT HÄNGENDEM GEWICHT

H 98

LEVEL 2

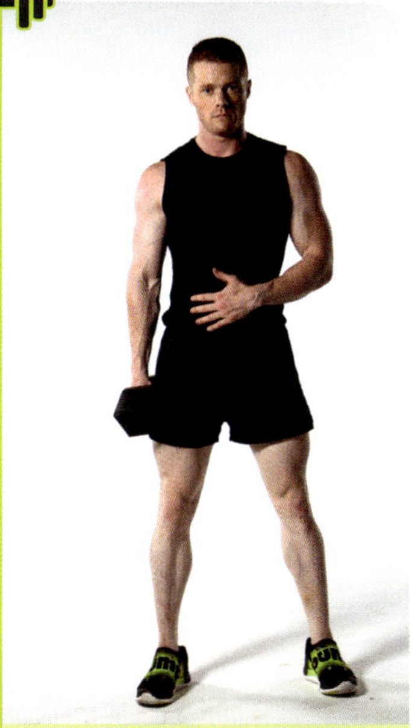

Die Ausgangsposition.

KRÄFTIGUNG

Rumpf-, insbesondere seitliche Bauch- und untere Rückenmuskulatur

AUSGANGSPOSITION

Sie stehen aufrecht im schulterbreiten Stand. In der rechten Hand halten Sie eine Kurzhantel seitlich am Oberschenkel, die Handfläche zeigt nach innen. Drücken Sie die Füße gleichmäßig auf den Boden und spannen Sie die Bauch- und die Gesäßmuskulatur an, um die Position zu stabilisieren.

DURCHFÜHRUNG

Lehnen Sie langsam den Oberkörper nach rechts, ohne die Hüften zu verschieben. Dann ziehen Sie den Oberkörper zur anderen Seite, wobei Sie die Hantel mitbewegen, ohne sie jedoch anzuheben. Führen Sie die Bewegung mit der Kraft der seitlichen Bauchmuskulatur aus; das Körpergewicht bleibt gleichmäßig auf beide Füße verteilt und die Rumpfmuskulatur in Spannung. Vermeiden Sie Ausweichbewegungen mit dem Körper zur Seite.

Machen Sie erst alle Wiederholungen zu einer Seite, bevor Sie die Übungsseite wechseln.

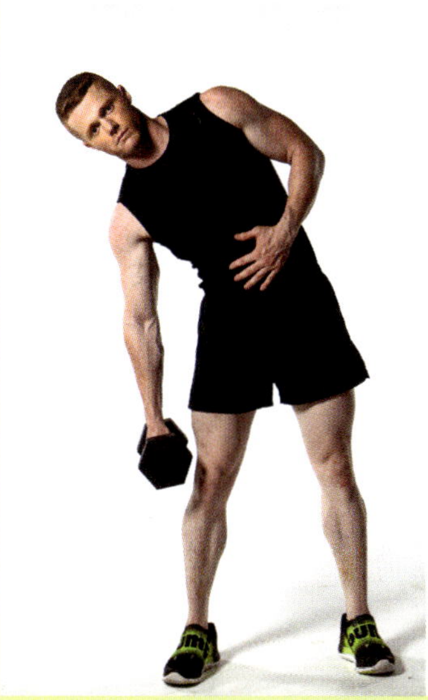

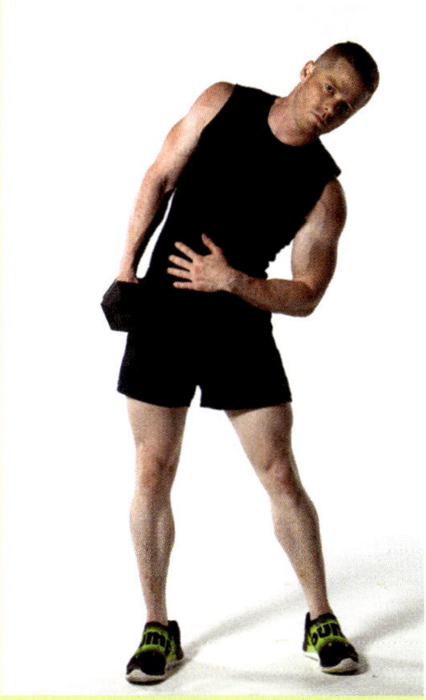

Der Bewegungsablauf mit Zug von rechts nach links.

VARIANTE

Manche Sportler üben mit einer Hantel links und einer Hantel rechts. Mit dieser Ausführung wird aber kaum Trainingseffekt erzielt, da die andere Seite die Bewegung stabilisiert.

H 99 LEVEL 2 BEINANHEBEN IN SEITENLAGE MIT FUSSGEWICHT

KRÄFTIGUNG

Rumpf-, insbesondere seitliche Bauchmuskulatur, und äußere Oberschenkelmuskulatur

Gesäßmuskulatur

AUSGANGSPOSITION

Sie liegen auf der Seite, beide Beine sind gestreckt abgelegt, und an den Fußgelenken sind Gewichte angebracht. Spannen Sie die Gesäß- und die Bauchmuskulatur an und heben Sie die Beine etwas vom Boden ab.

DURCHFÜHRUNG

Heben Sie die aneinanderliegenden Beine hoch, ohne Schwung und Hüftdrehung. Halten Sie kurz die hohe Position und achten Sie darauf, wie die seitliche Rumpfmuskulatur arbeitet. Dann senken Sie die Beine, ohne sie jedoch abzulegen, und wiederholen schließlich die Übung. Vermeiden Sie Ausweichbewegungen mit den Hüften nach vorne oder hinten.

VARIANTE

Einsteiger können ohne Fußgewicht üben (Level 1). Fortgeschrittene können die Arme nach oben gestreckt halten und gleichzeitig anheben (Level 3) und dies noch intensivieren, indem sie eine Kurzhantel in den Händen halten.

Alternativ können Fortgeschrittene auf einem Gymnastikball üben; zuerst ohne Fußgewicht und bei gesteigertem Leistungsvermögen mit Fußgewicht.

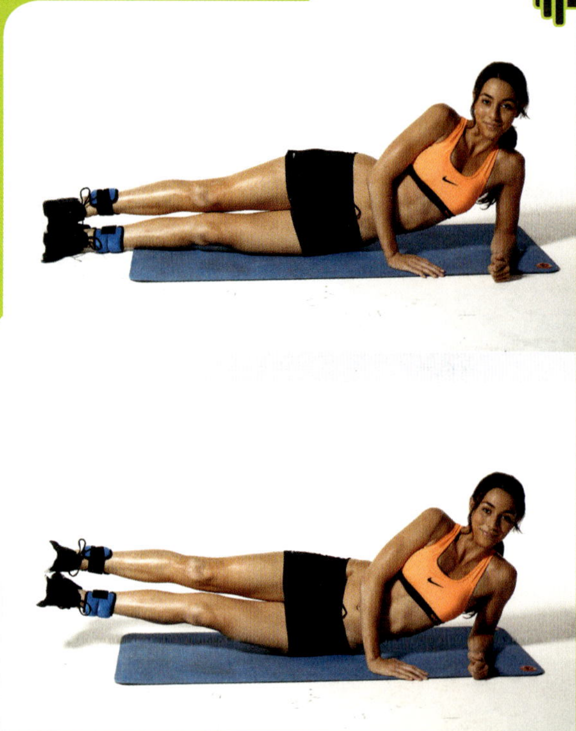

Die Ausgangs- und die Endposition.

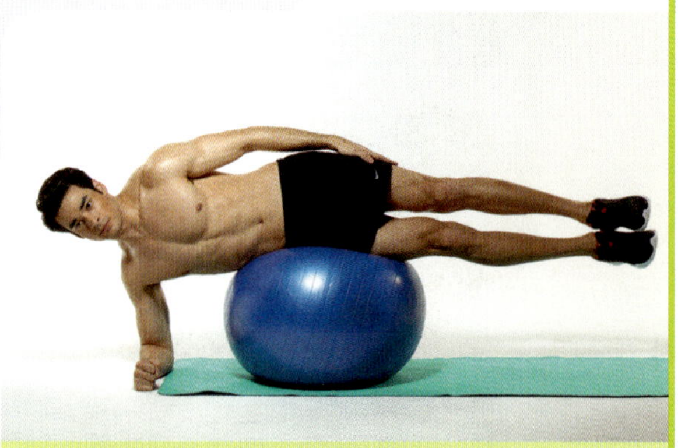

Das Beinanheben auf dem Gymnastikball, noch ohne Fußgewicht.

OBERKÖRPERANHEBEN UND KNIEANZIEHEN IN SEITENLAGE

H 100
LEVEL 2

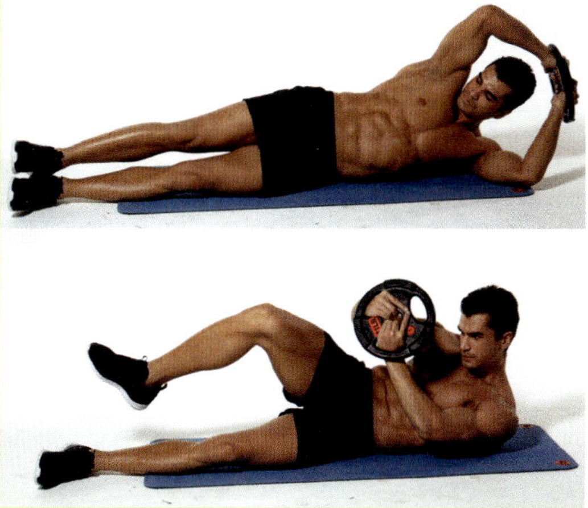

Die Ausgangs- und die Endposition.

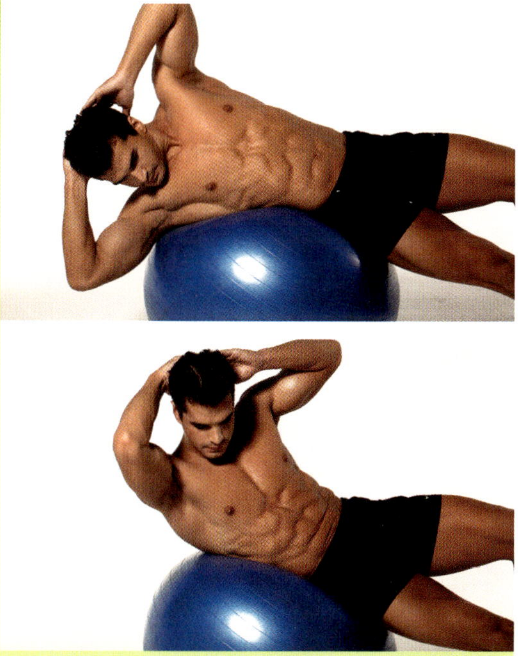

Die Variante »Seitliches Oberkörperanheben auf Gymnastikball«.

KRÄFTIGUNG

- (2) Rumpfmuskulatur, insbesondere seitliche Bauchmuskulatur
- (1) äußere Oberschenkel-, Gesäß- und obere Rückenmuskulatur

AUSGANGSPOSITION

Sie befinden sich in Seitenlage mit gestreckt abgelegten Beinen. Die Arme sind nach oben gerichtet neben dem Kopf, und in den Händen halten Sie eine Hantelscheibe oder Kurzhantel. Spannen Sie die Bauch- und die Gesäßmuskulatur an und heben Sie den oberen Fuß etwas an.

DURCHFÜHRUNG

Heben Sie langsam den Oberkörper an und ziehen Sie gleichzeitig das obere Knie heran; Gewicht und Knie bewegen sich aufeinander zu. Dann senken Sie sich in die Ausgangsposition zurück, ohne den Oberkörper abzulegen, und wiederholen schließlich die Übung. Achten Sie darauf, dass Sie das Anheben mit der Kraft der Bauchmuskulatur ausführen und nicht mit Schwungholen vereinfachen.

VARIANTE

Diese Übung ist intensiv, weshalb Einsteiger zuerst ohne Gewicht und ohne Knieanziehen üben, den Oberkörper seitlich anzuheben (Level 1). Dazu kann der obere Fuß vor sich auf den Boden gestellt werden, was hilft, die Position zu stabilisieren. Sie können sich mit der Hüfte auf ein Polster legen, um den Bewegungsspielraum zu vergrößern. Fortgeschrittene können »Seitliches Oberkörperanheben auf Gymnastikball« ausführen, zuerst ohne Gewicht und später mit Gewicht in den Händen (Level 3).

H 101 KREUZHEBEN (DEAD-LIFT)

LEVEL 2

KRÄFTIGUNG

- Rumpf-, insbesondere hintere Rückenmuskulatur, Gesäß- und hintere Oberschenkelmuskulatur
- Unterarm-, obere Rücken- und Nackenmuskulatur

AUSGANGSPOSITION

Sie stehen aufrecht im schulterbreiten Stand vor einer Langhantel. Spannen Sie die Bauch- und die Gesäßmuskulatur an. Bewegen Sie sich in die Kniebeuge, wobei Sie das Gesäß nach hinten schieben und den geraden Rücken in der Hüfte vorbeugen. Greifen Sie die Hantelstange etwa schulterbreit mit langen Armen und nach vorn gerichteten Handrücken.

DURCHFÜHRUNG

Richten Sie den Oberkörper auf, wobei Sie die Beine strecken, und ziehen Sie gleichzeitig die Langhantel nahe an den Schienbeinen mit. Danach bewegen Sie sich wieder in die tiefe Kniebeuge und senken die Hantel, um die Übung zu wiederholen. Die Hantel soll den Boden berühren, nicht jedoch abgelegt werden. Achten Sie auf einen geraden Rücken und eine durchgehend angespannte Rumpfmuskulatur; vermeiden Sie Ausweichbewegungen mit den Knien.

VARIANTE

Sie können auch den Kreuzgriff nutzen, d. h. eine Handfläche ist nach vorne und eine nach hinten gerichtet. Dieser Griff wird oft bei hohen Gewichten genutzt, da die Hantel so kaum herausrutschen kann; allerdings gibt es auch einige Trainer, die der Meinung sind, dass der Griff zu Schulterproblemen führen kann.

Als Alternative können Sie die Übung mit Kurzhanteln machen. Fortgeschrittene können einarmig üben (Level 3).

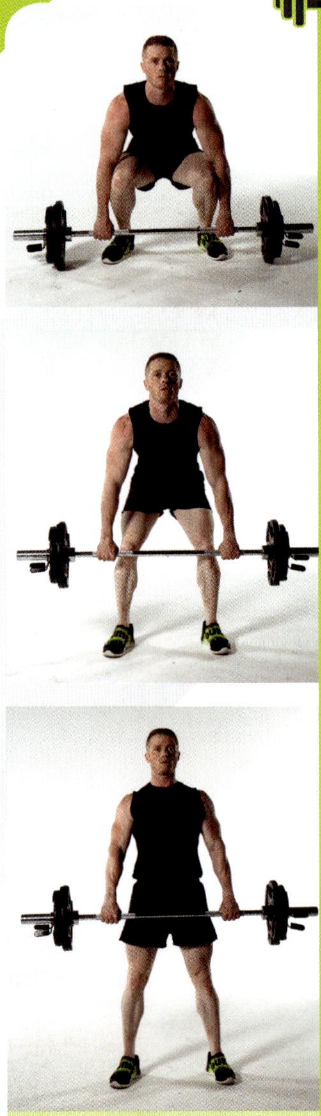

Der Bewegungsablauf.

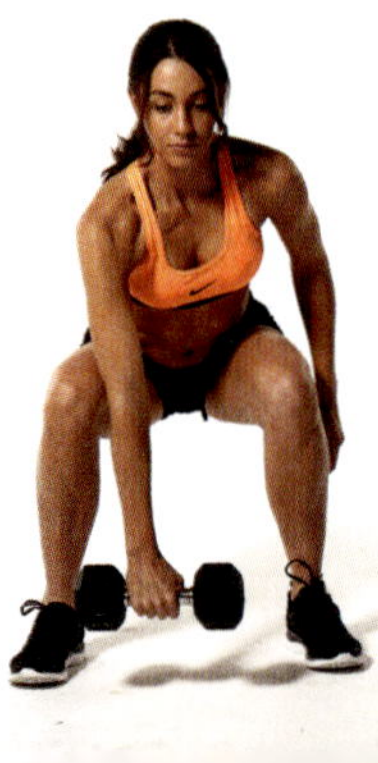

Das einarmige Kreuzheben.

SCHUBKARREN-KREUZHEBEN

H 102
LEVEL 2

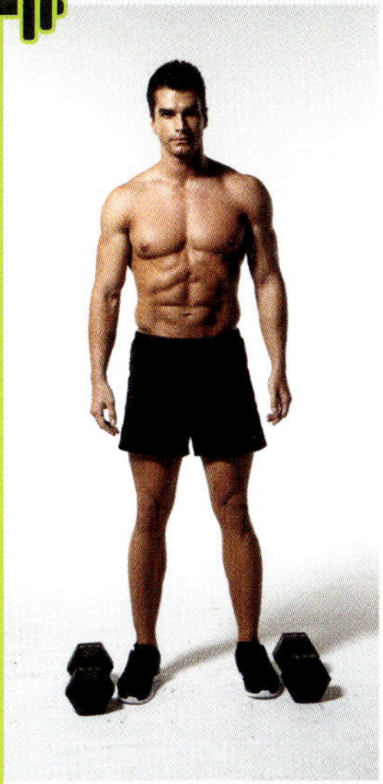

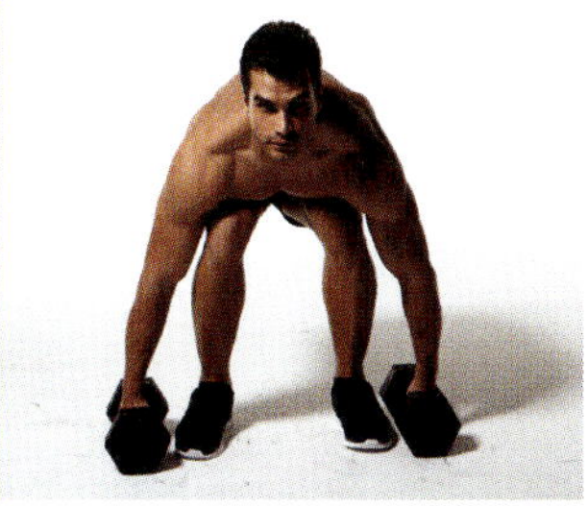

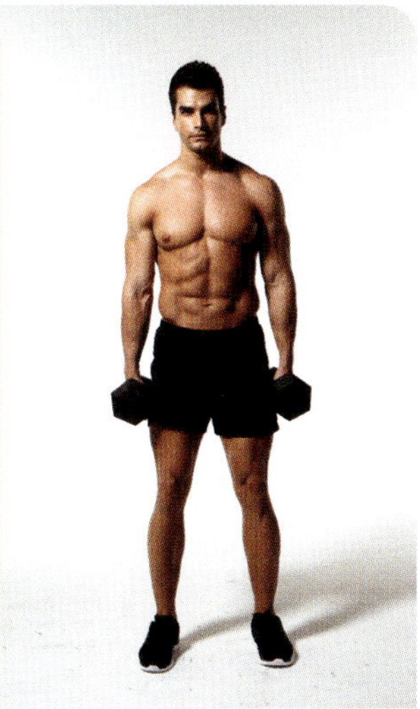

Der Bewegungsablauf.

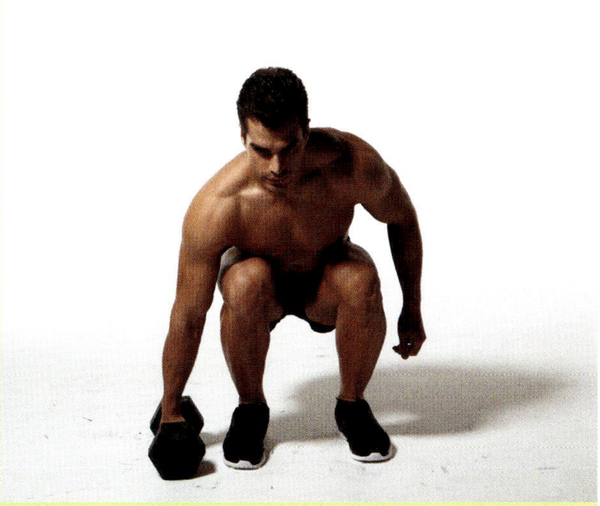

Die einarmige Ausführung.

KRÄFTIGUNG

- Rumpf-, insbesondere hintere Rückenmuskulatur, Gesäß- und hintere Oberschenkelmuskulatur
- Unterarm-, obere Rücken- und Nackenmuskulatur

AUSGANGSPOSITION

Sie stehen aufrecht im hüft- bis schulterbreiten Stand zwischen zwei Kurzhanteln. Spannen Sie die Bauch- und die Gesäßmuskulatur an. Bewegen Sie sich in die Kniebeuge, wobei Sie das Gesäß nach hinten schieben und den geraden Rücken in der Hüfte vorbeugen. Greifen Sie die Kurzhanteln mit langen Armen; die Handflächen zeigen zueinander.

DURCHFÜHRUNG

Richten Sie den Oberkörper auf, wobei Sie die Beine strecken, und ziehen Sie gleichzeitig die Hanteln an den Beinaußenseiten entlang mit. Danach bewegen Sie sich wieder in die tiefe Kniebeuge und senken die Hanteln, um die Übung zu wiederholen. Die Hanteln sollten den Boden berühren, nicht jedoch abgelegt werden. Achten Sie auf einen geraden Rücken und eine durchgehend angespannte Rumpfmuskulatur; vermeiden Sie Ausweichbewegungen mit den Knien.

VARIANTE

Fortgeschrittene können die Übung einarmig machen, wodurch der Rumpf intensiver stabilisieren muss (Level 3).

H 103 HANTELSCHWINGEN BEIDARMIG

LEVEL 1

KRÄFTIGUNG

Rumpf-, Gesäß- und hintere Oberschenkelmuskulatur
Unterarm- und Oberschenkelmuskulatur

AUSGANGSPOSITION

Sie stehen aufrecht mit schulterbreit oder etwas weiter auseinander gestellten Füßen. Vor dem Körper halten Sie eine Kurzhantel mit übereinandergelegten Händen so, dass die Daumen nach oben zeigen. Spannen Sie die Bauch- und die Gesäßmuskulatur an.

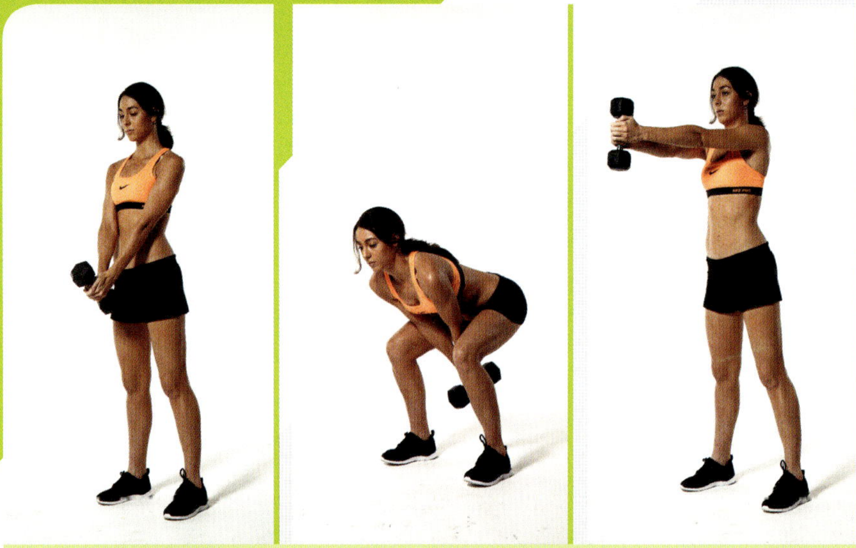

Der Bewegungsablauf.

DURCHFÜHRUNG

Schwingen Sie die Hantel mit geraden Armen zwischen den Beinen nach hinten, wobei Sie die Knie beugen und die Hüften nach hinten bewegen. Dann drücken Sie die Hüften vor und schwingen die Hantel nach oben bis etwa in Kinnhöhe. Gleichzeitig richtet sich der Körper auf. Danach nehmen Sie wieder die Kniebeuge ein und schwingen die Hantel nach unten, um die Übung zu wiederholen. Achten Sie auf durchgehende Rumpfspannung sowie auf einen geraden Rücken.

VARIANTE

Sie können die Übung auch mit einer Kettlebell machen, wodurch die Unterarme intensiver aktiviert werden.

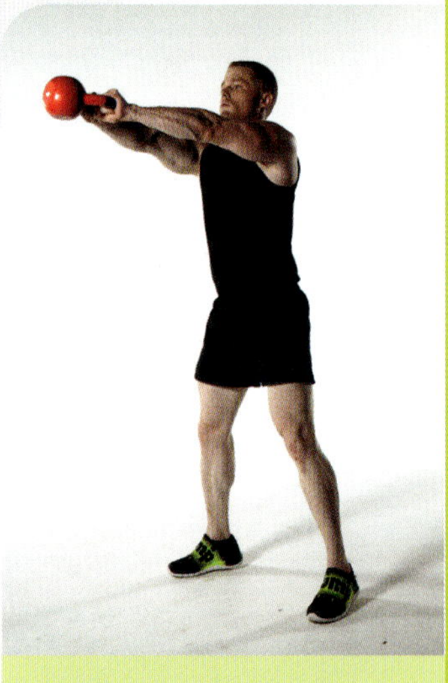

Die Variante mit Kettlebell.

HANTELSCHWINGEN EINARMIG

H 104
LEVEL 2

KRÄFTIGUNG

●●● ●●● Rumpf-, Gesäß- und hintere Oberschenkelmuskulatur
●●● Unterarm- und Oberschenkelmuskulatur

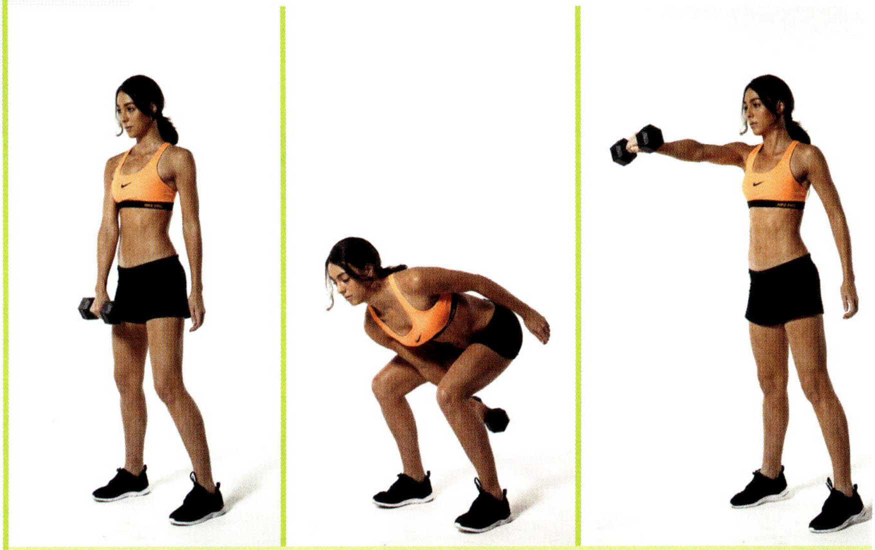

Der Bewegungsablauf.

AUSGANGSPOSITION

Sie stehen aufrecht mit schulterbreit oder etwas weiter auseinander gestellten Füßen. Sie halten mit einer Hand eine Kurzhantel vor dem Körper hängend, wobei der Handrücken nach vorne zeigt. Spannen Sie die Bauch- und die Gesäßmuskulatur an.

DURCHFÜHRUNG

Schwingen Sie die Hantel mit geradem Arm zwischen den Beinen nach hinten, wobei Sie die Knie beugen und die Hüften nach hinten bewegen. Dann drücken Sie die Hüften vor und schwingen die Hantel nach oben bis etwa in Kinnhöhe. Gleichzeitig richtet sich der Körper auf. Danach nehmen Sie wieder die Kniebeuge ein und schwingen die Hantel nach unten, um die Übung zu wiederholen. Achten Sie auf durchgehende Rumpfspannung sowie auf einen geraden Rücken. Anschließend trainieren Sie die andere Körperseite.

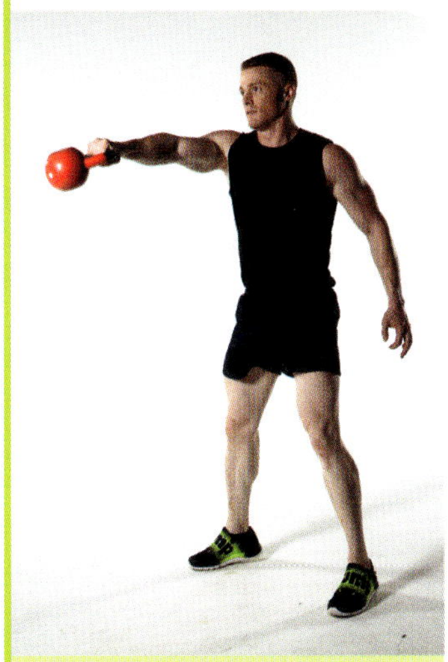

Die Variante mit Kettlebell.

VARIANTE

Sie können die Übung auch mit einer Kettlebell machen, was den Unterarm intensiver aktiviert. Fortgeschrittene können bei der Kettlebell-Variante einen Handwechsel einfügen, und zwar dann, wenn die Kettlebell im Schwung die senkrechte Position erreicht.

H 105 LEVEL 1 KÖRPERANHEBEN AUS BAUCHLAGE (SUPERMAN)

KRÄFTIGUNG

untere Rücken-, Nacken- und hintere Schultermuskulatur
obere Rücken-, hintere Oberschenkel- und Gesäßmuskulatur

AUSGANGSPOSITION

Sie befinden sich in Bauchlage. Die Arme liegen neben dem Kopf nach oben gestreckt. Spannen Sie die Bauchmuskulatur nach innen oben und die Gesäßmuskulatur an.

DURCHFÜHRUNG

Heben Sie gleichzeitig den Oberkörper und die Beine vom Boden ab. Der Kopf wird mit angehoben, die Stirn ist parallel zum Boden. Bleiben Sie in der angehobenen Position abhängig vom Leistungsniveau für 30 bis 60 Sekunden, wobei Sie gleichmäßig atmen. Spannen Sie immer wieder die Bauch- und die Gesäßmuskulatur nach, um ein Hohlkreuz zu vermeiden. Das statische Halten entspricht der Ausführung eines Übungssatzes.

VARIANTE

Sie intensivieren die Übung, indem Sie leichte Kurzhanteln in den Händen halten (Level 2). Fortgeschrittene können die Gewichte erhöhen; bereits eine kleine Gewichtserhöhung intensiviert die Übung deutlich. Auch können Fußgewichte genutzt werden (Level 3).

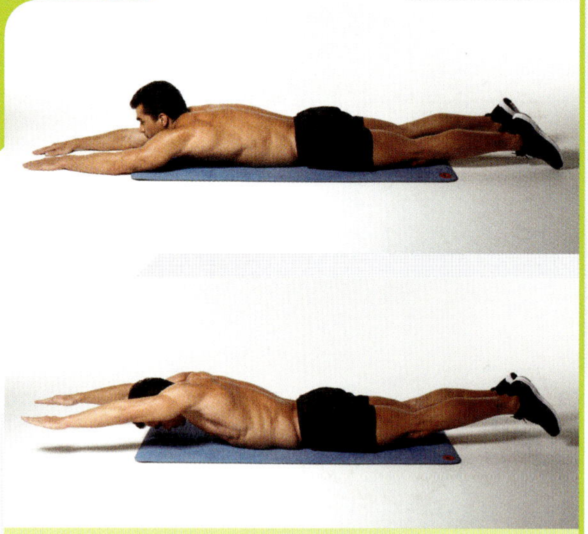

Die Ausgangs- und die Endposition.

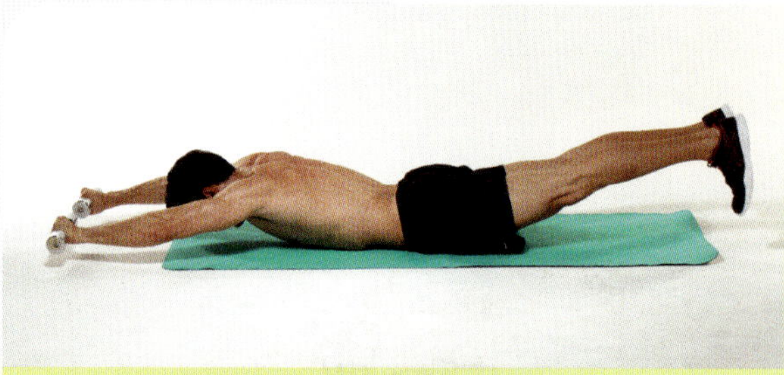

Die Intensivierung mit Gewicht.

OBERKÖRPERANHEBEN AUF GYMNASTIKBALL

H 106
LEVEL 1

KRÄFTIGUNG

●● Rumpfmuskulatur, insbesondere untere Rückenmuskulatur
● Nacken-, hintere Schulter-, obere Rücken- und Gesäßmuskulatur

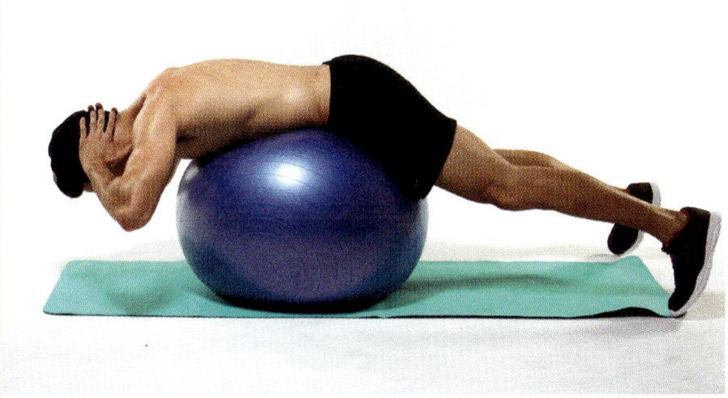

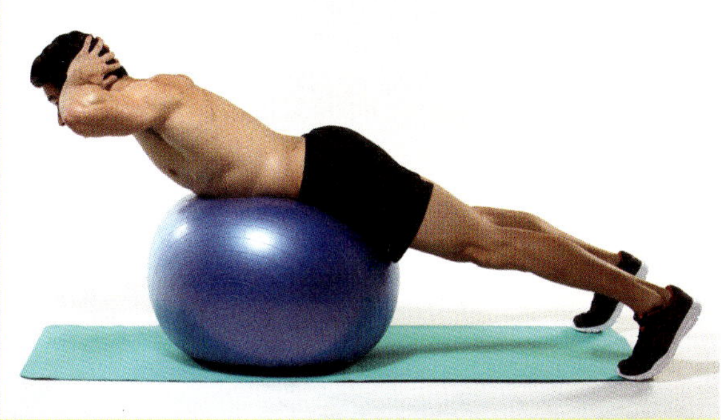

Die Ausgangs- und die Endposition.

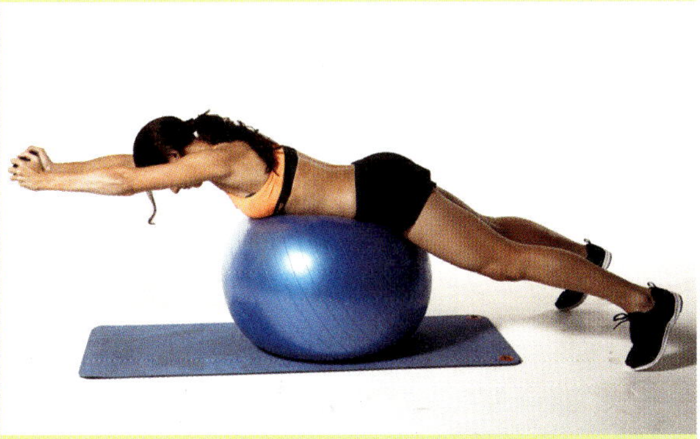

Die intensive Variante für Fortgeschrittene.

AUSGANGSPOSITION

Sie befinden Sie sich in Bauchlage auf einem Gymnastikball und halten die Hände an den Schläfen. Die Beine sind gestreckt, die Zehen sind deutlich auseinander gestellt und drücken fest auf den Boden. Spannen Sie die Bauch- und die Gesäßmuskulatur an.

DURCHFÜHRUNG

Heben Sie den Oberkörper an und halten Sie die Position. Dann senken Sie ihn wieder, ohne ihn abzulegen, und wiederholen schließlich die Übung. Achten Sie auf eine kontrollierte Position auf dem Ball und üben Sie ohne Schwungholen.

VARIANTE

Sie intensivieren die Übung, indem Sie die Arme nach vorne gestreckt halten. Sie können auch mit gebeugten Armen eine Hantelscheibe oder Kurzhantel halten (Level 2). Fortgeschrittene üben mit gestreckten Armen und Gewicht in den Händen (Level 3); dies kann noch intensiviert werden durch Anheben eines Fußes.
Wenn Sie keinen Gymnastikball zur Verfügung haben, können Sie auf einem großen Polster üben.

H 107 RÜCKWÄRTIGER UNTERARMSTÜTZ

LEVEL 1

KRÄFTIGUNG

Rumpf- und hintere Oberschenkelmuskulatur
Schulter- und Gesäßmuskulatur

AUSGANGSPOSITION

Sie befinden sich in Rückenlage, die Beine sind zusammen, und die Fersen sind auf dem Boden aufgestellt. Die Unterarme sind so abgestellt, dass sich die Ellbogen unter den Schultergelenken befinden. Spannen Sie die Gesäßmuskulatur an und ziehen Sie den Bauchnabel in Richtung Wirbelsäule, um die quere Bauchmuskulatur zu aktivieren.

DURCHFÜHRUNG

Heben Sie das Gesäß so weit hoch, dass der Oberkörper und die Oberschenkel eine gerade Linie bilden. Halten Sie dabei die Beine leicht gebeugt, damit Sie auch eine intensive Aktivierung der hinteren Beinmuskulatur erzielen. Bleiben Sie in dieser Position abhängig vom Leistungsniveau für 30 bis 60 Sekunden. Konzentrieren Sie sich dabei auf die Muskelaktivität und achten Sie auf eine gleichmäßige Atmung. Das statische Halten entspricht der Ausführung eines Übungssatzes.

VARIANTE

Zur Intensivierung heben Sie abwechselnd ein Bein an und halten es kurz oben, oder Sie ziehen ein Knie zur Brust (Level 2). Diese Varianten können Sie mit Fußgewicht noch weiter intensivieren (Level 3).
Als Alternative können Sie die Fersen auf einem instabilen Untergrund aufstellen (Level 2); Fortgeschrittenen gelingt dies einbeinig (Level 3).

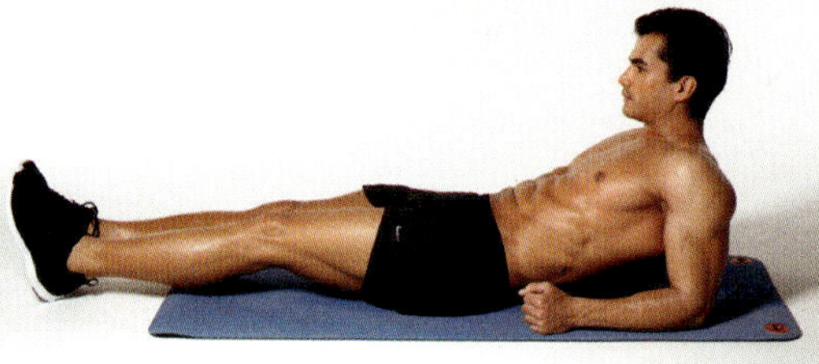

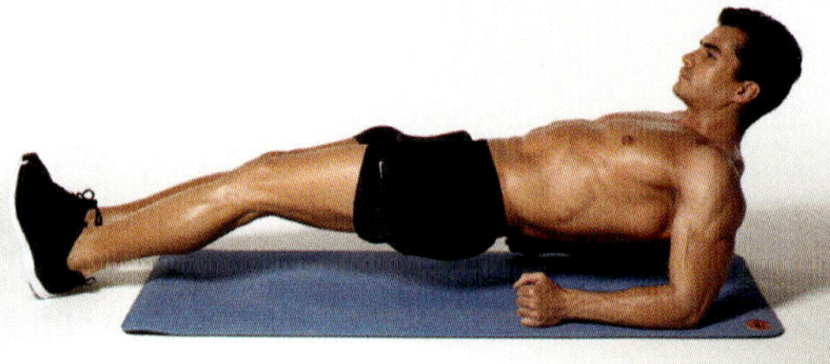

Die Ausgangs- und die Endposition.

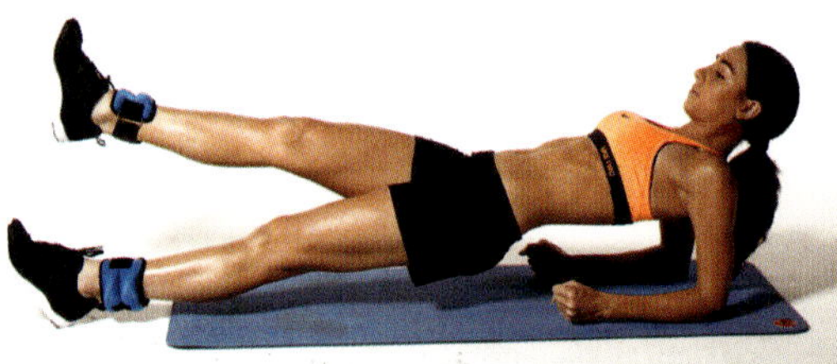

Die Intensivierung mit Fußgewicht.

RÜCKWÄRTIGER HANDSTÜTZ MIT BEINANHEBEN

H 108
LEVEL 3

KRÄFTIGUNG

Rumpf- und hintere Oberschenkelmuskulatur
hintere Oberarm-, Schulter- und Gesäßmuskulatur

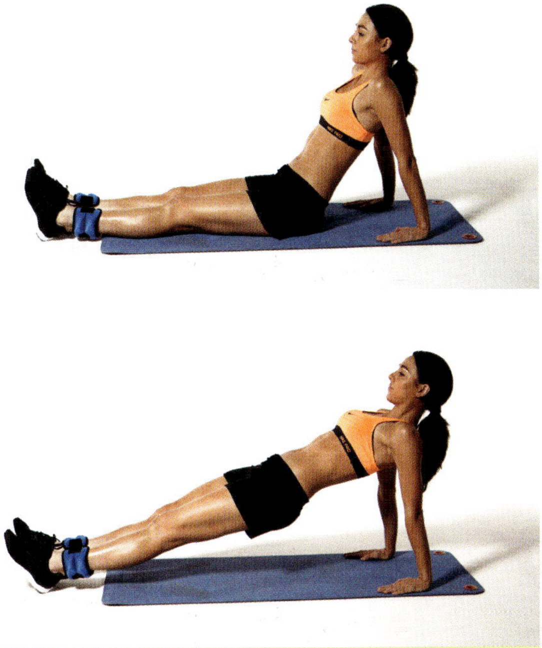

Die Ausgangs- und die Endposition.

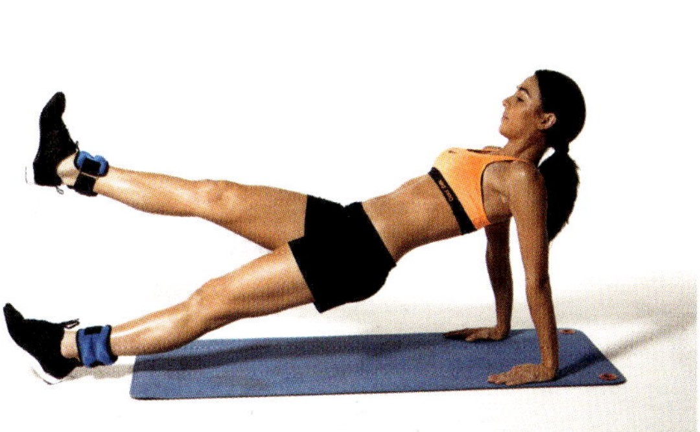

Der Bewegungsablauf.

AUSGANGSPOSITION

Sie sitzen auf dem Boden mit zusammenliegenden Beinen und angezogenen Zehen. Um die Fußgelenke können Fußgewichte angebracht sein. Die geraden Arme sind hinter dem Gesäß schulterbreit aufgestellt, sodass die Finger zu den Füßen zeigen. Spannen Sie die Bauch- und die Gesäßmuskulatur an.

DURCHFÜHRUNG

Heben Sie das Gesäß so weit hoch, dass der Oberkörper und die Oberschenkel eine gerade Linie bilden. Heben Sie abwechselnd die Beine an und halten Sie kurz die angehobene Position. Führen Sie dies abhängig von Ihrem Leistungsniveau über einen Zeitraum von 30 bis 60 Sekunden aus. Achten Sie darauf, dass Sie die Hüften gerade halten.

VARIANTE

Sie können auch abwechselnd ein Knie zur Brust ziehen. Sie vereinfachen die Übung, indem Sie ohne Fußgewichte und ohne Beinanheben statisch trainieren (Level 2). Weit Fortgeschrittene können die Hände oder die Fersen auf instabilem Untergrund aufstellen.

H 109 LEVEL 3 RUMPFDREHEN IM VORGEBEUGTEN STAND MIT VORGESTRECKTEM GEWICHT

KRÄFTIGUNG

Rumpf- und Nackenmuskulatur
Schulter-, obere Rücken-, hintere Oberschenkel- und Gesäßmuskulatur

AUSGANGSPOSITION

Sie stehen aufrecht im hüft- bis schulterbreiten Stand mit leicht gebeugten Beinen. Die Arme sind nach oben gestreckt neben den Schläfen, und in den Händen halten Sie eine Hantelscheibe oder eine Kurzhantel. Spannen Sie die Bauch- und die Gesäßmuskulatur an und verlagern Sie den geraden Oberkörper nach vorne, wobei Sie die Arme gestreckt halten, sodass sie nun nach vorne zeigen. Drücken Sie die Füße gleichmäßig auf den Boden, halten Sie den Rumpf in Spannung und die Beine leicht gebeugt.

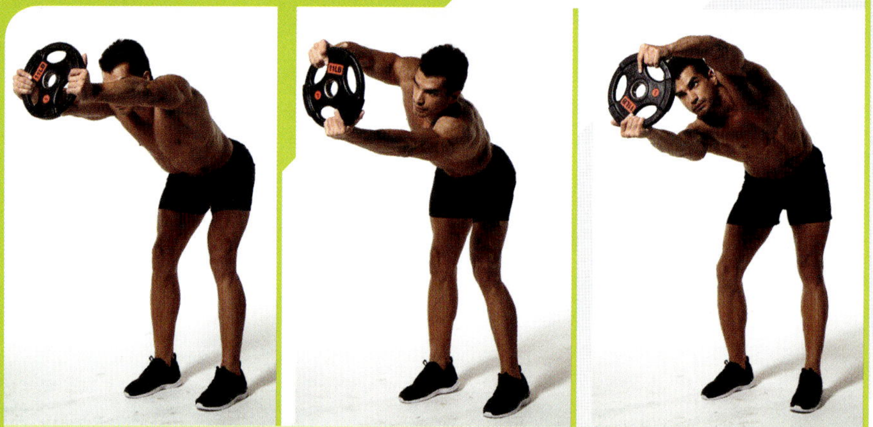

Der Bewegungsablauf.

DURCHFÜHRUNG

Drehen Sie den Oberkörper in einer langsamen Bewegung nach rechts und halten Sie kurz die Position. Dann drehen Sie den Oberkörper nach links und halten diese Position. Danach drehen Sie sich zurück und wiederholen die Übung. Achten Sie darauf, dass die stabilisierende Muskulatur durchgehend angespannt ist, der Rücken gerade bleibt und die Füße gleichmäßig belastet werden.

VARIANTE

Sie vereinfachen die Übungen, indem Sie das Gewicht vor der Brust halten (Level 2). Einsteiger üben ohne Zusatzgewicht, zuerst mit den Händen im Nacken und dann mit vorgestreckten Armen (Level 1).

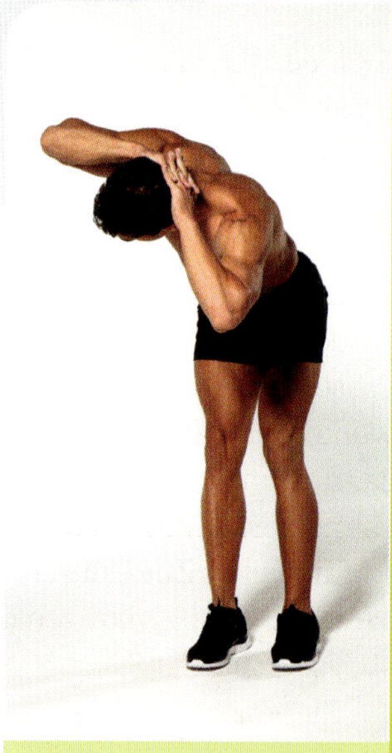

Die Einstiegsvariante ohne Gewicht.

5. GANZKÖRPERÜBUNGEN

Sie finden hier eine Auswahl an Ganzkörperübungen, die sich für das funktionelle Krafttraining anbieten. Wählen Sie solche Übungen aus, die Ihrem Leistungsniveau entsprechen und für die Sie die Trainingsvoraussetzungen verfügbar haben.

Bei diesen komplexen Übungen muss der Bewegungsablauf zuerst vorsichtig erlernt werden, ohne oder mit leichtem Hantelgewicht. Wenn eine Übungsbewegung noch nicht vollständig beherrscht wird oder Schmerzen beim Training auftreten sollten, da der Körper die Bewegung noch nicht stabilisieren kann, dann verzichten Sie vorerst auf die Übung und versuchen diese nach einigen Trainingswochen erneut. Achten Sie immer auf einen stabilen Rumpf und bringen Sie dazu die Bauch- und die Gesäßmuskulatur in Spannung.

Generell sollten Sie komplexe Übungen, insbesondere solche mit explosiver Ausführung, möglichst am Anfang des Hauptteils eines Work-outs (siehe Seiten 212–213) machen, da der Körper dann noch optimal leistungsfähig ist. Alternativ können Sie ein oder zwei komplexe Übungen am Anfang eines Zirkeldurchgangs machen, bevor Sie alle anderen Übungen durchführen. Nach einigen Minuten Pause beginnen Sie den nächsten Zirkeldurchgang wieder mit den komplexen Übungen.

Sie werden im Verlauf Ihres Trainings noch eine Vielzahl von explosiven und kombinierten Übungen kennenlernen, die sich für Ihre individuellen Trainingsziele eignen können; sie werden beispielsweise in Fitnessmagazinen oder in YouTube-Videos vorgestellt. Insbesondere aus dem olympischen Gewichttraining sind noch

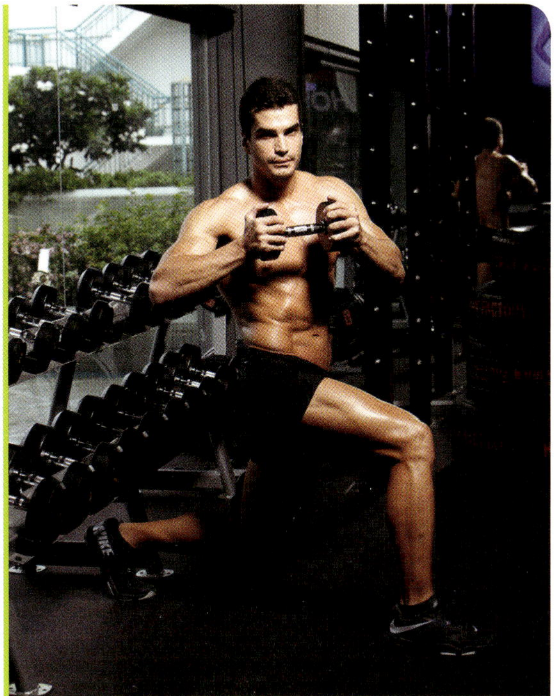

Der »Ausfallschritt mit Drehung« mit gebeugten Armen.

viele Übungsvarianten möglich. Gestalten Sie Ihr Training aber nicht zu kompliziert und achten Sie immer auf Sicherheit und Vermeidung von Verletzungen – das ist die oberste Priorität im funktionellen Krafttraining.

Kombinierte Übungen

Mit den Ganzkörperübungen trainieren Sie den Oberkörper und den Unterkörper in einer Bewegungsfolge. Dabei wird auch der Rumpf intensiv gekräftigt, da er die Bewegung stabilisieren muss. Die Übungen bewirken, dass sich das Muskelzusammenspiel des ganzen Körpers verbessert und so mehr Kraft freigesetzt werden kann – in Alltag, Krafttraining und anderen Sportarten.

GANZKÖRPERÜBUNGEN

LEVEL 2 LEICHT GEÜBTE	LEVEL 3 FORTGESCHRITTENE
H 110: Beidbeinige Kniebeuge, dann Schulterpresse	H 111: Beidbeinige Kniebeuge, dann einarmige Schulterpresse H 112: Einbeinige Kniebeuge, dann Schulterpresse Alternative: auf instabilem Untergrund
H 113: Beidbeinige Kniebeuge, dann Curl	H 114: Beidbeinige Kniebeuge, dann Curl, dann Schulterpresse
H 115: Ausfallschritt mit Drehung	H 115: Ausfallschritt mit Drehung auf instabilem Untergrund
H 116: Ausfallschritt mit Schulterpresse	H 116: Ausfallschritt mit Schulterpresse auf instabilem Untergrund
H 117: Ausfallschritt mit Seitheben	H 117: Ausfallschritt mit Seitheben auf instabilem Untergrund
H 118: Ausfallschritt, dann Curl	H 119: Ausfallschritt mit Curl, dann Schulterpresse (auf instabilem Untergrund)
H 120: Seitlicher Ausfallschritt mit gebeugt angehobenen Hanteln	H 120: Seitlicher Ausfallschritt mit Hantelsenken einarmig
H 121: Liegestütz, dann Rudern	H 121: Liegestütz, dann Rudern einbeinig

H 122: Liegestütz, dann Rotation ohne Gewicht	H 122: Liegestütz, dann Rotation mit Gewicht
H 123: Klimmzug mit Beinheben ohne Gewicht	H 123: Klimmzug mit Beinheben mit Gewicht
H 71: T-Stand mit Gewicht in Händen	H 124: Rudern im T-Stand H 125: Rückwärtige Fliegende im T-Stand
H 9: Rudern vorgebeugt im Stand H 101: Kreuzheben (Dead-Lift)	H 126: Rudern vorgebeugt und Kreuzheben mit fast gestreckten Beinen

Schnellkraftübungen

Mit den Schnellkraftübungen lernen Sie, Energie und Kraft aufzubauen und diese dann explosiv durch den Körper zu leiten. Hier werden Übungen vorgestellt, die möglichst viele Muskeln des Körpers miteinbeziehen. Die Übungen erfordern bereits Erfahrung im Krafttraining; Sie müssen den Körper stabilisieren können, sodass Sie keine Verletzung durch Überlastung oder Ausweichbewegungen riskieren. Nutzen Sie eher wenig Gewicht, denn das Trainingsziel ist die explosive Ausführung, nicht hingegen, möglichst schwere Gewichte zu bewältigen. Einsteiger sollten auf diese Übungen verzichten und, wenn sie Schnellkraft trainieren wollen, besser Würfe und Stöße mit dem Medizinball üben (siehe *Medizinball-Training*, Delp 2015).

Die Übung »Clean and Jerk« (Umsetzen und Stoßen) ist mittlerweile recht bekannt, da diese im CrossFit® ausgeführt wird. Die Bewegungsfolge ist sehr komplex und sollte nur von Fortgeschrittenen unter Aufsicht eines Trainers erlernt werden. Im CrossFit® werden aber manchmal solche Bewegungen von Einsteigern ausgeführt, mit deutlich erkennbaren Körperfehlstellungen; falls dies nicht unmittelbar zu einer Verletzung führt, dann werden zumindest die Gelenke überlastet. Das »Clean and Jerk« wird hier bewusst nicht gezeigt, denn diese Übung ist für die vorgestellten Work-outs nicht notwendig. Zudem ist sie für das selbstständige Lernen zu kompliziert; bei falscher Ausführung besteht erhebliche Verletzungsgefahr.

Hier werden die Übungen »High-Pull (Hochziehen)« und »Snatch (Reißen)« vom Boden vorgestellt, da diese effektiv sind und mithilfe dieser Lektüre nachvollzogen werden können (vorausgesetzt, dass Sie schon genügend Trainingserfahrung haben, um den Körper stabilisieren zu können). Es gibt noch andere Varianten für das Schnellkrafttraining mit Hanteln, die aber den Rahmen dieses Buchs übersteigen würden.

High-Pull (Hochziehen)

Das High-Pull vom Boden hat sich als effektive Übung für das Schnellkrafttraining von Fitnesssportlern gezeigt. Die Übung kann beidarmig mit zwei Kurzhanteln oder einer Langhantel ausgeführt werden, ebenso wie einarmig mit einer Kurzhantel; insbesondere die einarmige Ausführung wird oft für geübte Fitnesssportler empfohlen.

Alternativ ist das Hochziehen auch aus dem Hang möglich, allerdings wird dann nicht der ganze Körper mittrainiert. Um die Übung aus dem Hang auszuführen, halten Sie die Langhantel beziehungsweise die Kurzhantel(n) mit hängenden Armen vor den Oberschenkeln. Aus dieser Position heraus bewegen Sie den aufrechten Oberkörper etwas vor, um Schwung zu holen, und ziehen dann das Gewicht hoch mit gleichzeitigem Aufrichten des Oberkörpers. Einige Trainer nutzen als Einstiegsübung »Aufrechtes Rudern« (Hochziehen aus dem aufrechten Stand ohne Schwungholen); allerdings klagen recht viele Sportler bei dieser Bewegung über Schulterschmerzen, weshalb hier darauf verzichtet wird.

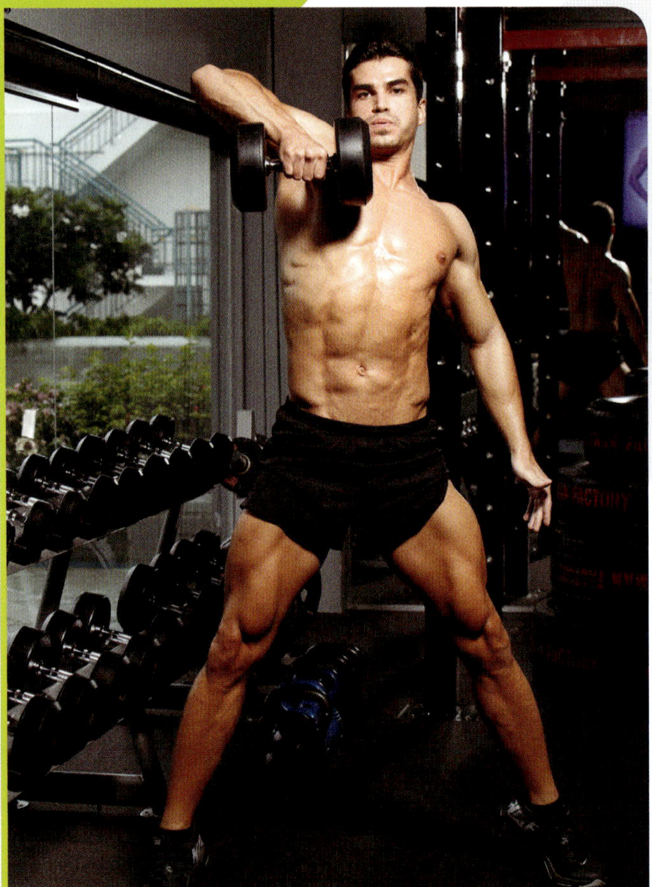

Das einarmige Hochziehen.

Reißen (Snatch)

Ebenso wie das Hochziehen hat sich das Reißen vom Boden als effektive Schnellkraftübung im Fitnesstraining bewiesen. Die Übung ist ein- oder beidarmig durchführbar. Auch das Reißen ist aus dem Hang möglich, dabei wird allerdings nicht der ganze Körper mit in die Bewegung einbezogen, somit werden die Möglichkeiten der Übung nicht optimal genutzt.

Manche Sportler führen das Reißen so aus, dass sie in eine Kniebeuge gehen, wenn das hochgerissene Gewicht die hohe Position erreicht. Dies erhöht deutlich die Komplexität der Übung, führt aber nicht unbedingt zu einem besseren Ergebnis im Schnellkrafttraining – was das Ziel in diesem Buchabschnitt darstellt. Fitnesssportler können auf die Kniebeuge beim Hochreißen verzichten; müssen dies aber nicht, wenn sie es bereits mit Kniebeuge erlernt haben. Hier finden Sie deshalb beide Möglichkeiten vorgestellt. Einige Sportler wählen auch eine Zwischenlösung, indem sie in eine Viertel-Kniebeuge gehen, wenn das Schnellkrafttraining den vorrangigen Trainingsaspekt darstellt; ansonsten bewegen sie sich tiefer.

LEVEL 3 FORTGESCHRITTENE
H 127: Einarmiges Hochziehen (High-Pull) vom Boden
H 128: Beidarmiges Reißen (Snatch) vom Boden H 129: Einarmiges Reißen (Snatch) vom Boden H 130: Einarmiges Reißen (Snatch) vom Boden mit Kniebeuge

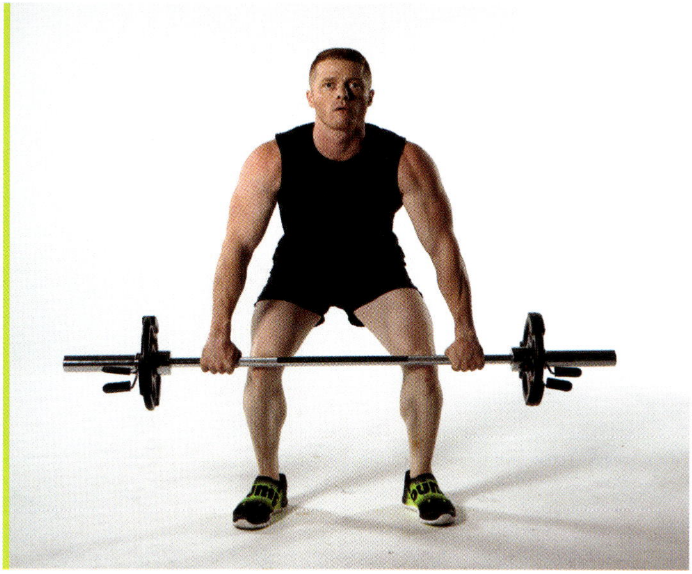

H 110 LEVEL 2 BEIDBEINIGE KNIEBEUGE, DANN SCHULTERPRESSE (THRUSTER)

KRÄFTIGUNG

Oberschenkelmuskulatur, insbesondere vorderer Anteil, Gesäß- und Wadenmuskulatur

untere Rücken-, Bauch-, Brust- und Schultermuskulatur

AUSGANGSPOSITION

Sie stehen aufrecht im hüft- bis schulterbreiten Stand. Die Beine sind leicht gebeugt, und die Füße stehen parallel oder etwas nach außen gedreht. Über den Schultern halten Sie Kurzhanteln mit gebeugten Armen, die Handflächen zeigen zueinander. Spannen Sie die Bauch- und die Gesäßmuskulatur an und die Schultern nach hinten unten.

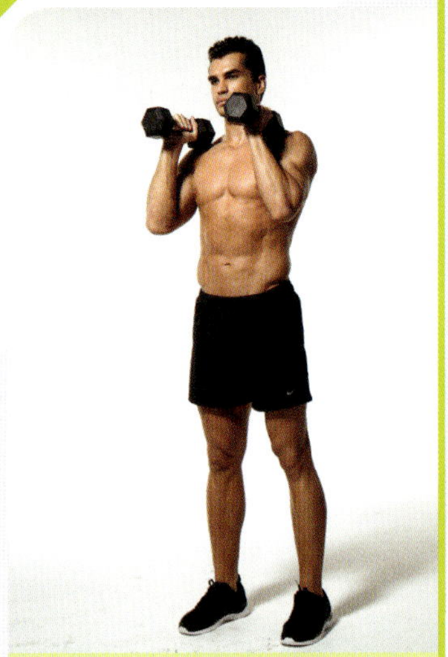

Die Ausgangsposition.

DURCHFÜHRUNG

Beugen Sie tief die Beine, indem Sie die Hüften nach hinten schieben. Dann drücken Sie sich kraftvoll nach oben und strecken gleichzeitig die Hanteln über den Kopf. Halten Sie kurz diese Position. Dann senken die Hanteln zurück zu den Schultern und bewegen sich wieder in die Kniebeuge, um die Übung zu wiederholen. Achten Sie auf eine angespannte Rumpfmuskulatur und einen geraden Rücken und vermeiden Sie Ausweichbewegungen mit den Knien.

VARIANTE

Sie können beim Beinstrecken auf die Zehen gehen, um die Waden intensiver zu belasten. Sie vereinfachen die Übung, indem Sie den Bewegungsumfang der Kniebeuge reduzieren. Fortgeschrittene können auf instabilem Untergrund wie Leverage Discs® üben (Level 3). Alternativ können Sie mit einer Langhantel trainieren.

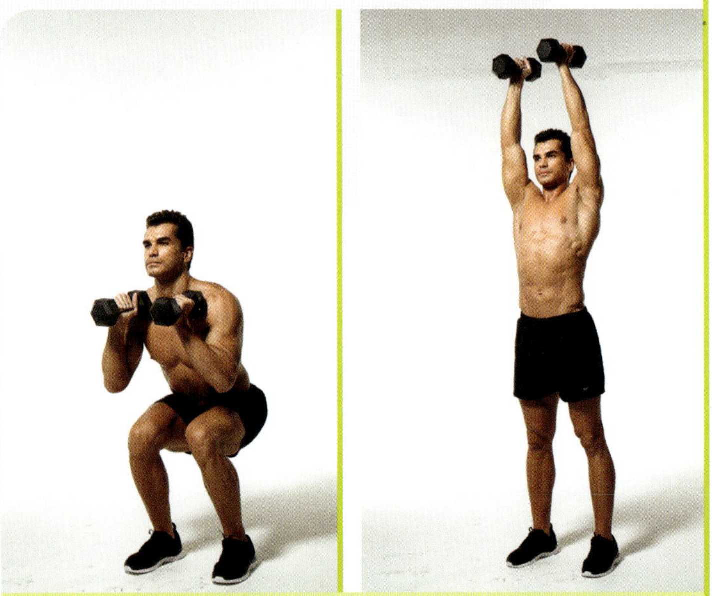

Die Bewegungsfolge.

BEIDBEINIGE KNIEBEUGE, DANN EINARMIGE SCHULTERPRESSE

H 111
LEVEL 3

KRÄFTIGUNG

●●● Oberschenkelmuskulatur, insbesondere vorderer Anteil, Rumpf-, Gesäß- und Wadenmuskulatur
● Brust- und Schultermuskulatur

AUSGANGSPOSITION

Bei dieser Intensivierung der vorherigen Übung wird der Rumpf stärker gefordert, die Bewegung zu stabilisieren. Sie beginnen in aufrechter Position im hüft- bis schulterbreiten Stand, die Füße stehen parallel oder leicht nach außen gedreht. Über einer Schulter halten Sie eine Kurzhantel, der Arm ist gebeugt, und die Handfläche zeigt nach innen. Spannen Sie die Bauch- und die Gesäßmuskulatur an.

DURCHFÜHRUNG

Bewegen Sie sich in eine tiefe Kniebeuge, indem Sie die Hüften nach hinten schieben. Dann drücken Sie sich kraftvoll nach oben und pressen gleichzeitig die Hantel gerade hoch in die Luft. Halten Sie kurz die Position. Danach senken Sie die Hantel zurück zur Schulter und bewegen sich wieder in die Kniebeuge, um die Übung zu wiederholen. Achten Sie auf eine angespannte Rumpfmuskulatur und einen geraden Rücken und vermeiden Sie Ausweichbewegungen mit den Knien sowie eine Gewichtsverlagerung zur Seite.

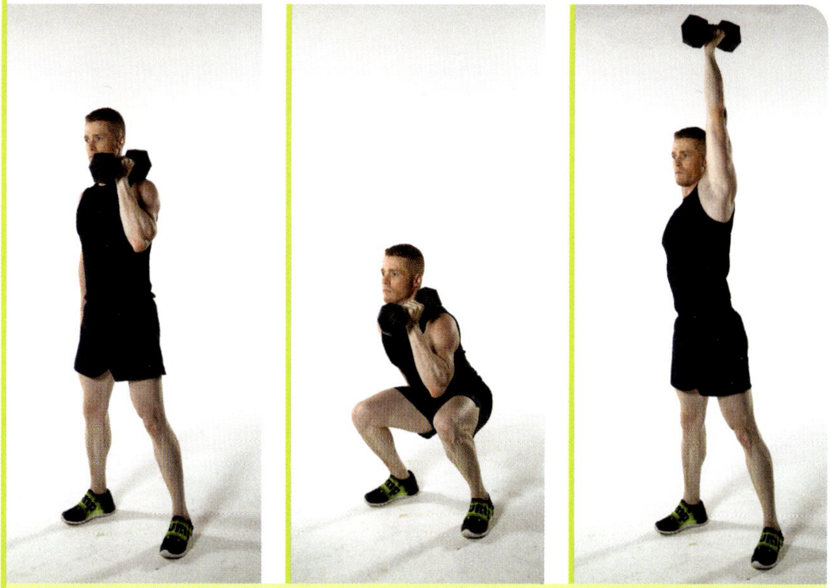

Der Bewegungsablauf.

VARIANTE

Sie vereinfachen die Übung, indem Sie eine leichte Kurzhantel verwenden und den Bewegungsumfang der Kniebeuge verringern (Level 2). Weit Fortgeschrittene können im Einbeinstand oder auf instabilem Untergrund üben.

H 112 LEVEL 3 EINBEINIGE KNIEBEUGE, DANN SCHULTERPRESSE

KRÄFTIGUNG

Oberschenkelmuskulatur, insbesondere vorderer Anteil, Rumpf-, Gesäß- und Wadenmuskulatur

Brust- und Schultermuskulatur

AUSGANGSPOSITION

Sie stehen im Einbeinstand; das freie Bein befindet sich vor dem Körper angezogen in der Luft. Über den Schultern halten Sie Kurzhanteln mit gebeugten Armen. Konzentrieren Sie sich auf die Belastung von Fußballen, Außenkante und Ferse und balancieren Sie die Position aus. Die Bauch- und die Gesäßmuskulatur sind angespannt.

DURCHFÜHRUNG

Bewegen Sie sich in die einbeinige Kniebeuge, indem Sie die Hüften in paralleler Position zurückschieben. Dabei führen Sie das freie Bein zurück, was hilft, das Gleichgewicht zu halten. Dann drücken Sie sich nach oben und pressen gleichzeitig die Hanteln gerade hoch in die Luft. Halten Sie kurz die Position. Danach senken Sie die Hanteln zurück zu den Schultern und bewegen sich wieder in die Kniebeuge, um die Übung zu wiederholen. Achten Sie darauf, dass Sie das Becken und den Rücken gerade halten, und vermeiden Sie Ausweichbewegungen mit dem Knie des Standbeins.

VARIANTE

Sie vereinfachen die Übung, indem Sie sehr leichte Kurzhanteln verwenden und den Bewegungsumfang der Kniebeuge verringern (Level 2). Auch wird die Übung etwas einfacher, wenn Sie das freie Bein nach hinten gerichtet in der Luft halten. Weit Fortgeschrittene können einarmig und/oder auf einem instabilen Untergrund üben.

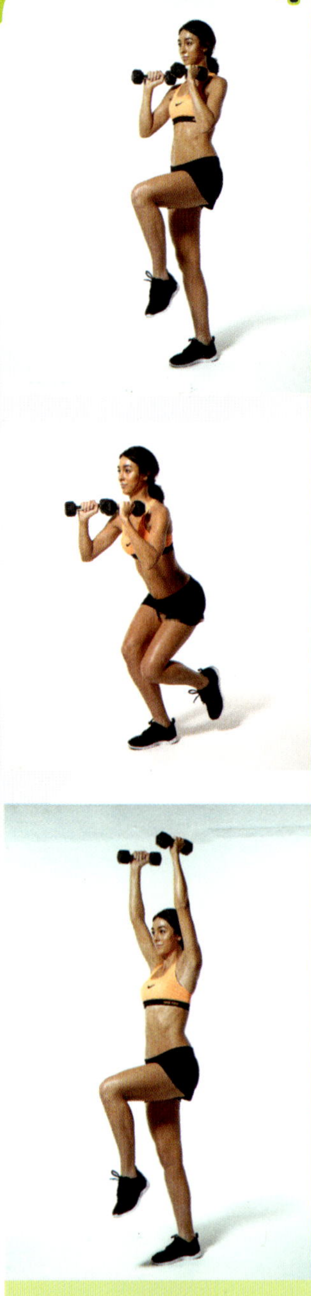

Die Bewegungsfolge.

GANZKÖRPERÜBUNGEN

BEIDBEINIGE KNIEBEUGE, DANN CURL

H 113
LEVEL 2

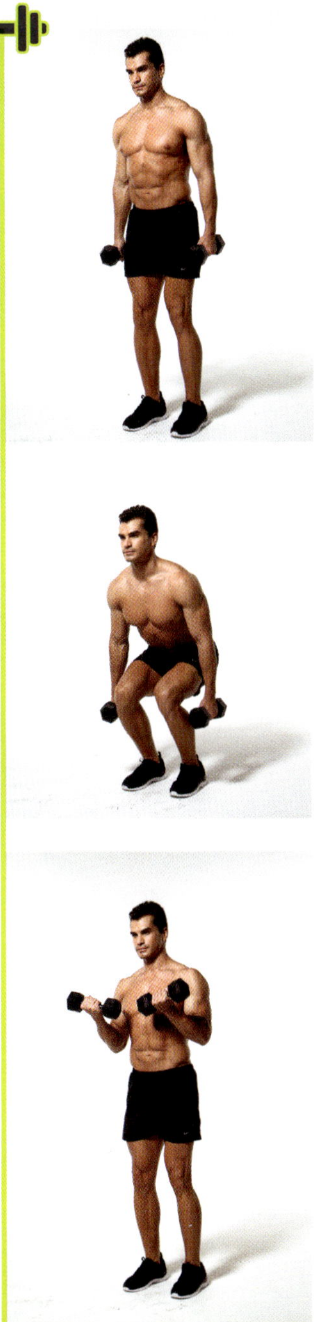

Der Bewegungsablauf.

KRÄFTIGUNG

vordere Oberarm- und Oberschenkelmuskulatur, insbesondere vorderer Anteil, und Gesäßmuskulatur

Waden- und untere Rückenmuskulatur

AUSGANGSPOSITION

Sie stehen mit aufrechtem Oberkörper im hüft- bis schulterbreiten Stand. Die Beine sind leicht gebeugt, die Füße stehen parallel oder etwas nach außen gedreht. Neben den Oberschenkeln halten Sie Kurzhanteln. Spannen Sie die Bauch- und die Gesäßmuskulatur an und die Schultern nach hinten unten.

DURCHFÜHRUNG

Bewegen Sie sich in eine tiefe Kniebeuge, indem Sie die Hüften nach hinten schieben. Halten Sie kurz die tiefe Position. Dann drücken Sie sich kraftvoll nach oben und heben gleichzeitig die Hanteln mit Drehung an, ohne die Position der Ellbogen zu verändern. Danach senken Sie zuerst die Hanteln wieder in die Ausgangsposition zurück, bevor Sie die Übung wiederholen. Achten Sie auf dynamische Bewegungen und darauf, dass die Knie in der Beinachse bleiben.

VARIANTE

Sie können die Hanteln auch im Hammer-Griff (Handflächen nach innen) anheben oder bereits in der Ausgangsposition die Handflächen nach vorne gedreht halten.
Als Alternative können Sie den Bizeps-Curl beginnen und abschließen, während Sie sich noch in der Kniebeuge befinden, und erst danach die Beine wieder strecken.

H 114 LEVEL 3 BEIDBEINIGE KNIEBEUGE, DANN CURL, DANN SCHULTERPRESSE

KRÄFTIGUNG

vordere Oberarm- und Schultermuskulatur, insbesondere seitlicher Anteil, Oberschenkelmuskulatur, insbesondere vorderer Anteil, und Gesäßmuskulatur

Waden- und untere Rückenmuskulatur

AUSGANGSPOSITION

Sie stehen mit aufrechtem Oberkörper im hüft- bis schulterbreiten Stand. Die Beine sind leicht gebeugt, die Füße stehen parallel oder etwas nach außen gedreht. Neben den Oberschenkeln halten Sie Kurzhanteln. Spannen Sie die Bauch- und die Gesäßmuskulatur an und die Schultern nach hinten unten.

DURCHFÜHRUNG

Bewegen Sie sich in eine tiefe Kniebeuge, indem Sie die Hüften nach hinten schieben. Dann drücken Sie sich kraftvoll nach oben und heben gleichzeitig die Hanteln mit Drehung an, sodass die Handrücken nach vorn zeigen. In direkter Folge strecken Sie die Hanteln nach oben und drehen dabei die Handflächen nach vorn. Danach senken Sie erst die Hanteln wieder in die Ausgangsposition zurück, bevor Sie die Übung wiederholen. Achten Sie auf dynamische Bewegungen und darauf, dass die Knie in der Beinachse bleiben.

VARIANTE

Sie können die Handhaltung beim Hantelheben variieren. Weit Fortgeschrittene können einbeinig üben.

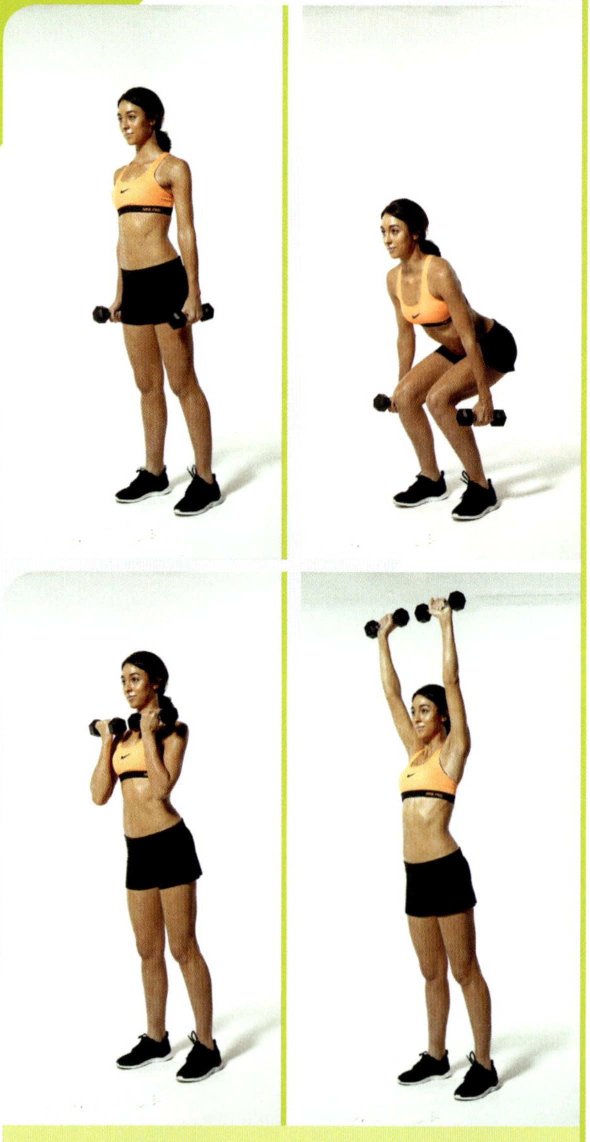

Der Bewegungsablauf (von links nach rechts).

GANZKÖRPERÜBUNGEN

AUSFALLSCHRITT MIT DREHUNG

H 115
LEVEL 2

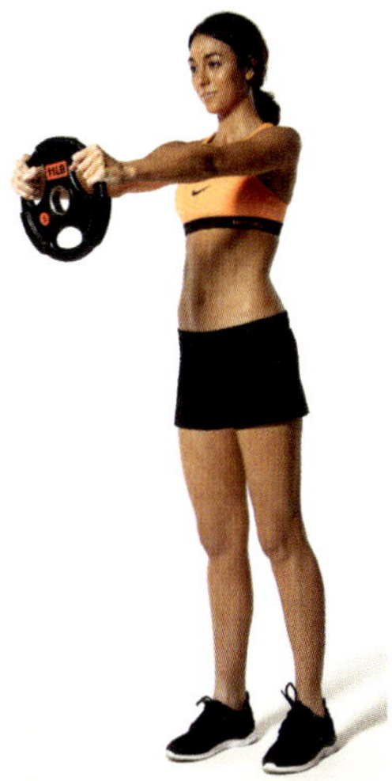

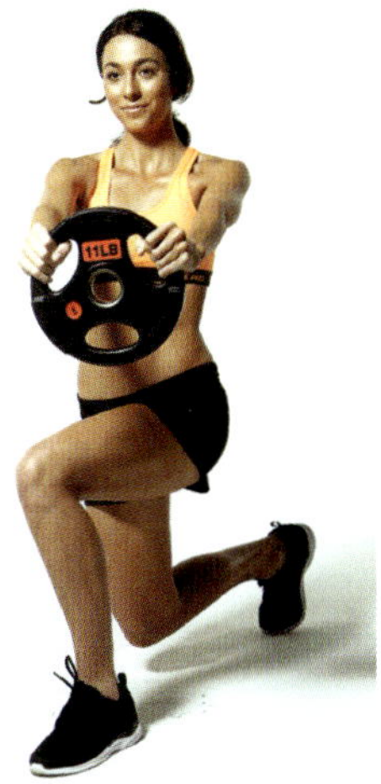

Die Ausgangsposition und linker Ausfallschritt mit Drehung nach links.

KRÄFTIGUNG

Oberschenkelmuskulatur, insbesondere vorderer Anteil, Rumpf-, Gesäß- und Wadenmuskulatur

Schulter- und Brustmuskulatur

AUSGANGSPOSITION

Sie stehen im hüftbreiten Stand mit nach vorne zeigenden Zehen. Vor der Brust halten Sie eine Hantelscheibe oder eine Kurzhantel. Spannen Sie die Bauch- und die Gesäßmuskulatur an und ziehen Sie die Schultern etwas nach hinten unten, um die Körperhaltung zu stabilisieren. Nun strecken Sie die Hantelscheibe gerade nach vorne.

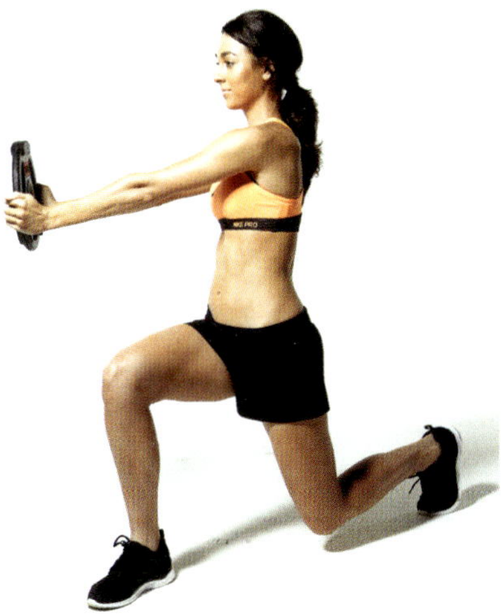

Der rechte Ausfallschritt mit Drehung nach rechts.

DURCHFÜHRUNG

Machen Sie einen Ausfallschritt mit dem linken Fuß nach vorne und drehen Sie dabei den Oberkörper nach links. Dann rotieren Sie den Oberkörper zurück, drücken sich hoch und nehmen wieder die Ausgangsposition ein. Danach machen Sie einen Schritt mit dem rechten Fuß nach vorne und drehen dabei den Oberkörper nach rechts. Achten Sie auf einen geraden Oberkörper und vermeiden Sie es, mit dem vorderen Knie zur Seite oder nach vorne auszuweichen.

VARIANTE

Sie vereinfachen die Übung, indem Sie das Gewicht mit gebeugten Armen zur Seite drehen; oder Sie üben ohne Gewicht, wozu die Hände ineinander greifen. Sie intensivieren die Übung, wenn Sie die Drehungen weiter als in den Abbildungen ausführen. Fortgeschrittene können den vorderen Fuß auf einem instabilen Untergrund aufstellen (Level 3).

H 116 LEVEL 2 AUSFALLSCHRITT MIT SCHULTERPRESSE

KRÄFTIGUNG

Oberschenkelmuskulatur, insbesondere vorderer Anteil, Schulter-, Gesäß- und Wadenmuskulatur

Brust- und Rumpfmuskulatur

AUSGANGSPOSITION

Sie stehen aufrecht im hüftbreiten Stand, die Zehen zeigen nach vorne. Über den Schultern halten Sie Kurzhanteln, wobei die Handflächen nach vorne oder innen zeigen. Spannen Sie die Bauch- und die Gesäßmuskulatur an und ziehen Sie die Schultern etwas nach hinten unten.

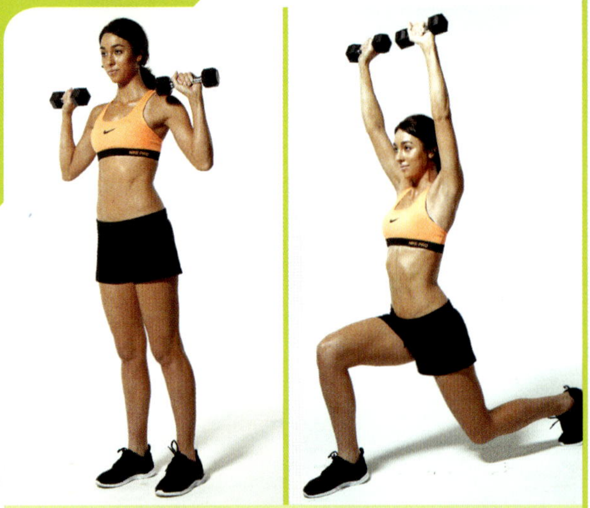

Die Ausgangsposition und der rechte Ausfallschritt.

DURCHFÜHRUNG

Machen Sie einen großen Schritt nach vorne und beugen Sie die Beine, ohne jedoch das hintere Knie abzulegen. Gleichzeitig drücken Sie die Kurzhanteln gerade hoch in die Luft. Halten Sie kurz die Position. Dann drücken Sie sich nach hinten in die Ausgangsposition zurück und senken die Hanteln wieder zu den Schultern. Anschließend führen Sie einen Ausfallschritt mit dem anderen Bein aus und drücken die Hanteln wieder hoch. Achten Sie auf einen aufrechten Oberkörper und vermeiden Sie Ausweichbewegungen mit dem vorderen Knie.

VARIANTE

Sie können auch erst die gewünschte Wiederholungszahl mit einem Bein machen, bevor Sie das Übungsbein wechseln. Einsteiger üben ohne oder mit sehr leichtem Gewicht (Level 1). Fortgeschrittene können beim Schritt nach vorne den vorderen Fuß auf einem instabilen Untergrund aufstellen (Level 3).

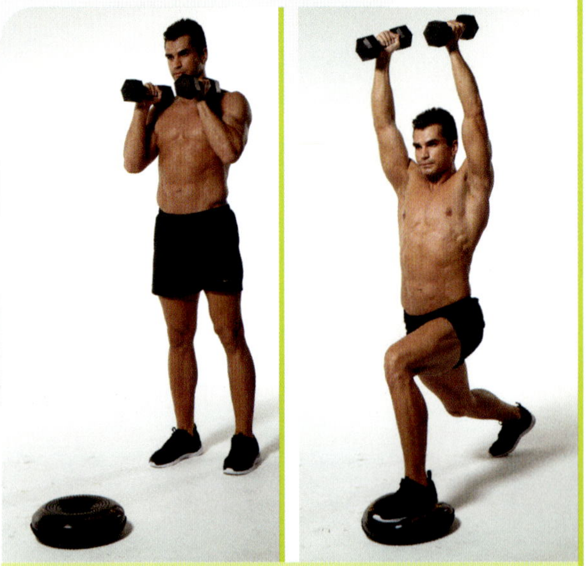

Der linke Ausfallschritt auf eine Leverage Disc®.

AUSFALLSCHRITT MIT SEITHEBEN

H 117

LEVEL 2

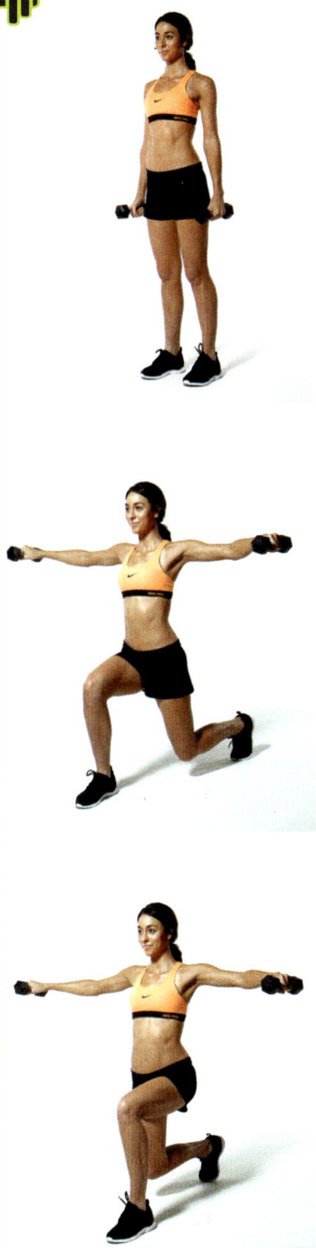

Die Ausgangsposition sowie rechter und linker Ausfallschritt.

KRÄFTIGUNG

Oberschenkelmuskulatur, insbesondere vorderer Anteil, Schulter-, Gesäß- und Wadenmuskulatur

Brust- und Rumpfmuskulatur

AUSGANGSPOSITION

Sie stehen aufrecht im hüftbreiten Stand mit nach vorne zeigenden Zehen. Neben den Oberschenkeln halten Sie Kurzhanteln, die Handrücken zeigen nach außen. Spannen Sie die Bauch- und die Gesäßmuskulatur an und ziehen Sie die Schultern etwas nach hinten unten.

DURCHFÜHRUNG

Machen Sie einen großen Schritt nach vorne und beugen Sie die Beine, ohne jedoch das hintere Knie abzulegen. Gleichzeitig heben Sie die Kurzhanteln seitlich bis auf Schulterhöhe an. Halten Sie kurz die Position. Dann drücken Sie sich nach hinten in die Ausgangsposition zurück und senken dabei die Hanteln wieder. Anschließend führen Sie einen Ausfallschritt mit dem anderen Bein aus und heben die Hanteln wieder an. Halten Sie die Handgelenke und den Oberkörper gerade und vermeiden Sie Ausweichbewegungen mit dem vorderen Knie.

VARIANTE

Alternativ können Sie die gewünschte Wiederholungszahl erst mit einem Bein machen, bevor Sie das Übungsbein wechseln. Sie vereinfachen die Übung, wenn Sie mit gebeugten Armen üben, wobei die Winkel zwischen Unter- und Oberarm jeweils etwa 90 Grad betragen. Fortgeschrittene können den vorderen Fuß auf einem instabilen Untergrund aufstellen und die Position ausbalancieren (Level 3).

H 118 AUSFALLSCHRITT, DANN CURL

LEVEL 2

KRÄFTIGUNG

Oberschenkelmuskulatur, insbesondere vorderer Anteil, vordere Oberarm-, Gesäß- und Wadenmuskulatur

Rumpfmuskulatur

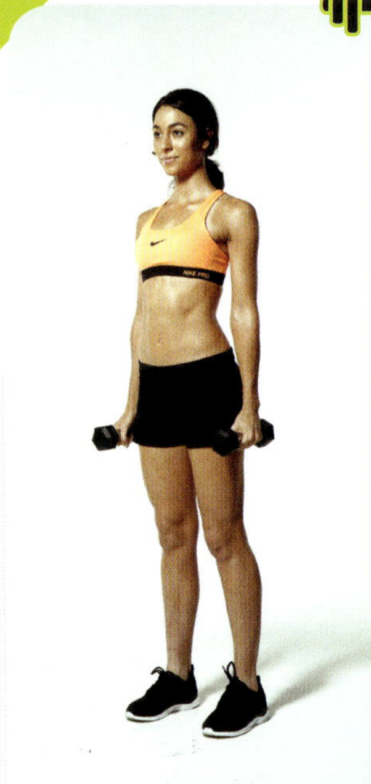

AUSGANGSPOSITION

Sie stehen aufrecht im hüftbreiten Stand mit nach vorne zeigenden Zehen. Neben den Oberschenkeln halten Sie Kurzhanteln, die Handrücken zeigen nach außen. Spannen Sie die Bauch- und die Gesäßmuskulatur an und ziehen Sie die Schultern etwas nach hinten unten.

DURCHFÜHRUNG

Machen Sie einen großen Schritt nach vorne und beugen Sie die Beine, ohne jedoch das hintere Knie abzulegen. Halten Sie kurz die Position. Dann drücken Sie sich kraftvoll in den Parallelstand zurück und curlen gleichzeitig die Hanteln hoch. Sie können die Hantel ohne Drehung (»Hammer-Curl«) oder mit Vordrehen der Handflächen (»Bizeps-Curl«) anheben. Danach senken Sie erst die Hanteln wieder, bevor Sie den Ausfallschritt mit dem anderen Bein ausführen. Achten Sie auf einen dynamischen Bewegungsablauf sowie einen geraden Oberkörper und vermeiden Sie Ausweichbewegungen mit dem vorderen Knie nach vorne oder zur Seite.

VARIANTE

Sie können auch erst die gewünschte Wiederholungszahl mit einem Bein machen, bevor Sie das Übungsbein wechseln. Fortgeschrittene können den Fuß beim Schritt nach vorne auf einem instabilen Untergrund aufstellen und die Position ausbalancieren (Level 3).

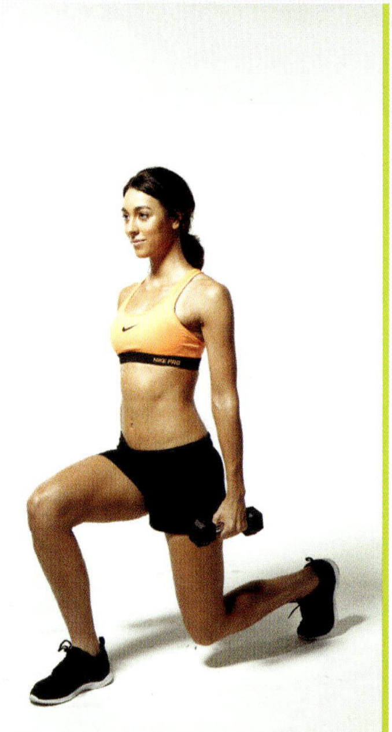

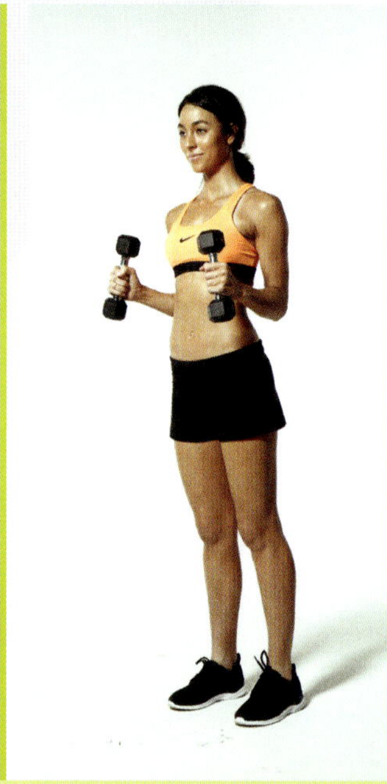

Der Bewegungsablauf.

GANZKÖRPERÜBUNGEN

AUSFALLSCHRITT MIT CURL, DANN SCHULTERPRESSE

H 119
LEVEL 3

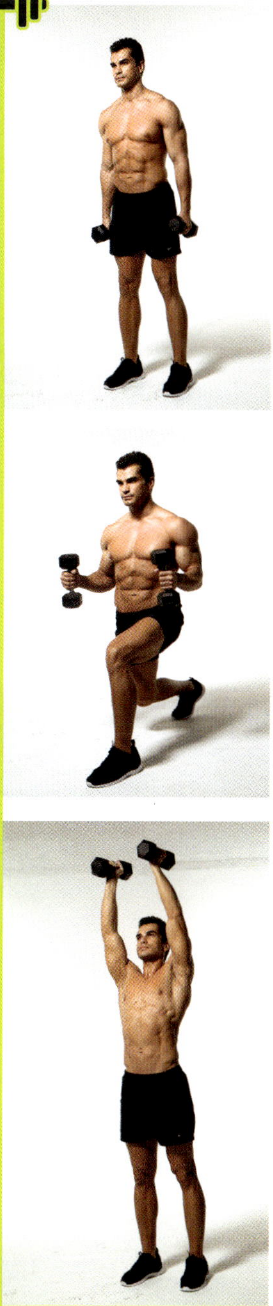

Der Bewegungsablauf.

KRÄFTIGUNG

Oberschenkelmuskulatur, insbesondere vorderer Anteil, vordere Oberarm-, Schultermuskulatur, insbesondere seitlicher Anteil, Gesäß- und Wadenmuskulatur

Rumpf- und hintere Oberarmmuskulatur

AUSGANGSPOSITION

Sie stehen aufrecht im hüftbreiten Stand mit nach vorne zeigenden Zehen. Neben den Oberschenkeln halten Sie Kurzhanteln, die Handrücken zeigen nach außen. Spannen Sie die Bauch- und die Gesäßmuskulatur an und ziehen Sie die Schultern etwas nach hinten unten.

DURCHFÜHRUNG

Machen Sie einen großen Schritt nach vorne und beugen Sie die Beine, ohne das hintere Knie abzulegen; gleichzeitig curlen Sie die Hanteln hoch. Sie können die Hantel ohne Drehung (»Hammer-Curl«) oder mit Vordrehen der Handflächen (»Bizeps-Curl«) anheben. Dann drücken Sie sich nach hinten in den Parallelstand zurück und pressen dabei die Hanteln hoch über den Kopf. Senken Sie erst die Hanteln wieder, bevor Sie die Übung mit dem anderen Bein wiederholen. Achten Sie auf einen dynamischen Bewegungsablauf sowie einen geraden Oberkörper und vermeiden Sie Ausweichbewegungen mit dem vorderen Knie und den Hanteln bei der Streckung nach oben.

VARIANTE

Sie können die gewünschte Wiederholungszahl auch erst mit einem Bein machen, bevor Sie das Übungsbein wechseln. Sie intensivieren die Übung, indem Sie beim Schritt nach vorne den Fuß auf einen instabilen Untergrund stellen und die Position ausbalancieren.

Als Alternative können Sie beim Hochdrücken der Hanteln eine Handdrehung einfügen, sodass in hoher Position die Handflächen nach vorn zeigen.

H 120 SEITLICHER AUSFALLSCHRITT MIT HANTELSENKEN EINARMIG

LEVEL 3

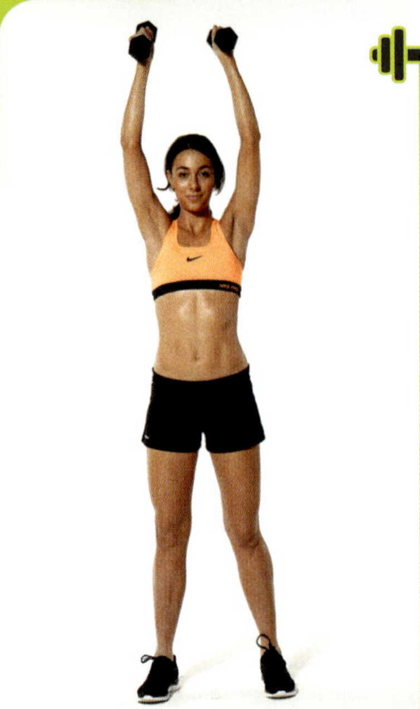

Die Ausgangsposition.

KRÄFTIGUNG

Oberschenkelmuskulatur, insbesondere innerer Anteil, Schulter- und Gesäßmuskulatur

Rumpf-, hintere Oberarm- und Wadenmuskulatur

AUSGANGSPOSITION

Sie stehen aufrecht im hüftbreiten Stand mit nach vorne zeigenden Zehen. Über den Kopf gestreckt halten Sie Kurzhanteln, die Handflächen sind nach innen gerichtet. Spannen Sie die Bauch- und die Gesäßmuskulatur an und ziehen Sie die Schultern etwas nach hinten unten.

DURCHFÜHRUNG

Stellen Sie den rechten Fuß seitlich nach rechts, wobei die Zehen nach vorne zeigen. Beugen Sie das rechte Bein, aber nur so weit, dass der linke Fuß noch gerade aufgestellt bleiben kann. Gleichzeitig bewegen Sie das Gesäß nach hinten und senken die rechte Hantel zur Schulter. Halten Sie kurz die Position. Dann drücken Sie sich in die Ausgangsposition zurück und strecken die Hantel wieder hoch. Danach führen Sie die Bewegung zur linken Seite aus und senken die linke Hantel. Vermeiden Sie Ausweichbewegungen mit dem Knie des Übungsbeins.

VARIANTE

Sie vereinfachen die Übung, indem Sie zuerst den Ablauf ohne Gewicht trainieren. Weit Fortgeschrittene können tief in die Kniebeuge gehen und die Gewichte deutlich steigern.

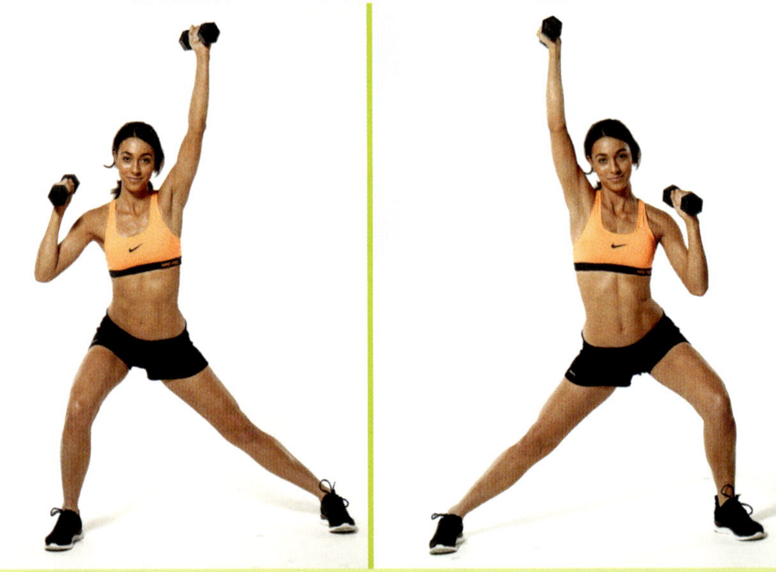

Die Übungsfolge: Ausgangsposition, Schritt nach rechts und Schritt nach links.

LIEGESTÜTZ, DANN RUDERN

H 121

LEVEL 2

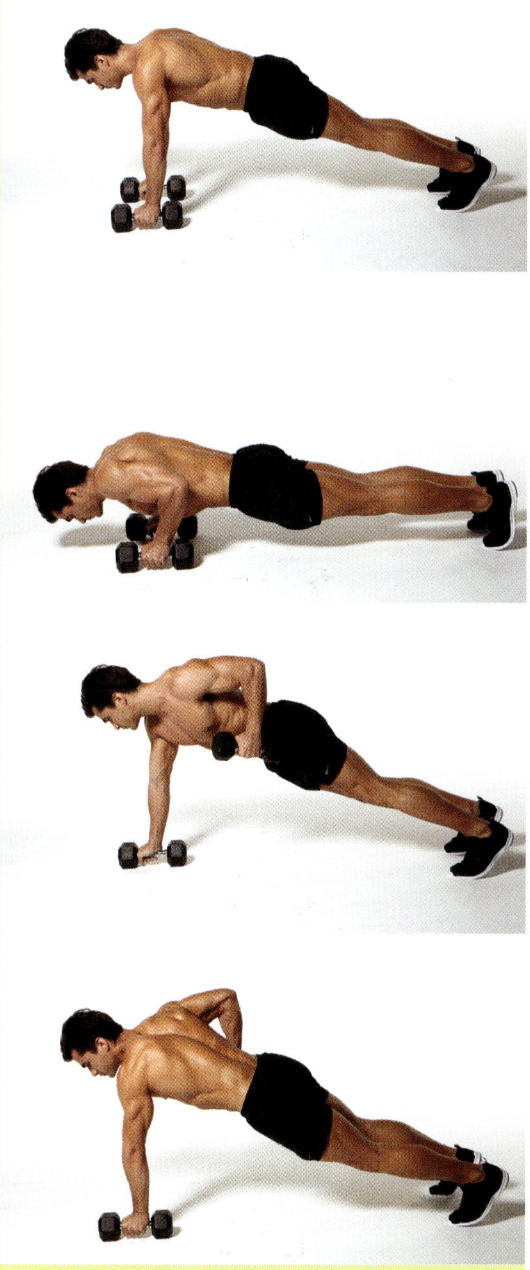

Der Bewegungsablauf

KRÄFTIGUNG

Brust, obere Rücken-, hintere und vordere Oberarm-, Schulter- und Rumpfmuskulatur

vordere Oberschenkelmuskulatur

AUSFÜHRUNG

Sie stützen sich mit den Händen auf Kurzhanteln und mit den Zehen auf dem Boden ab. Die Hände befinden sich unter den Schultern, und die Handflächen zeigen zueinander. Balancieren Sie die Position aus und spannen Sie die Bauch- und die Gesäßmuskulatur an, um den Rücken zu stabilisieren.

DURCHFÜHRUNG

Senken und strecken Sie mehrmals die Arme mit den Ellbogen nahe am Körper. Dann verlagern Sie das Körpergewicht zur rechten Seite und ziehen die linke Kurzhantel am Körper entlang hoch, ohne den Körper zu verdrehen. Wiederholen Sie auch das Hantelrudern mehrfach. Danach stellen Sie die Hantel wieder ab, verlagern das Gewicht zur linken Seite und ziehen nun die rechte Hantel mehrfach hoch. Anschließend führen Sie den nächsten Satz aus, indem Sie wieder mit den Liegestützen beginnen.

VARIANTE

Sie intensivieren die Übung, indem Sie einen Fuß durchgehend angehoben lassen (Level 3); wenn Sie die rechte Hantel anziehen, dann heben Sie vorher das linke Bein an. Danach wechseln Sie die Seiten. Alternativ können Sie so üben, dass Sie direkt nach einem Liegestütz einen rechten und einen linken Hantelzug machen und danach die nächste Runde beginnen.

H 122 LEVEL 3 LIEGESTÜTZ, DANN ROTATION MIT GEWICHT

KRÄFTIGUNG

Brust, hintere Oberarm-, Schulter- und Rumpfmuskulatur

vordere Oberschenkelmuskulatur

AUSFÜHRUNG

Sie befinden sich in der Liegestütz-Position mit den Händen auf zwei Kurzhanteln, die Handflächen zueinander gerichtet. Empfehlenswert, aber nicht zwingend, sind die achteckigen Hanteln. Die Arme halten Sie gestreckt, die Ellbogen stehen etwa unter den Schultern, und der Rücken ist gerade. Stabilisieren Sie die Position, indem Sie die Bauch- und die Gesäßmuskulatur anspannen und die Schultern etwas nach hinten unten ziehen.

DURCHFÜHRUNG

Senken Sie den Körper kontrolliert ab mit den Ellbogen nahe den Rippen. Dann drücken Sie sich hoch und heben die linke Hantel in einem Halbkreis gerade nach oben. Danach drehen Sie sich zurück und stellen die Hantel wieder ab. Machen Sie erst wieder einen Liegestütz, bevor Sie die rechte Hantel in einem Halbkreis hochheben. Anschließend nehmen Sie wieder die Ausgangsposition ein, um die Übung von vorne zu starten. Achten Sie auf eine durchgehend stabile Position sowie auf kontrollierte, eher langsame Bewegungen.

VARIANTE

Sie vereinfachen die Übung, indem Sie ohne Zusatzgewicht trainieren (Level 2).

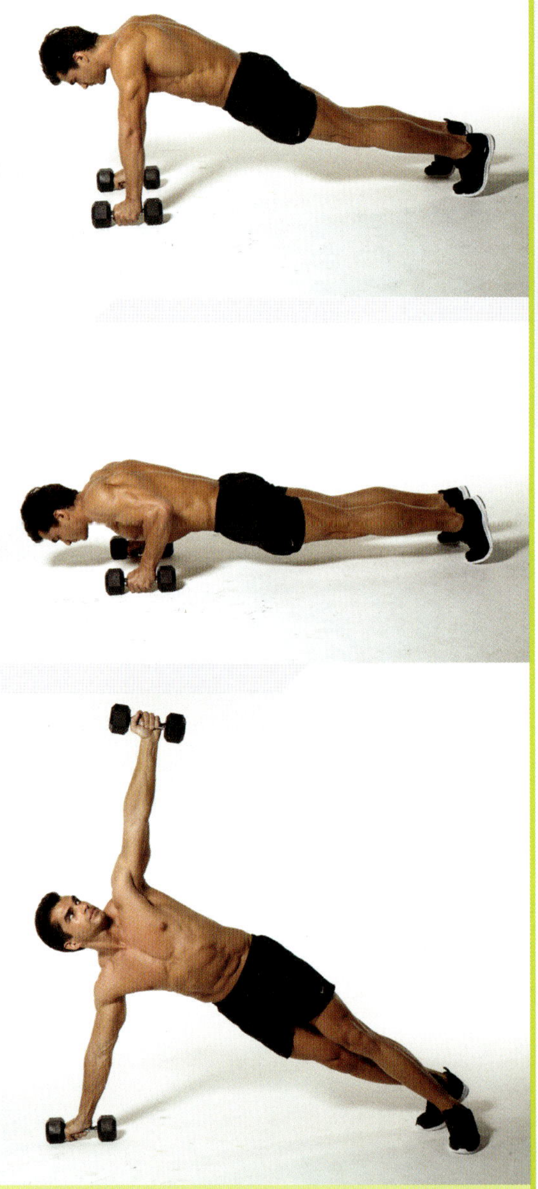

Der Bewegungsablauf mit der linken Hantel.

KLIMMZUG MIT BEINHEBEN MIT GEWICHT

H 123
LEVEL 3

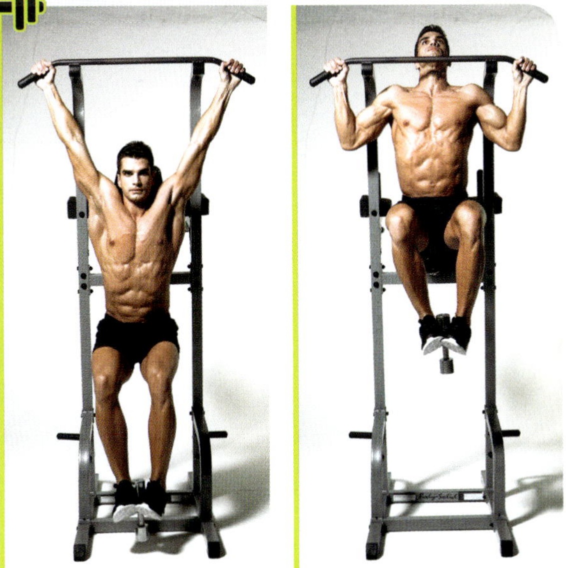

Die Ausgangs- und die Endposition.

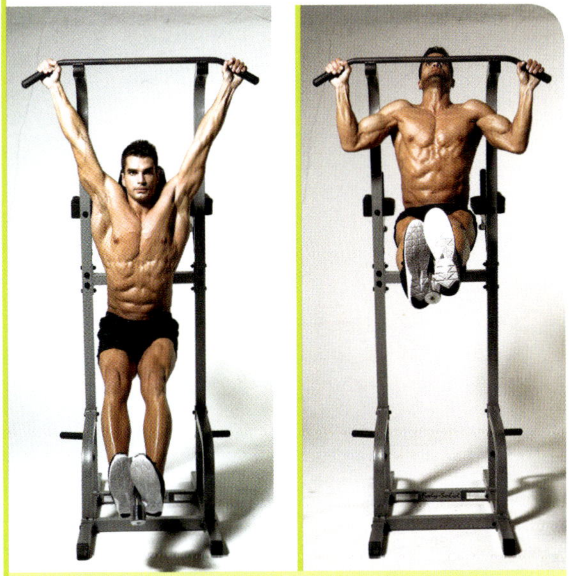

Die Intensivierung mit Anziehen der gestreckten Beine.

KRÄFTIGUNG

- obere Rücken-, vordere Oberarm- und Rumpfmuskulatur
- Unterarm-, hintere Schulter- und Beinmuskulatur

AUSGANGSPOSITION

Sie hängen mit festem Griff an einer Klimmzugstange und halten eine aufgerichtete Kurzhantel zwischen den Füßen. Die Arme sind mindestens schulterbreit auseinander, und die Handflächen zeigen vor. Spannen Sie die Bauch- und die Gesäßmuskulatur an und heben Sie die Knie leicht an.

DURCHFÜHRUNG

Ziehen Sie sich nach oben und heben Sie gleichzeitig die Knie zum Oberkörper. Halten Sie kurz die hohe Position. Dann senken Sie sich kontrolliert in die Ausgangsposition ab, um die Übung zu wiederholen. Vermeiden Sie Ausweichbewegungen wie Schwungholen und Hochziehen von Nacken und Schultern.

VARIANTE

Sie vereinfachen die Übung, indem Sie vorerst ohne die Hantel üben (Level 2). Sie intensivieren die Übung, insbesondere für die schräge und die seitliche Bauchmuskulatur, indem Sie die Knie gleichzeitig zum Klimmzug abwechselnd nach links und rechts anziehen. Weit Fortgeschrittene können die Beine gestreckt anziehen. Als Alternative können Sie die Stange im engen Griff mit nach vorne gerichteten Handrücken greifen, wodurch die vordere Oberarmmuskulatur intensiver aktiviert wird

H 124 RUDERN IM T-STAND

LEVEL 3

KRÄFTIGUNG

- ●●● Beinmuskulatur, insbesondere hinterer Anteil, obere Rücken-, Rumpf- und Gesäßmuskulatur
- ● hintere Schulter- und Nackenmuskulatur

AUSGANGSPOSITION

Sie stehen aufrecht im hüftbreiten Stand und halten Kurzhanteln neben den Oberschenkeln. Spannen Sie die Bauch- und die Gesäßmuskulatur an und stellen Sie einen Fuß etwas vor. Verlagern Sie Ihr Gewicht darauf, wobei Sie Fußballen, Fußkante und Ferse belasten. Heben Sie das hintere Bein hoch und senken Sie gleichzeitig den Oberkörper, bis sich der Körper parallel zum Boden befindet; die Hanteln bewegen sich gerade nach unten. Stabilisieren Sie diese Position.

DURCHFÜHRUNG

Führen Sie nun Hochziehen und Senken der Hanteln aus, bis Sie die geplante Wiederholungsanzahl erreicht haben. Spannen Sie immer wieder die Bauch- und die Gesäßmuskulatur nach, um ein Verdrehen der Hüften zu vermeiden. Anschließend bewegen Sie sich in den aufrechten Stand zurück und heben beim nächsten Übungssatz das andere Bein nach hinten an.

VARIANTE

Weit Fortgeschrittene können die Übung intensivieren, indem sie Fußgewichte nutzen. Diese Übung ist sehr intensiv für die rückwärtige Muskulatur und setzt voraus, dass Sie diese stabilisieren können; ansonsten üben Sie den »T-Stand« (siehe Seite 131).

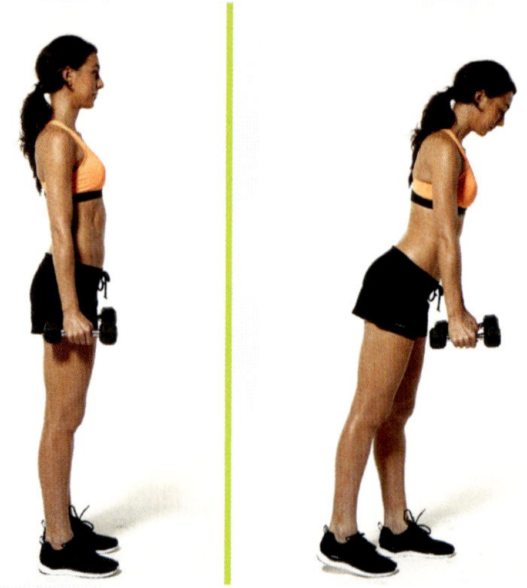

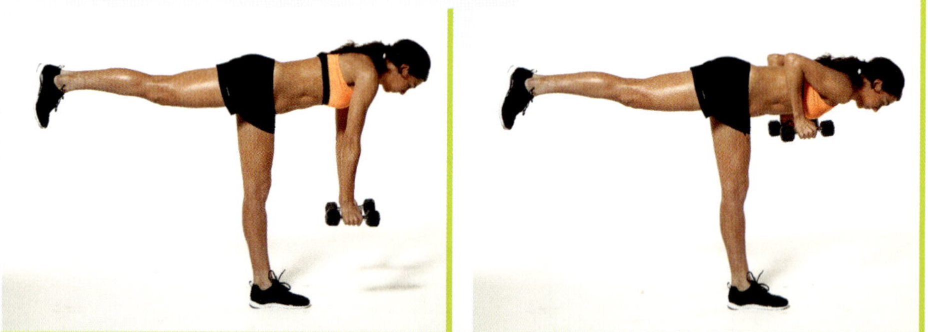

Der Bewegungsablauf (von links nach rechts).

GANZKÖRPERÜBUNGEN

RÜCKWÄRTIGE FLIEGENDE IM T-STAND

H 125
LEVEL 3

KRÄFTIGUNG

- Beinmuskulatur, insbesondere hinterer Anteil, hintere Schulter-, Nacken-, Rumpf- und Gesäßmuskulatur
- obere Rückenmuskulatur

AUSGANGSPOSITION

Bei dieser Variante des T-Stands wird die rückwärtige Schultermuskulatur intensiv miteinbezogen. Sie stehen im aufrechten Stand mit Kurzhanteln neben den Oberschenkeln. Spannen Sie die Bauch- und die Gesäßmuskulatur an und stellen Sie einen Fuß etwas vor. Verlagern Sie Ihr Gewicht darauf und belasten Sie Fußballen, Fußkante und Ferse. Heben Sie das hintere Bein hoch und senken Sie gleichzeitig den Oberkörper. Der Körper befindet sich nun parallel zum Boden, und die Hanteln hängen nach unten. Stabilisieren Sie diese Position.

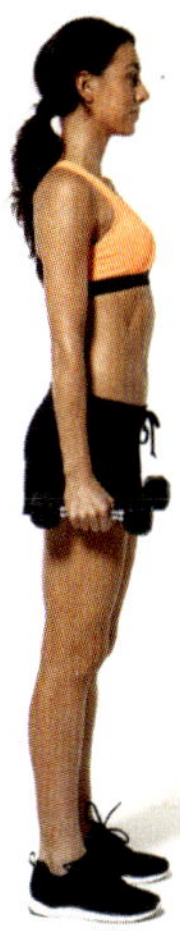

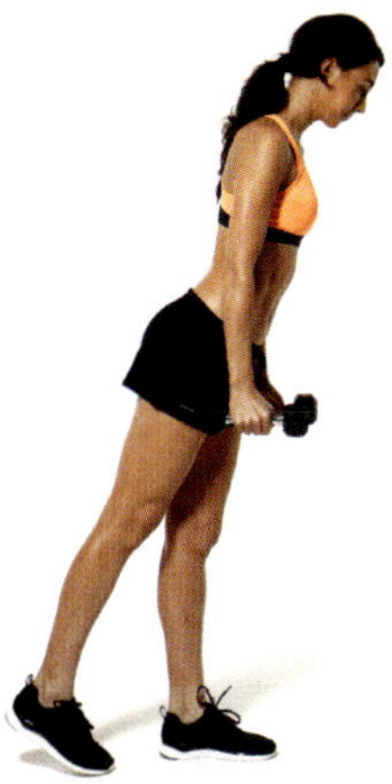

DURCHFÜHRUNG

Heben Sie die Hanteln seitlich an und halten Sie kurz die Position. Dann senken Sie wieder die Hanteln, ohne das Bein abzusenken, um danach das Anheben der Hanteln zu wiederholen. Vermeiden Sie es, mit Schwung zu üben, und halten Sie die Rumpfmuskulatur durchgehend angespannt, um ein Verdrehen der Hüften zu vermeiden. Anschließend bewegen Sie sich in den aufrechten Stand zurück und heben beim nächsten Übungssatz das andere Bein nach hinten an.

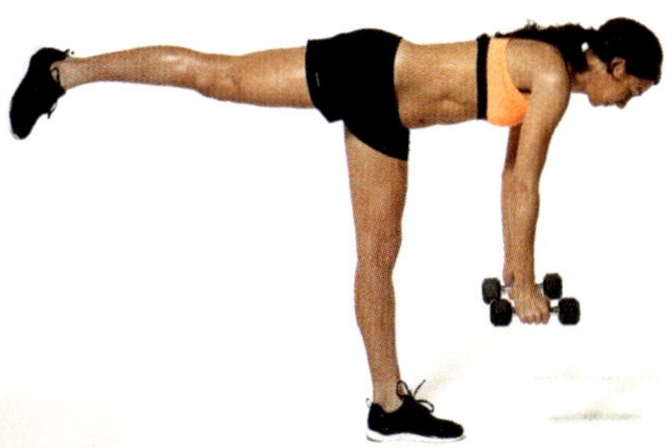

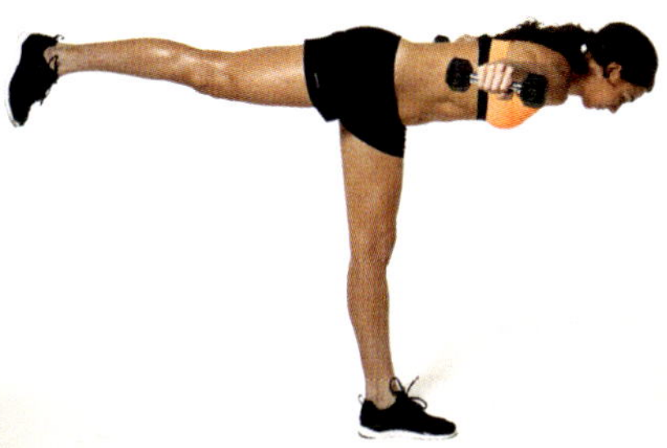

VARIANTE

Weit Fortgeschrittene können die Übung mit Fußgewichten intensivieren.

Der Bewegungsablauf (von links nach rechts).

H 126 LEVEL 3 RUDERN VORGEBEUGT UND KREUZHEBEN MIT FAST GESTRECKTEN BEINEN

KRÄFTIGUNG

obere Rücken-, Rumpf-, hintere Oberschenkel- und Gesäßmuskulatur

vordere, innere und äußere Oberschenkel-, Nacken- und hintere Schultermuskulatur

AUSGANGSPOSITION

Sie stehen aufrecht und halten eine Langhantel vor den Oberschenkeln. Der Griff ist schulterbreit, und die Handrücken sind nach vorn gerichtet. Drücken Sie die Füße fest in den Boden und spannen Sie die Bauch- und Gesäßmuskulatur an.

DURCHFÜHRUNG

Verlagern Sie langsam den gerade gehaltenen Oberkörper vor, wozu Sie das Gesäß nach hinten schieben. Die Beine bleiben fast gestreckt, und die Arme bewegen sich gerade nach unten. Ziehen Sie die Langhantel hoch, die Ellbogen bewegen sich eng an den Rippen entlang. Danach senken Sie erst die Hantel wieder, bevor Sie den Oberkörper aufrichten. Dieser Gesamtablauf entspricht einer Wiederholung. Achten Sie auf eine angespannte Rumpfmuskulatur und darauf, dass der untere Rücken gerade bleibt und nicht abgerundet wird.

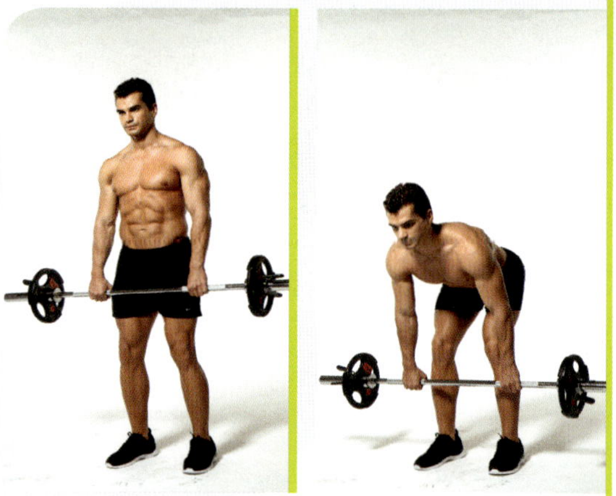

VARIANTE

Je weiter Sie den Oberkörper vorbeugen, desto intensiver trainieren Sie die untere Rückenmuskulatur. Sie können die Übung auch mit Kurzhanteln ausführen, die Sie vor den Oberschenkeln halten. Sehr intensiv wird die Übung bei einarmiger oder sogar einbeiniger Ausführung.

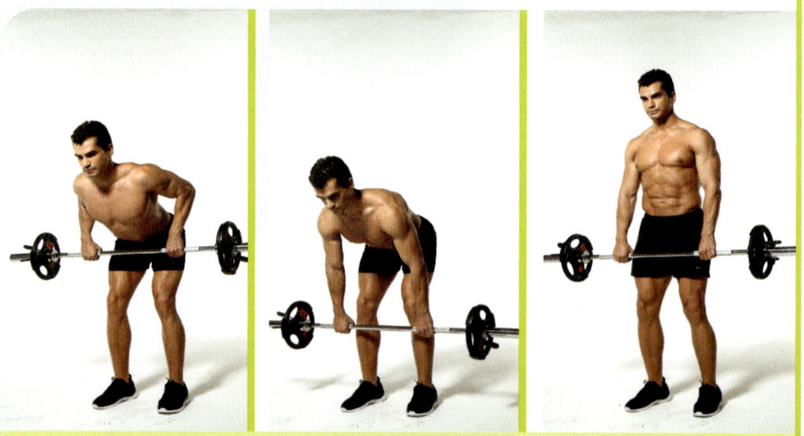

Der Bewegungsablauf (von links nach rechts).

EINARMIGES HOCHZIEHEN (HIGH-PULL) VOM BODEN

H 127
LEVEL 2

KRÄFTIGUNG

●●● Oberschenkel-, Waden-, Rumpf-, obere Rücken- und hintere Schultermuskulatur
● vordere Oberarmmuskulatur

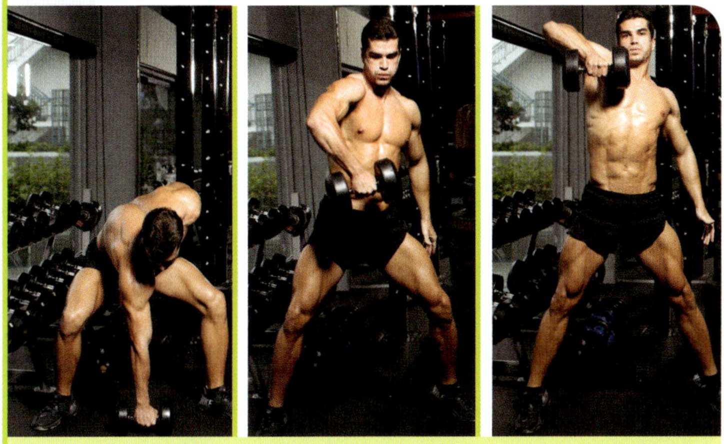

Der Bewegungsablauf mit einer Kurzhantel.

AUSGANGSPOSITION

Mit dieser Ganzkörperübung trainieren Sie effektiv die Explosivkraft, da viele Muskeln zusammenspielen. Sie beginnen im mindestens schulterbreiten Stand mit aufrechtem Oberkörper. Vor Ihnen liegt mittig eine Kurzhantel. Beugen Sie den geraden gehaltenen Oberkörper vor, wobei Sie etwas in die Kniebeuge gehen, und greifen Sie die Hantel mit langem Arm. Die Bauch- und die Gesäßmuskulatur sind angespannt.

DURCHFÜHRUNG

In einer explosiven Bewegung drücken Sie die Hüften vor, strecken die Beine und ziehen die Hantel eng am Körper entlang nach oben, wobei Sie sich auf die Zehenspitzen bewegen. Während der Zugbewegung beugt sich der Arm, wodurch der Ellbogen zum höchsten Punkt wird. Danach senken Sie erst die Hantel vor das Becken ab, bevor Sie sich wieder kontrolliert in die Kniebeuge begeben, um die Übung zu wiederholen. Führen Sie die geplante Wiederholungsanzahl zu einer Seite aus, dann trainieren Sie die andere Seite.

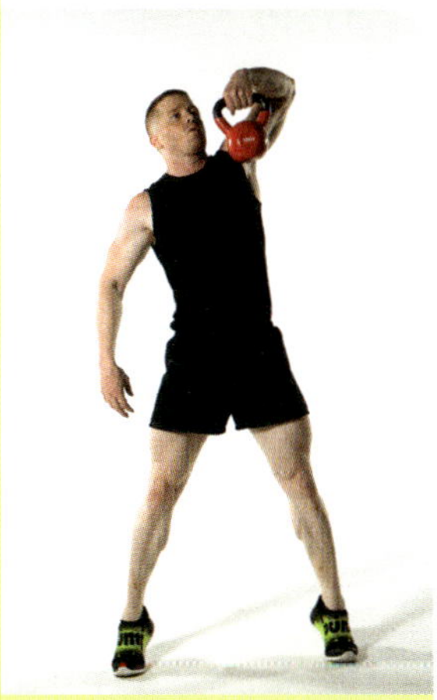

Die Übung mit Kettlebell.

VARIANTE

Sie können die Übung auch beidarmig mit zwei Kurzhanteln oder mit einer Langhantel ausführen. Außerdem ist die Übung mit einer Kettlebell (Kugelhantel) möglich. Als Alternative können Sie »Hochziehen aus dem Hang« üben. Dazu beginnen Sie in aufrechter Position mit der Hantel vor dem Becken hängend. Zuerst lehnen Sie den geraden Oberkörper zum Schwungholen etwas vor, dann richten Sie sich schnell wieder auf, wobei Sie die Hantel hochreißen und auf die Zehenspitzen gehen.

H 128 BEIDARMIGES REISSEN (SNATCH) VOM BODEN

LEVEL 3

KRÄFTIGUNG

Oberkörper-, Rumpf- und Beinmuskulatur

AUSGANGSPOSITION

Diese Ganzkörperübung hat zum Ziel die Schnellkraft zu fördern, nicht hingegen, hohe Lasten zu bewältigen. Bei der gezeigten Variante wird beim Reißen auf eine zusätzliche Kniebeuge als Zwischenbewegung verzichtet. Sie stehen aufrecht und schulterbreit vor einer Langhantel. Bewegen Sie sich so tief in die Kniebeuge, dass Sie die Hantel mit langen Armen fassen können. Die Hände greifen außen seitlich der Füße, und die Handrücken zeigen nach vorne. Halten Sie den Rücken gerade und die Rumpfmuskulatur angespannt.

DURCHFÜHRUNG

Strecken Sie explosiv den Körper, wozu Sie die Hüften vorbringen und die Langhantel nach oben mitziehen, nahe am Körper entlang. Sie können dabei auf die Zehen gehen. Wenn die Hantel eine hohe Position erreicht, dann schleudern Sie die Hantel in direkter Folge mit Armdrehung nach oben, sodass die Handflächen in hochgestreckter Position nach vorne zeigen. Senken Sie erst die Hantel kontrolliert vor die Oberschenkel ab, bevor Sie sich wieder in die Kniebeuge bewegen und die Hantel tief senken, um die Übung zu wiederholen. Achten Sie auf durchgehende Rumpfspannung.

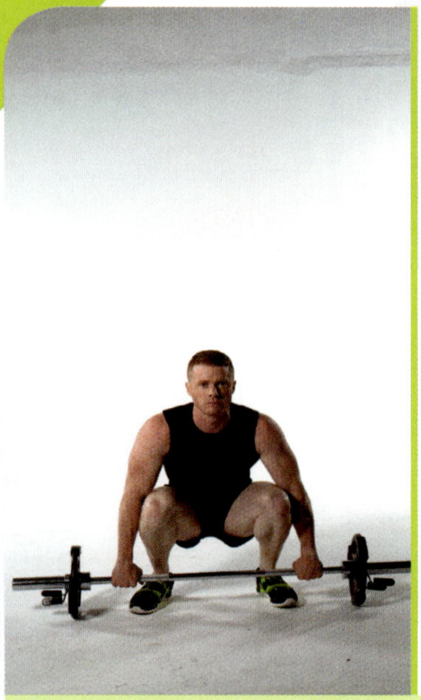

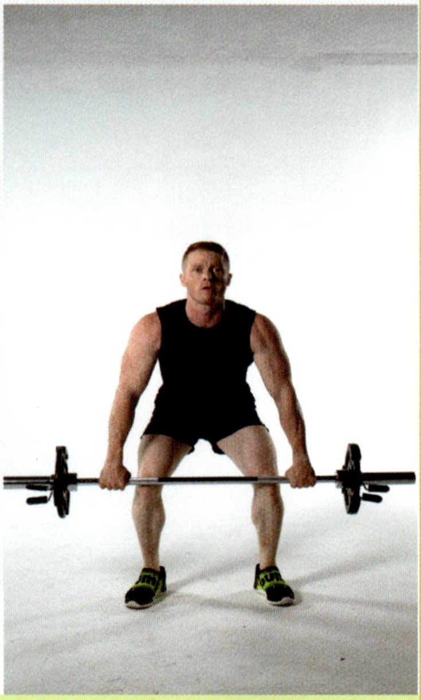

VARIANTE

Sie können die Übung auch mit zwei Kurzhanteln ausführen. Sie können die Übung noch komplexer gestalten, indem Sie beim Hochbewegen der Arme in die Kniebeuge gehen, um das Gewicht zu »fangen« (siehe H 130). Als Alternative ist die Übung auch aus dem Hang möglich.

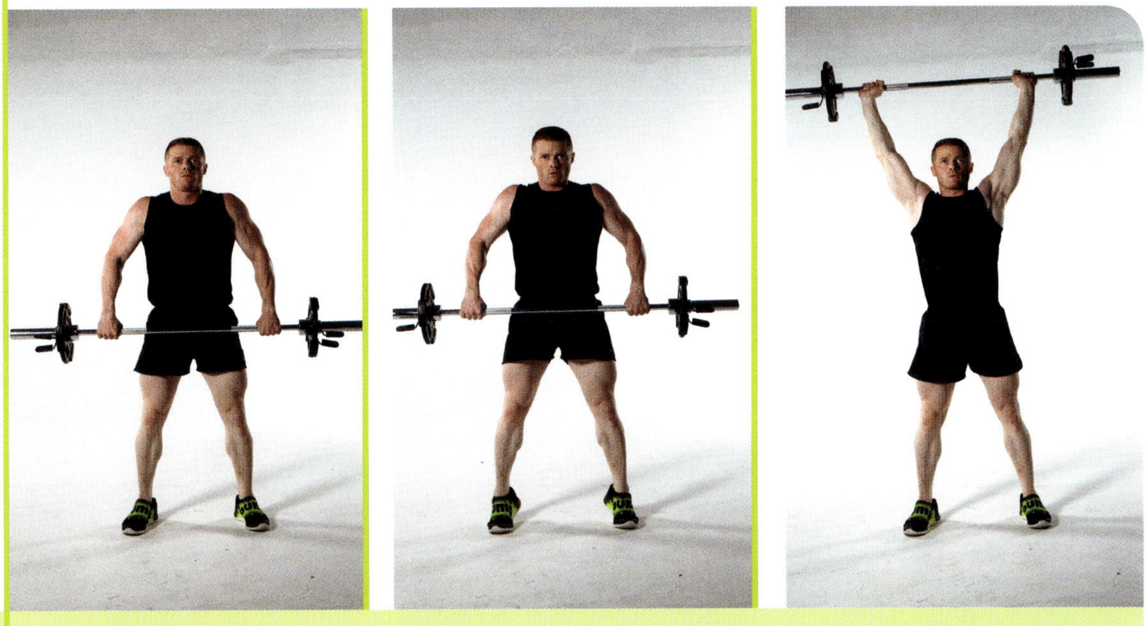

Der Bewegungsablauf.

H 129 LEVEL 3 EINARMIGES REISSEN (SNATCH) VOM BODEN

KRÄFTIGUNG

Oberkörper-, Rumpf- und Beinmuskulatur

AUSGANGSPOSITION

Mit dieser Ganzkörperübung trainieren Sie effektiv die Schnellkraft, wozu kein hohes Hantelgewicht benötigt wird. Bei der gezeigten Variante wird beim Reißen auf eine zusätzliche Kniebeuge als Zwischenbewegung verzichtet. Sie beginnen im aufrechten, mindestens schulterbreiten Stand und haben mittig vor die Füße eine Kurzhantel gelegt. Bewegen Sie sich so tief in die Kniebeuge, dass Sie die Hantel mit langem Arm greifen können. Der Rücken ist gerade, die Rumpfmuskulatur ist angespannt, und der Handrücken zeigt nach vorne.

DURCHFÜHRUNG

Strecken Sie explosiv den Körper, wozu Sie die Hüften vorbringen und die Kurzhantel nach oben mitziehen, nahe am Körper entlang. Sie können dabei auf die Zehen gehen. Wenn die Hantel eine hohe Position erreicht, schleudern Sie die Hantel mit Armstreckung nach oben, sodass die Handfläche in hochgestreckter Position nach vorn zeigt und der Körper sich unter dem Arm befindet. Anschließend senken Sie die Hantel zuerst kontrolliert vor das Becken, bevor Sie sich wieder in die tiefe Kniebeuge bewegen und die Hantel mittig nach unten senken, um die Übung zu wiederholen. Nachdem Sie alle Wiederholungen für eine Seite ausgeführt haben, trainieren Sie die andere Seite.

VARIANTE

Sie können die Übung noch komplexer gestalten, indem Sie beim Hochreißen des Arms in die Kniebeuge gehen (siehe H 130). Alternativ ist die Übung auch aus dem Hang möglich.
Sie können die Übung auch mit einer Kugelhantel (Kettlebell) ausführen.

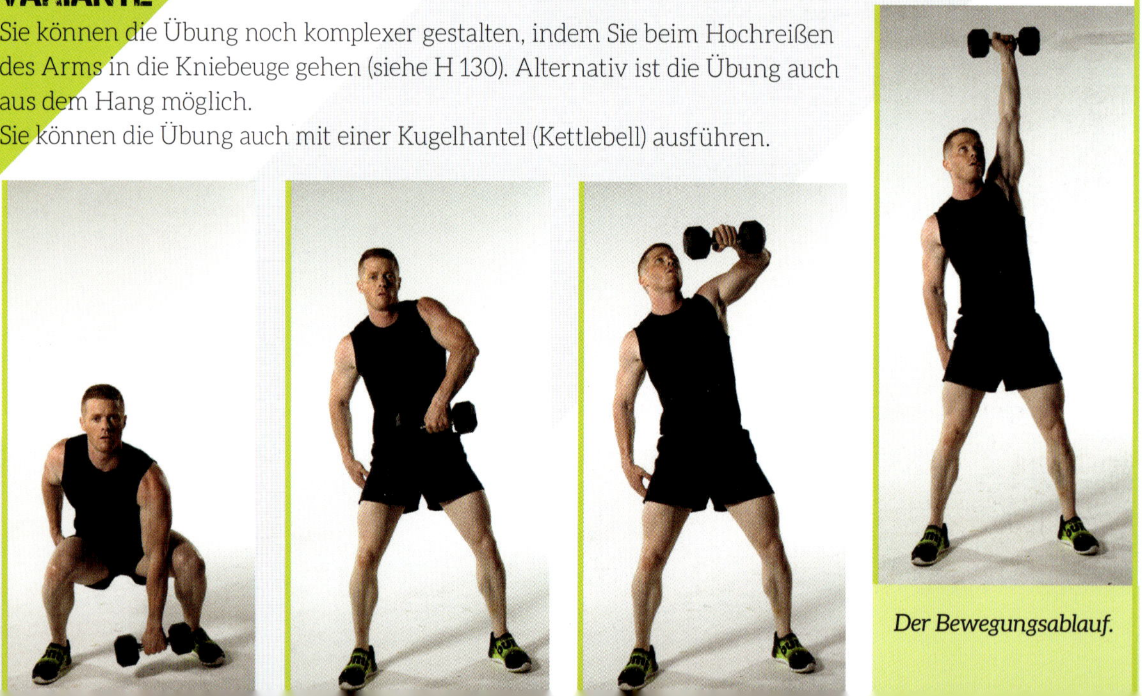

Der Bewegungsablauf.

EINARMIGES REISSEN (SNATCH) VOM BODEN MIT KNIEBEUGE

H 130
LEVEL 3

KRÄFTIGUNG

Oberkörper-, Rumpf- und Beinmuskulatur

AUSGANGSPOSITION

Mit dieser Ganzkörperübung trainieren Sie effektiv die Schnellkraft. Sie stehen aufrecht im mindestens schulterbreiten Stand; mittig vor den Füßen liegt eine Kurzhantel. Bewegen Sie sich so tief in die Kniebeuge, dass Sie die Hantel mit langem Arm greifen können. Der Rücken ist gerade, die Rumpfmuskulatur ist angespannt, und der Handrücken zeigt nach vorne.

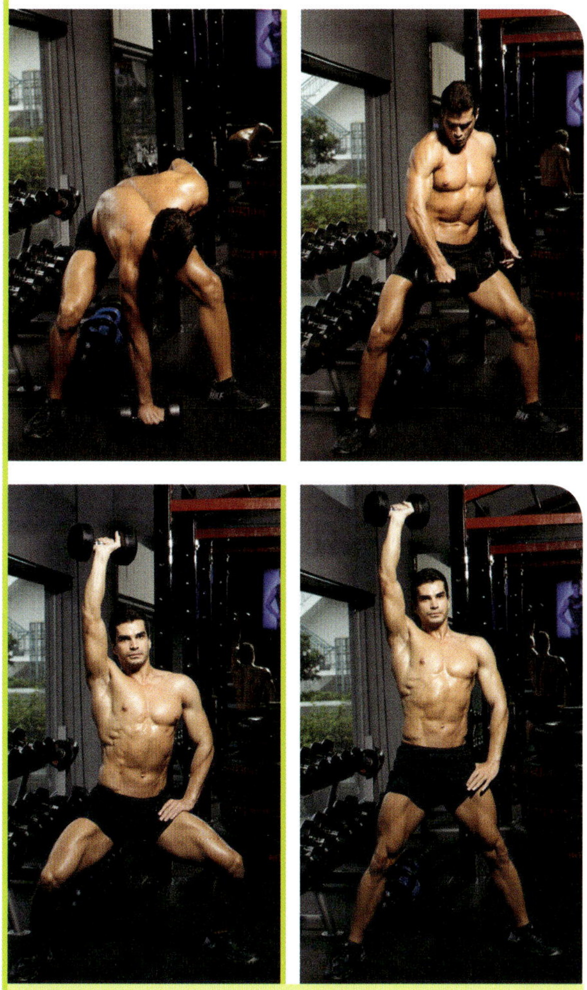

Der Bewegungsablauf.

DURCHFÜHRUNG

Strecken Sie explosiv den Körper, wozu Sie die Hüften vorbringen und die Hantel nach oben mitziehen, nahe am Körper entlang. Sie können dabei auf die Zehen gehen. Wenn die Hantel eine hohe Position erreicht, schleudern Sie die Hantel mit Armstreckung nach oben und bewegen sich gleichzeitig in eine Kniebeuge, um den Schwung »aufzufangen«. In hochgestreckter Position zeigt die Handfläche nach vorn, und der Körper steht mittig unter der Hantel. Nun strecken Sie die Beine, wobei die Hantel hochgehoben bleibt. Anschließend senken Sie die Hantel zuerst kontrolliert vor das Becken, bevor Sie sich wieder in die tiefe Kniebeuge bewegen und die Hantel mittig nach unten senken, um die Übung zu wiederholen. Nachdem Sie alle Wiederholungen für eine Seite ausgeführt haben, trainieren Sie die andere Seite.

VARIANTE

Sie können die Übung auch mit der Kugelhantel (Kettlebell) ausführen.

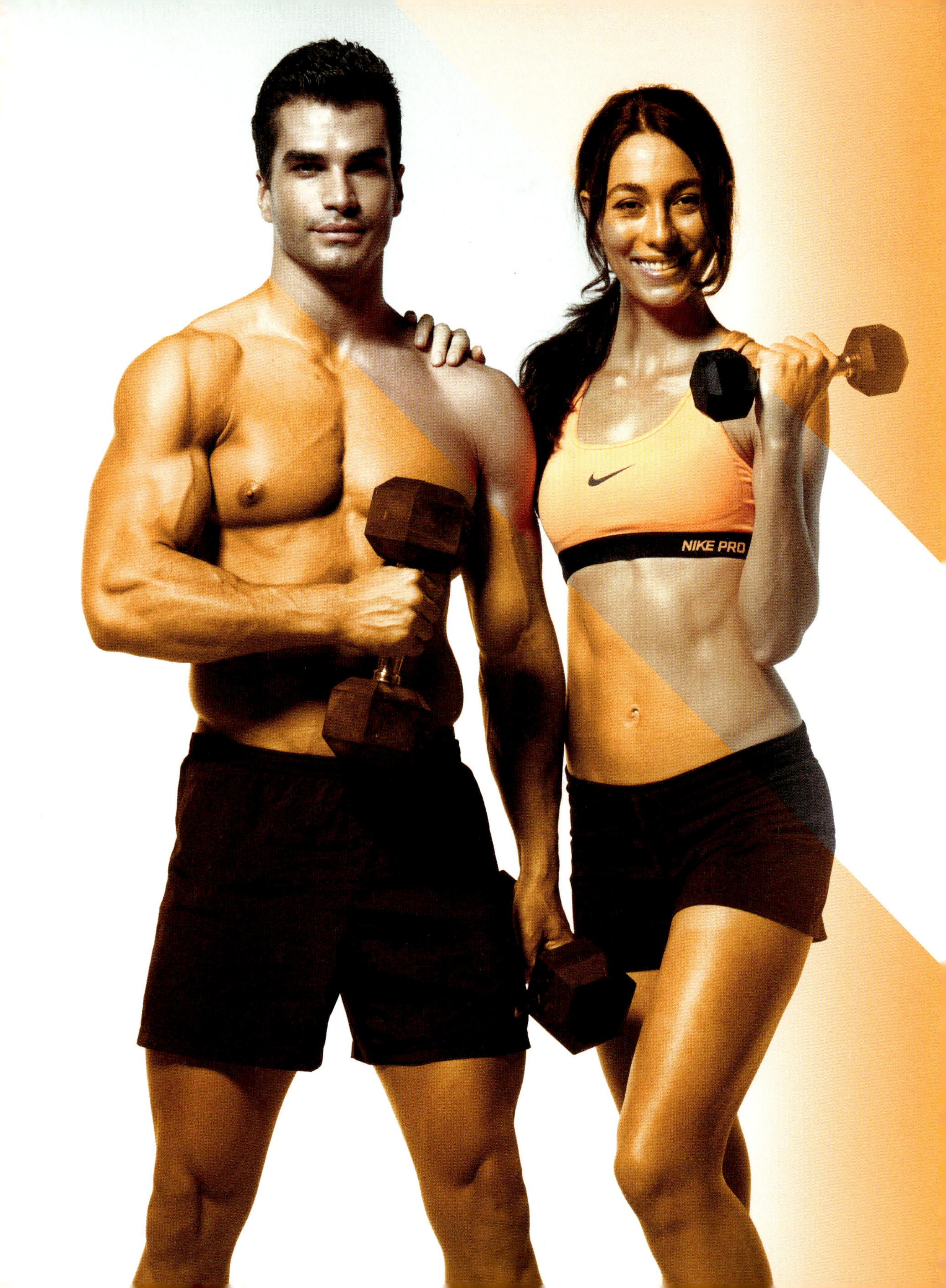
NIKE PRO

TEIL 3

TRAININGS-GESTALTUNG UND -PLÄNE

1. Trainingsplanung und -durchführung
2. Trainingszyklen
3. Ausgewählte Work-outs
4. Erfolgskontrolle

1. TRAININGSPLANUNG UND DURCHFÜHRUNG

Bei der Trainingsplanung machen Sie sich zuerst Ihre Leistungsfähigkeit im Kraftbereich bewusst und notieren dies im Trainingsbuch. Halten Sie fest, was Sie für Ihr Training als wichtig erachten und worin Sie sich verbessern möchten. Auch können Sie das körperliche Erscheinungsbild protokollieren, wozu Sie Gewicht, Körperfett und Körpermaße ermitteln und Fotos in aufrechter Stellung anfertigen lassen. Diese Informationen sind die Grundlage, um den Erfolg des Trainings nachvollziehen zu können.

Nun definieren Sie Ihre Ziele für das Krafttraining, denn eine klare Zielsetzung ist die Voraussetzung für ein effektives Training. Beachten Sie bei Ihrer Zielbestimmung die Ausgangssituation ebenso wie vorhandene Trainings-Tools und Trainingszeit. Bestimmen Sie realistische Ziele und notieren Sie diese in Ihrem Trainingsbuch. Wählen Sie ein kurzfristiges Ziel aus, auf dessen Erreichen Sie sich im nächsten Trainingszyklus konzentrieren. Ein kurzfristiges Ziel kann beispielsweise eine Leistungsverbesserung bei bestimmten Kraftübungen oder eine Körperfettreduktion um einen bestimmten Prozentsatz sein.

Auf Grundlage des kurzfristigen Trainingsziels bestimmen Sie ein Trainingsprogramm, das darauf abzielt, Ihr Ziel bestmöglich zu erreichen. In diesem Programm müssen die wöchentlichen Fitnesseinheiten enthalten sein und gegebenenfalls das Ausführen einer anderen Sportart. Üblicherweise wird der Trainingsplan für einen Zyklus mit einer Länge von sechs bis zwölf Wochen ausgeführt. Im Ausnahmefall können Sie einen kurzen Trainingszyklus über zwei bis fünf Wochen ausführen, beispielsweise um sich der Steigerung einer bestimmten Leistungsfähigkeit intensiv zu widmen. Im Trainingsprogramm müssen Sie bestimmen, wie Sie Ihren Wochenplan aufbauen. Auch sind für das Krafttraining die Übungen, die Satzzahlen und die Intervalllängen beziehungsweise die Wiederholungen festzulegen.

In der Trainingsperiode führen Sie zuvor geplante Fitnesseinheiten aus. Halten Sie die erbrachten Leistungen im Trainingsbuch fest, beispielsweise im Krafttraining die Übungen, Intensitäten und Intervalldauern beziehungsweise Wiederholungen. Auch empfiehlt es sich, Informationen zu den Rahmenbedingungen des Trainings zu notieren, wie Schlaf und Ernährung. Vermeiden Sie es, Ihren Körper in einzelnen Trainingseinheiten deutlich zu überlasten, intensivieren Sie vielmehr kontinuierlich die Anforderungen. Versuchen Sie, die Trainingstage in Ihrem Plan möglichst einzuhalten; bei

Krankheit müssen Sie jedoch das Training unterbrechen.
Am Ende der Trainingsperiode führen Sie einen Abschlusstest durch, um zu ermitteln, ob Sie das Trainingsziel erreicht haben. Basierend auf den Trainingsergebnissen und unter Berücksichtigung der langfristigen Ziele bestimmen Sie ein neues kurzfristiges Ziel und legen dann einen neuen Trainingszyklus fest. Nutzen Sie dazu die Informationen aus dem Trainingsbuch über die Reaktionen des Körpers auf unterschiedliche Trainingsreize. Schließlich beginnen Sie mit der neuen Trainingsperiode. Führen Sie das beschriebene Vorgehen für die Trainingsplanung fort, um sicherzustellen, dass Sie kontinuierlich Ihre Leistungsfähigkeit verbessern.

2. TRAININGSZYKLEN

Mit diesem Plan über drei Schritte verbessern Sie umfangreich die funktionelle Kraftleistungsfähigkeit Ihres Körpers. Dabei bauen Sie auch Muskeln auf, verbessern Ihre Körperhaltung und können bei kontrollierter Ernährung Ihr Körperfett reduzieren.

Nutzen Sie das für Sie geeignete Trainingslevel und überfordern Sie sich nicht, worauf insbesondere beim motivierten Trainingseinstieg zu achten ist. Sie können Übungen anpassen oder mit solchen austauschen, die dieselbe Muskelgruppe trainieren. Übertreiben Sie in den ersten Wochen das Training nicht, um keine Verletzungen durch eine Überlastung des Bewegungsapparats zu riskieren. Ziel Ihres funktionellen Hanteltrainings ist es, eine langfristig gute körperliche Form zu erreichen, und nicht, kurzzeitig möglichst schwierige Bewegungen und intensive Kraftleistungen zu erbringen.

Wählen Sie gesunde Nahrungsmittel und stimmen Sie deren Menge mit Ihrer körperlichen Aktivität ab. Verzehren Sie genügend Protein, damit Wachstum und Regeneration der Muskulatur möglich sind. Als empfehlenswert gilt für Fitnesssportler eine Eiweißmenge von 1,5 bis 2 Gramm pro Kilo Körpergewicht. Achten Sie darauf, dass Sie viel Gemüse essen, was bei dieser recht großen Eiweißmenge wichtig ist, um eine Übersäuerung des Körpers zu vermeiden; denn aus einer Übersäuerung können sich Probleme wie schlechte Regeneration und Verletzungsanfälligkeit an Sehnen und Bändern entwickeln. Planen Sie genügend Zeit für die Regeneration ein und achten Sie auf ausreichend Schlaf. Wenn die Trainingsintensität intensiver ist, als Sie dies bisher gewohnt sind, dann sollten Sie pro Trainingstag eine Stunde länger schlafen.

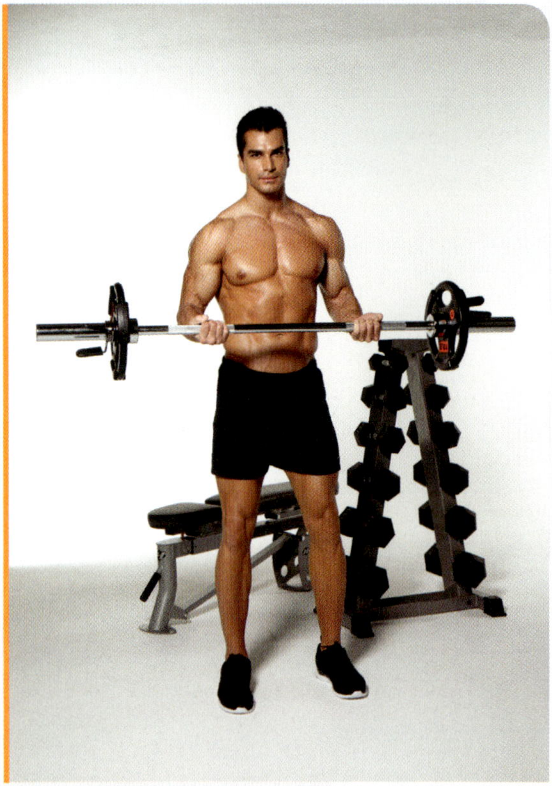

ZYKLUS 1: GRUNDLAGEN

Dieser Trainingsplan über eine Dauer von sechs Wochen dient als Einstieg in das funktionelle Krafttraining. Es werden das Ganzkörper-Work-out »Kraft A« und das Core-Work-out »Kraft B« genutzt. Die Intensitäten werden kontinuierlich gesteigert, wobei Sie wählen können, ob Sie mit Intervallen oder Wiederholungen trainieren. Wenn Sie schneller steigern können und 60 Sekunden beziehungsweise 15 Wiederholungen bereits früher erreichen, dann steigern Sie das Hantelgewicht.

Eine eigenständige Trainingseinheit »Abrollen und Dehnen (A+D)« ist empfehlenswert. Bei Bedarf können Sie noch eine Ausdauereinheit wie Schwimmen, Laufen oder Radfahren oder eine andere Sportart im Wochenplan hinzufügen. Nachdem der Zyklus absolviert ist, legen Sie fest, ob Sie weiterhin mit dieser Häufigkeit trainieren oder in »Zyklus 2« übergehen. Wenn Sie sich bereits in »Zyklus 1« ausgelastet fühlen, dann behalten Sie diese Trainingshäufigkeit bei. Verändern Sie aber Ihr Programm, indem Sie Übungen austauschen und Belastungen steigern.

INFO: DURCHFÜHRUNG DER KRAFT-WORK-OUTS

Sie können die Übungen so ausführen, dass Sie einen Intervall-Timer nutzen oder die Wiederholungen abzählen; oder auch in einem Work-out zwischen diesen beiden Vorgehen wechseln, beispielsweise die statischen Haltepositionen mit Intervallen ausführen.

Die Intensitäten werden kontinuierlich gesteigert, es wird versucht, bei jeder folgenden Trainingseinheit ein etwas längeres Intervall oder eine um zumindest eins höhere Wiederholungsanzahl auszuführen. Es kann aber Trainingstage geben, an denen das nicht gelingt; machen Sie dann die Erhöhung beim nächsten Training. Ebenso gibt es auch Trainingstage, an denen eine größere Leistungssteigerung möglich ist. Wenn Sie eine bestimmte Intervalllänge beziehungsweise Wiederholungsanzahl erreichen, dann erhöhen Sie das Gewicht und beginnen mit den progressiven Steigerungen von vorne.

Es ist eine Übungsgeschwindigkeit für zirka vier (drei bis fünf) Sekunden pro Wiederholung kalkuliert. Sie stellt sich so dar: recht schnelle Durchführung, kurzes Halten, dann eher langsames Zurückbewegen in die Ausgangsposition. Diese Angaben sind aber nur als Orientierungswerte zu verstehen, Sie müssen sie nicht exakt einhalten und nachmessen.

WOCHE	TAG 1	TAG 2	TAG 3	TAG 4	TAG 5	TAG 6	TAG 7
1	Kraft A 2 Sätze á 40 Sek./ 10 Wdh.	Pause	Kraft B 2 Sätze á 40 Sek./ 10 Wdh.	Pause	Kraft A 2 Sätze á 40 Sek./ 10 Wdh.	A+D oder Pause	Pause
2	Kraft A 3 Sätze á 40 Sek./ 10 Wdh.	Pause	Kraft B 3 Sätze á 40 Sek./ 10 Wdh.	Pause	Kraft A 3 Sätze á 40 Sek./ 10 Wdh.	A+D oder Pause	Pause
3	Kraft A 3 Sätze á 44 Sek./ 11 Wdh.	Pause	Kraft B 3 Sätze á 44 Sek./ 11 Wdh.	Pause	Kraft A 3 Sätze á 44 Sek./ 11 Wdh.	A+D oder Pause	Pause
4	Kraft A 3 Sätze á 48 Sek./ 12 Wdh.	Pause	Kraft B 3 Sätze á 48 Sek./ 12 Wdh.	Pause	Kraft A 3 Sätze á 48 Sek./ 12 Wdh.	A+D oder Pause	Pause
5	Kraft A 3 Sätze á 52 Sek. 13 Wdh.	Pause	Kraft B 3 Sätze á 52 Sek./ 13 Wdh.	Pause	Kraft A 3 Sätze á 52 Sek./ 13 Wdh.	A+D oder Pause	Pause
6	Kraft A 3 Sätze á 56 Sek./ 14 Wdh.	Pause	Kraft B 3 Sätze á 56 Sek./ 14 Wdh.	Pause	Kraft A 3 Sätze á 60 Sek./ 15 Wdh.	A+D oder Pause	Pause

Kraft A, B: Machen Sie das Work-out »Kraft A« oder »Kraft B« (siehe Seiten 220–222).
Abrollen und Dehnen (A+D) oder Pause: An diesem Tag können Sie abrollen und dehnen (siehe Seiten 214–221) oder Sie pausieren vom Training.
Pause: An diesem Tag wird zur Regeneration komplett auf Training verzichtet.

ZYKLUS 2: FITNESS

Mit dem Zwölf-Wochen-Zyklus »Fitness« können Sie die funktionelle Kraft deutlich steigern. Nutzen Sie diesen Zyklus, nachdem Sie den Zyklus »Grundlagen« absolviert haben. Die abwechselnden Kraft-Work-outs stellen sicher, dass Sie kontinuierliche Leistungssteigerungen erreichen. Es sind dreimal Gewichtserhöhungen bei 48 Sekunden beziehungsweise 12 Wiederholungen eingeplant, wozu die Intervalldauern / Wiederholungen reduziert werden (z. B. Tag 4 in Woche 4). Es kann auch mal Trainingstage geben, an denen keine Leistungssteigerungen oder aber im Gegenteil größere Sprünge möglich sind; passen Sie die Daten in Ihrem Trainingsbuch an.

Üben Sie bereits regelmäßig eine Sportart aus, dann sind hierfür ein oder zwei Trainingseinheiten vorgesehen; alternativ können Sie eine Ausdauereinheit wie Schwimmen für 20 bis 40 Minuten oder Laufen für 30 bis 50 Minuten ausführen. An Tag 3 können Sie aktiv gegen Muskelverspannungen und Defizite in der Beweglichkeit vorgehen.

Nach zwölf Trainingswochen können Sie zu »Zyklus 3« übergehen. Sie können aber auch weiter mit dieser Wocheneinteilung üben; wählen Sie dann aber andere Übungsvarianten oder andere Übungen aus den Vorschlägen in den Work-outs »Kraft C« und »Kraft D«.

WOCHE	TAG 1	TAG 2	TAG 3	TAG 4	TAG 5	TAG 6	TAG 7
1	Kraft C 3 Sätze á 32 Sek./ 8 Wdh.	Ausdauer oder Sportart	A+D oder Pause	Kraft D 3 Sätze á 32 Sek./ 8 Wdh.	Pause oder Sportart	Kraft C 3 Sätze á 36 Sek./ 9 Wdh.	Pause
2	Kraft D 3 Sätze á 36 Sek./ 9 Wdh.	Ausdauer oder Sportart	A+D oder Pause	Kraft C 3 Sätze á 40 Sek./ 10 Wdh.	Pause oder Sportart	Kraft D 3 Sätze á 40 Sek./ 10 Wdh.	Pause
3	Kraft C 3 Sätze á 44 Sek./ 11 Wdh.	Ausdauer oder Sportart	A+D oder Pause	Kraft D 3 Sätze á 44 Sek./ 11 Wdh.	Pause oder Sportart	Kraft C 3 Sätze á 48 Sek./ 12 Wdh.	Pause
4	Kraft D 3 Sätze á 48 Sek./ 12 Wdh.	Ausdauer oder Sportart	A+D oder Pause	Kraft C 3 Sätze á 32 Sek./ 8 Wdh.	Pause oder Sportart	Kraft D 3 Sätze á 32 Sek./ 8 Wdh.	Pause
5	Kraft C 3 Sätze á 36 Sek./ 9 Wdh.	Ausdauer oder Sportart	A+D oder Pause	Kraft D 3 Sätze á 36 Sek./ 9 Wdh.	Pause oder Sportart	Kraft C 3 Sätze á 40 Sek./ 10 Wdh.	Pause
6	Kraft D 3 Sätze á 40 Sek./ 10 Wdh.	Ausdauer oder Sportart	A+D oder Pause	Kraft C 3 Sätze á 44 Sek./ 11 Wdh.	Pause oder Sportart	Kraft D 3 Sätze á 44 Sek./ 11 Wdh.	Pause
7	Kraft C 3 Sätze á 48 Sek./ 12 Wdh.	Ausdauer oder Sportart	A+D oder Pause	Kraft D 3 Sätze á 48 Sek./ 12 Wdh.	Pause oder Sportart	Kraft C 3 Sätze á 32 Sek./ 8 Wdh.	Pause

8	Kraft D 3 Sätze á 32 Sek./ 8 Wdh.	Ausdauer oder Sportart	A+D oder Pause	Kraft C 3 Sätze á 36 Sek./ 9 Wdh.	Pause oder Sportart	Kraft D 3 Sätze á 36 Sek./ 9 Wdh.	Pause
9	Kraft C 3 Sätze á 40 Sek./ 10 Wdh.	Ausdauer oder Sportart	A+D oder Pause	Kraft D 3 Sätze á 40 Sek./ 10 Wdh.	Pause oder Sportart	Kraft C 3 Sätze á 44 Sek./ 11 Wdh.	Pause
10	Kraft D 3 Sätze á 44 Sek./ 11 Wdh.	Ausdauer oder Sportart	A+D oder Pause	Kraft C 3 Sätze á 48 Sek./ 12 Wdh.	Pause oder Sportart	Kraft D 3 Sätze á 48 Sek./ 12 Wdh.	Pause
11	Kraft C 3 Sätze á 32 Sek./ 8 Wdh.	Ausdauer oder Sportart	A+D oder Pause	Kraft D 3 Sätze á 32 Sek./ 8 Wdh.	Pause oder Sportart	Kraft C 3 Sätze á 36 Sek./ 9 Wdh.	Pause
12	Kraft D 3 Sätze á 36 Sek./ 9 Wdh.	Ausdauer oder Sportart	A+D oder Pause	Kraft C 3 Sätze á 40 Sek./ 10 Wdh.	Pause oder Sportart	Kraft D 3 Sätze á 40 Sek./ 10 Wdh.	Pause

Kraft C, D: Machen Sie das Work-out »Kraft C« oder »Kraft D« (siehe Seiten 222–225).
Ausdauer oder Sportart: In dieser Trainingseinheit wird die Ausdauer gefördert, z. B. mit Schwimmen, oder Sie führen Ihre Sportart aus.
Abrollen und Dehnen (A+D) oder Pause: An diesem Tag können Sie abrollen und dehnen (siehe Seiten 214–221) oder Sie pausieren vom Training.
Pause oder Sportart: Machen Sie eine Pause oder trainieren Sie Ihre Sportart.
Pause: An diesem Tag wird zur Regeneration komplett auf Training verzichtet.

ZYKLUS 3: FITNESS INTENSIV

Mit diesem Acht-Wochen-Zyklus können Fortgeschrittene deutliche Verbesserungen in der Entwicklung der funktionellen Kraft erreichen. Für wenig Trainierte hingegen ist der Umfang zu intensiv, und der Körper wäre überfordert. In diesem Zyklus sind vier Einheiten Krafttraining pro Woche mit intensiven Übungsvarianten enthalten. Sie können mit Intervallen oder Wiederholungen trainieren oder Sie wählen Wiederholungen für dynamische Übungen und Intervalle für statische Übungen. In der dritten, sechsten und achten Woche sind Gewichtserhöhungen eingeplant, sodass dann die Intervalldauern/Wiederholungsanzahlen reduziert werden. Stellen sich Steigerungen schneller oder langsamer ein, dann passen Sie die Sprünge an und notieren dies im Trainingsbuch. Außerdem ist vorgesehen, dass Sie ein- bis zweimal wöchentlich Ausdauertraining oder eine andere Sportart ausführen.

Nach dem Zyklus wählen Sie ein neues kurzfristiges Trainingsziel und entwickeln einen Trainingszyklus, um das Ziel zu erreichen. Sie können dazu die Trainingsintensität beibehalten oder etwas reduzieren.

WOCHE	TAG 1	TAG 2	TAG 3	TAG 4	TAG 5	TAG 6	TAG 7
1	Kraft E 3 Sätze á 32 Sek. / 8 Wdh.	Kraft F 3 Sätze á 32 Sek. / 8 Wdh.	A+D, Ausdauer oder Sportart	Kraft E 3 Sätze á 36 Sek. / 9 Wdh.	Ausdauer oder Sportart	Kraft F 3 Sätze á 36 Sek. 9 Wdh.	Pause oder A+D
2	Kraft E 3 Sätze á 40 Sek. / 10 Wdh.	Kraft F 3 Sätze á 40 Sek./ 10 Wdh.	A+D, Ausdauer oder Sportart	Kraft E 3 Sätze á 44 Sek./ 11 Wdh.	Ausdauer oder Sportart	Kraft F 3 Sätze á 44 Sek./ 11 Wdh.	Pause oder A+D
3	Kraft E 3 Sätze á 48 Sek./ 12 Wdh.	Kraft F 3 Sätze á 48 Sek./ 12 Wdh.	A+D, Ausdauer oder Sportart	Kraft E 3 Sätze á 32 Sek./ 8 Wdh.	Ausdauer oder Sportart	Kraft F 3 Sätze á 32 Sek./ 8 Wdh.	Pause oder A+D
4	Kraft E 3 Sätze á 36 Sek./ 9 Wdh.	Kraft F 3 Sätze á 36 Sek./ 9 Wdh.	A+D, Ausdauer oder Sportart	Kraft E 3 Sätze á 40 Sek./ 10 Wdh.	Ausdauer oder Sportart	Kraft F 3 Sätze á 40 Sek./ 10 Wdh.	Pause oder A+D
5	Kraft E 3 Sätze á 44 Sek./ 11 Wdh.	Kraft F 3 Sätze á 44 Sek./ 11 Wdh.	A+D, Ausdauer oder Sportart	Kraft E 3 Sätze á 48 Sek./ 12 Wdh.	Ausdauer oder Sportart	Kraft F 3 Sätze á 48 Sek./ 12 Wdh.	Pause oder A+D
6	Kraft E 3 Sätze á 32 Sek./ 8 Wdh.	Kraft F 3 Sätze á 32 Sek./ 8 Wdh.	A+D, Ausdauer oder Sportart	Kraft E 3 Sätze á 36 Sek./ 9 Wdh.	Ausdauer oder Sportart	Kraft F 3 Sätze á 36 Sek./ 9 Wdh.	Pause oder A+D
7	Kraft E 3 Sätze á 40 Sek./ 10 Wdh.	Kraft F 3 Sätze á 40 Sek./ 10 Wdh.	A+D, Ausdauer oder Sportart	Kraft E 3 Sätze á 44 Sek./ 11 Wdh.	Ausdauer oder Sportart	Kraft F 3 Sätze á 44 Sek./ 11 Wdh.	Pause oder A+D
8	Kraft E 3 Sätze á 48 Sek./ 12 Wdh.	Kraft F 3 Sätze á 48 Sek./ 12 Wdh.	A+D, Ausdauer oder Sportart	Kraft E 3 Sätze á 32 Sek./ 8 Wdh.	Ausdauer oder Sportart	Kraft F 3 Sätze á 32 Sek./ 8 Wdh.	Pause oder A+D

Kraft E, F: Machen Sie das Work-out »Kraft E« oder »Kraft F« (siehe Seiten 225–227).
Abrollen und Dehen (A+D), Ausdauer oder Sportart: In dieser Trainingseinheit machen Sie eine regenerative Einheit (siehe Seiten 214–221), oder Sie fördern die Ausdauer, z. B. mit Schwimmen, oder Sie machen Ihre Sportart.

Ausdauer oder Sportart: Machen Sie ein Ausdauertraining oder eine Sportart.
Pause oder Abrollen und Dehnen (A+D) oder Pause: An diesem Tag pausieren Sie vom Training; Sie können auch abrollen und dehnen.

3. AUSGEWÄHLTE WORK-OUTS

Auf den folgenden Seiten sind Work-outs zum Abrollen, Dehnen und Kräftigen vorgestellt. Die Work-outs zum Abrollen und Dehnen können Sie an Regenerationstagen nutzen und diese dann ausführlich machen. Sie können diese Work-outs auch vor und nach dem Krafttraining nutzen, sollten sie dann aber weniger intensiv ausführen, insbesondere in der Aufwärmphase.

Die Kraft-Work-outs mit den Hanteln zielen darauf ab, die Leistungsfähigkeit Ihres Körpers für Sport- und Alltagsanforderungen zu verbessern und die Verletzungsgefahr durch Kräftigung der Stabilisatoren zu verringern. Finden Sie in einem Work-out eine Übung, für die Sie nicht die notwenigen Trainings-Tools verfügbar haben, dann wählen Sie eine der angebotenen Alternativen für die gleiche Bewegungsrichtung.

Die Work-outs sind so zusammengestellt, dass mit möglichst geringer Trainingszeit effektiv und ausgewogen trainiert wird. Die Anforderungen werden dabei progressive erhöht. Benötigen Sie Anpassungen für Ihr Fitnesstraining, dann können Sie die Work-outs mit Übungen aus diesem Buch variieren beziehungsweise ergänzen. Die Work-outs dienen als Trainingsgrundlage und können mit fortschreitender Trainingserfahrung an individuelle Bedürfnisse angepasst werden.

Bei der Zusammenstellung von eigenen Trainingsplänen und Work-outs ist zu beachten, dass Sie jede im Buch als wichtig vorgestellte Bewegungsrichtung zumindest einmal pro Woche intensiv trainieren müssen, um das Leistungsniveau aufrechtzuhalten. Achten Sie auch darauf, dass Sie das gleiche Work-out nicht an zwei Tagen hintereinander ausführen, und dass Sie an einem Tag pro Woche (beziehungsweise bei einem intensiven Zyklus an einem Tag alle zwei Wochen) vollständig vom Krafttraining pausieren, um sich zu regenerieren. Nach einem Trainingszyklus von sechs bis zwölf Wochen müssen Sie Umstellungen am Programm vornehmen, damit dem Körper neue Anforderungen gestellt werden und keine Leistungsstagnation eintritt.

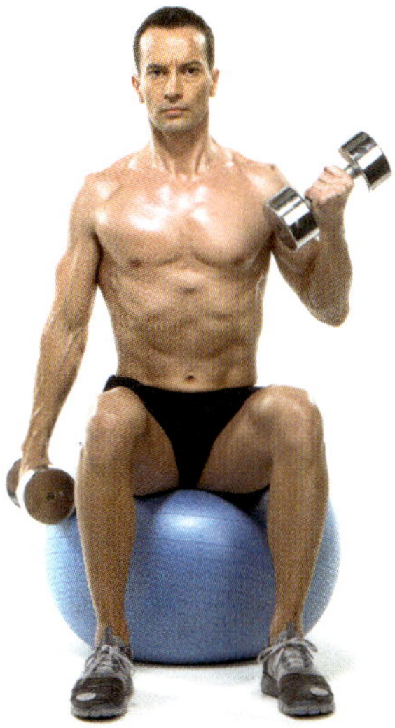

DURCHFÜHRUNG EINES WORK-OUTS

Ein Kraft-Work-out lässt sich – wie jedes andere Fitnesstraining – in drei Phasen einteilen: Zuerst erfolgt das Vorbereiten des Körpers (Aufwärmphase), dann der Hauptteil und schließlich der Trainingsabschluss (Abwärmphase). Gestalten Sie auch Ihr funktionelles Hanteltraining entsprechend.

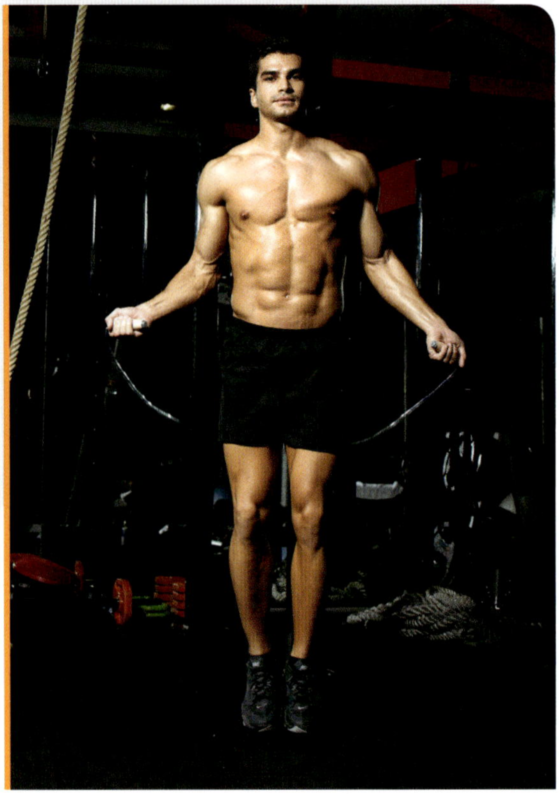

Aufwärmphase

In der Aufwärmphase bereiten Sie Ihren Körper auf das Krafttraining vor, damit er leistungsfähig und weniger anfällig für Verletzungen wird. Sie können zuerst eine Aufwärmübung für fünf bis zehn Minuten ausführen; bei einem Training zu Hause bieten sich beispielsweise Seilspringen oder »Hampelmänner« an. Viele Aktive verzichten allerdings aus Zeitgründen auf ein solches allgemeines Erwärmen. Achten Sie auf Ihre Muskulatur: Fühlen Sie verspannte Muskelgruppen, dann können Sie diese Muskeln mit einer Hartschaumrolle abrollen. Dazu werden gleichmäßige Rollbewegungen ausgeführt, um Verklebungen zu lösen. Sie können auch verspannte Muskeln andehnen, d. h. Sie führen statische Dehnübungen mit einer Haltedauer von maximal 10 Sekunden aus (siehe Seiten 216–220). Dies hat zum Ziel, dass die Fitnessübungen im vollständigen Bewegungsrahmen möglich sind, um Ausweichbewegungen zu vermeiden. Vor intensiven Kraftübungen empfiehlt es sich, diese zuerst einige Male mit geringer Intensität beziehungsweise als einfache Variante auszuführen. Alternativ können Sie einige Übungen mit dem eigenen Körpergewicht machen, wie beispielsweise Ausfallschritte und einfache Liegestütz-Varianten.

Beim Aufwärmen gibt es viele Vorgehensweisen, entscheidend ist, was Ihrem Körper guttut und in welcher Verfassung sich Ihr Körper vor der jeweiligen Trainingseinheit befindet.

Hauptteil: Durchführen der Kraftübungen

Nach der Aufwärmphase folgt der Hauptteil des Krafttrainings. Im Rahmen dieses Buchs werden Work-outs mit Hanteln zur Steigerung der funktionellen Kraft ausgeführt. Sie können an anderen Wochentagen zusätzliche Trainingseinheiten machen, in denen Sie gezielt Ihre Ausdauer oder Beweglichkeit fördern, oder eine andere Sportart durchführen. Auch eine regenerative Trainingseinheit ist möglich, in der Sie sich ganz dem intensiven Abrollen des Körpers sowie der Behandlung von Triggerpunkten widmen.

Bei den Work-outs wird das Intervall-Training in Zirkelform angeboten. Sie können den notwendigen Timer im Internet online nutzen (www.tabatatimer.com und www.beach-fitness.com/Tabata/) oder den Timer kostengünstig erwerben (siehe Seite 27). Beim Zirkeltraining gehen Sie so vor, dass Sie einen Übungssatz für eine Übung machen und dann umgehend einen Übungssatz der nächsten Übung folgen lassen, bis Sie für alle Übungen einen Durchgang (Satz) vollzogen haben. Nach einem Zirkeldurchgang pausieren Sie etwa drei Minuten, bevor Sie den Zirkel wiederholen. Stellen Sie beim Intervall-Timer eine Trainingszeit von 30 bis 60 Sekunden pro Übungssatz ein sowie eine Pausenzeit von 10 bis 15 Sekunden. Beachten Sie bei der Timer-Einstellung, dass bei einigen Übungen die linke und die rechte Seite trainiert werden. Beispielsweise müssen Sie beim Work-out »Kraft B« für eine Zirkelrunde acht Übungssätze im Timer einstellen, da bei den Übungen für den seitlichen Rumpf die linke und die rechte Körperseite trainiert werden.

Wenn Sie während eines Zeitintervalls feststellen, dass Sie für eine Bewegungsrichtung eine Übungsvariante nicht mehr fortführen können, dann wechseln Sie während der Übung zu einer leichteren Variante beziehungsweise einem leichteren Trainingslevel. Es ist nicht das Ziel, möglichst intensive Varianten mit Fehlstellungen zu bewältigen! Sie finden für jede Bewegungsrichtung weitere Übungen in diesem Buch, sodass Sie Anpassungen vornehmen können, um mit der für Sie geeigneten Trainingsintensität und mit den bei Ihnen vorhandenen Trainings-Tools üben zu können. Wenn Sie beispielsweise bereits mit einem Work-out für Fortgeschrittene üben, aber eine bestimmte Übung noch nicht technisch perfekt ausführen können, dann wählen Sie eine einfachere Variante als im Work-out vorgeschlagen.

Falls Sie keinen Timer zur Verfügung haben oder aber lieber mit Wiederholungen trainieren, dann können Sie so vorgehen, dass Sie mit 8 (10 oder 15) Wiederholungen starten und möglichst nach jeder, aber zumindest nach jeder zweiten Trainingseinheit eine Wiederholung mehr ausführen. Wenn Sie dann 12 (15 oder 20) Wiederholungen erreicht haben, erhöhen Sie das Gewicht, aber nur so stark, dass Sie noch zumindest 8 (10 oder 15) Wiederholungen ausführen können. Notieren Sie die Steigerungen im Trainingsbuch, damit diese nicht in Vergessenheit geraten.

Sie können auch so vorgehen, dass Sie die dynamischen Übungen mit Wiederholungen trainieren und für die statischen Übungen wie »Unterarmstütz« das Training mit Zeitdauern nutzen.

Abwärmphase

In der Abwärmphase werden die Regenerationsprozesse eingeleitet und gefördert, und es muss sichergestellt sein, dass die Muskulatur elastisch und beweglich bleibt. Es kann eine Abwärmübung ausgeführt werden, was jedoch bei den kurzen Work-outs in diesem Buch nicht notwendig ist. Empfehlenswert ist es, den Körper mit der Faszienrolle abzurollen, um die Verspannungen zu lösen und die Regeneration zu beschleunigen. Insbesondere nach einer intensiven Trainingseinheit ist dies hilfreich, und Sie werden sich danach wohler fühlen. Zum Abschluss empfiehlt es sich, einige Dehnübungen für die beanspruchte Muskulatur auszuführen, was verhindert, dass sich die Muskulatur verkürzt. Nutzen Sie eine statische Dehnmethode. Wenn Sie bereits sehr müde sind, dann vermeiden Sie extreme Dehnpositionen. Halten Sie dann die Position nur 10 bis 20 Sekunden und führen Sie intensive Dehnübungen zur Leistungsverbesserung in einer eigenständigen Trainingseinheit aus. Ansonsten können Sie sich umfangreich dehnen.

Einige Aktive verzichten zur Zeitersparnis auf die Maßnahmen in der Abwärmphase, was dazu führen kann, dass sich die Muskulatur nach einigen Stunden deutlich verspannt anfühlt.

WORK-OUT ABROLLEN: GANZKÖRPER

Intensive körperliche Belastungen können ebenso wie Stress dazu führen, dass unsere Muskulatur mit Verhärtungen und Verspannungen reagiert. Eine stark belastete Muskulatur fühlt sich nicht nur unangenehm an, sondern verringert auch die Leistungsfähigkeit und erhöht das Verletzungsrisiko, denn sie verhindert eine optimale Bewegungsausführung. Mit der Faszienrolle und der Faszienkugel lassen sich hervorragende Ergebnisse beim Behandeln der Muskulatur erzielen; zudem lässt sich die Regeneration beschleunigen.

Bei der Selbstmassage ist auf die folgenden Hinweise zu achten, damit sich die positiven Behandlungseffekte einstellen. Es wird dabei davon ausgegangen, dass Sie Muskelverspannungen haben, nicht jedoch, dass eine ernsthafte Verletzung beispielsweise des Rückens besteht. Sollte eine solche Verletzung vorliegen, müssen Sie sich vor dem Durchführen einer Selbstmassage mit einem Orthopäden absprechen.

- Wählen Sie eine Rolle, die für Ihren Muskelzustand geeignet ist; meistens ist die mittelharte Rolle eine gute Wahl. Rollen Sie fünf- bis zehnmal über eine verspannte Körperpartie, etwa für eine Dauer von 30 bis 60 Sekunden. Die Druckintensität variieren Sie, indem Sie die Stützpositionen verändern und das Gewicht verlagern.
- Beginnen Sie an einem Muskelansatz und rollen Sie zum Ende des Muskels. Machen Sie langsame Rollbewegungen vor und zurück. Vermeiden Sie es dabei möglichst, über Gelenke zu rollen. Halten Sie den Rumpf durchgehend in Spannung. Der Rücken muss gerade sein und darf beim Rollen nicht in ein Hohlkreuz durchhängen. Spannen Sie immer wieder die Bauch- und die Gesäßmuskulatur nach.
- Vor dem Krafttraining ist es das Ziel, leichte Verklebungen zu lösen und die Durchblutung der Muskulatur zu steigern, wozu ein gleichmäßiges Abrollen erfolgt. Beim Aufwärmen rollen Sie deshalb eher schnell. Erreichen Sie eine verspannte Stelle, dann verlagern Sie das Gewicht davon etwas weg. Verzichten Sie in dieser Phase auf intensives, schmerzhaftes Abrollen, damit es nicht zu Schwellungen kommt, die Sie beim folgenden Krafttraining behindern könnten.
- Wenn Sie die Abrollübungen hingegen zum Abwärmen oder an Regenerationstagen ausführen, dann rollen Sie eher langsam. Verspüren Sie an einer Stelle starke Schmerzen, dann rollen Sie sehr langsam. Sie können dann auch eine intensive Schmerzbehandlung vornehmen, indem Sie auf dieser Stelle 30 bis 60 Sekunden bleiben. Nach 30 Sekunden sollte der Schmerz etwas nachlassen, und Sie können dann den Druck auf diese Stelle intensivieren. Anschließend rollen Sie weiter.
- Führen Sie Abrollübungen und Dehnübungen in einer Trainingsphase aus, dann rollen Sie, bevor Sie dehnen, da die Muskeln durch

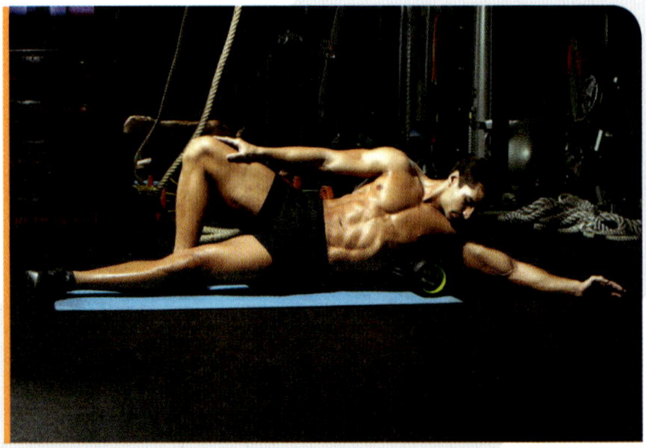

die Massage weicher werden und danach besser gedehnt werden können.

Dieses Programm massiert die Muskelketten, die oftmals verspannt sind und so zu Beweglichkeitseinschränkungen und Schmerzen führen, beispielsweise am Rücken. Wenn bei Ihnen andere Körperbereiche verspannt sind, passen Sie das Programm entsprechend an. Ergänzen Sie bei Bedarf das Rollen über Fußsohlen, Gesäß-, Schulterblatt-, Nacken-, Brust-, Schulter- und Armmuskeln. Gehen Sie dabei in Reihenfolge vor, von R1 bis hin zu R8.

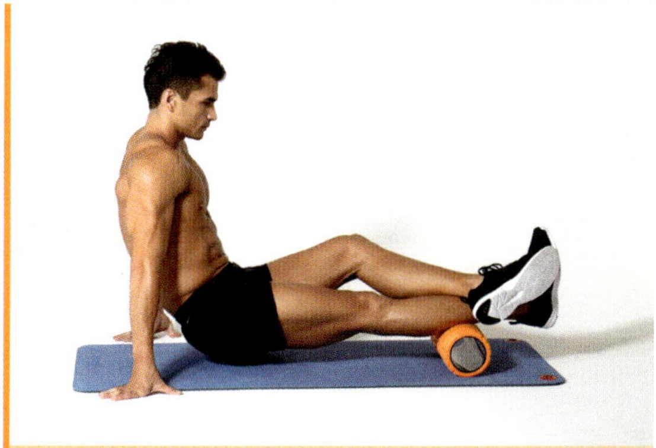

R 1: Waden

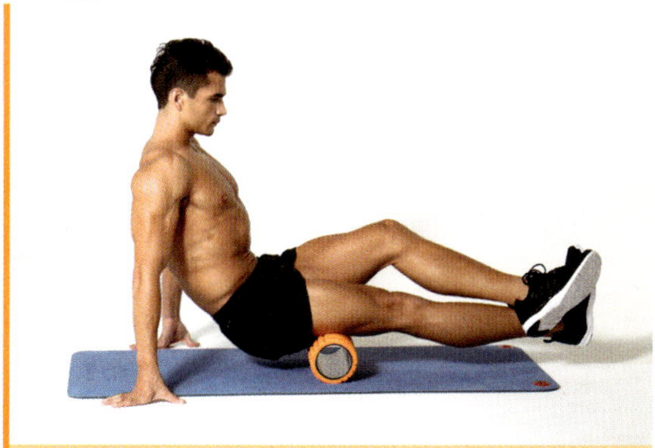

R 2: Oberschenkelrückseiten

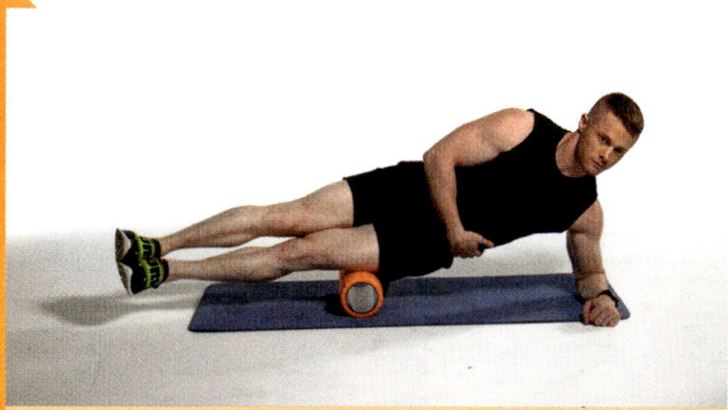

R 3: Oberschenkelaußenseiten

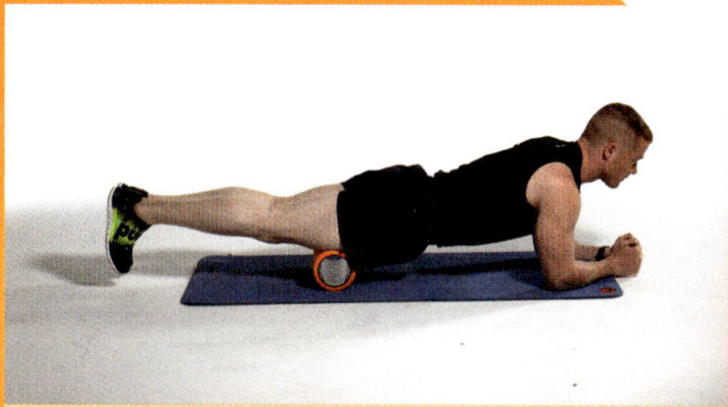

R 4: Oberschenkelvorderseiten

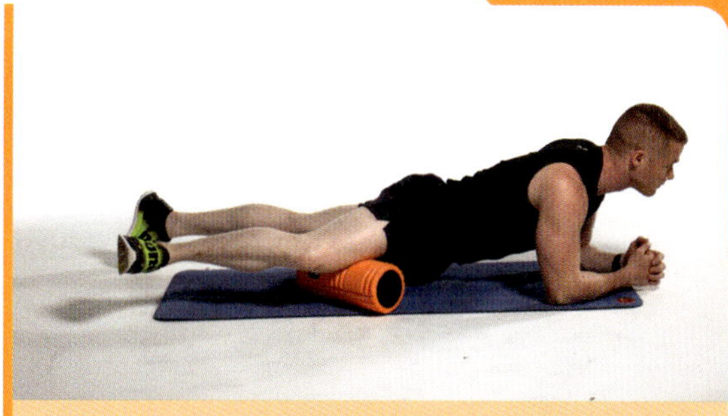

R 5: Oberschenkelinnenseiten

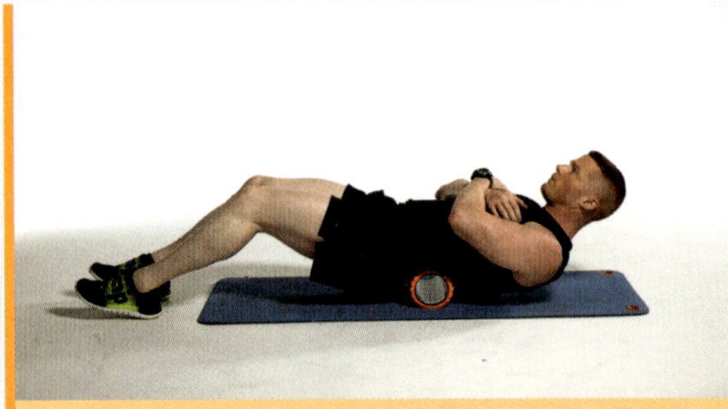

R 6: Unterer Rücken

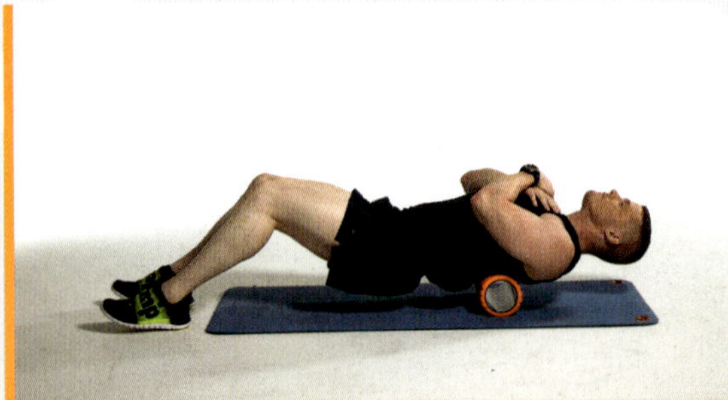

R 7: Oberer Rücken

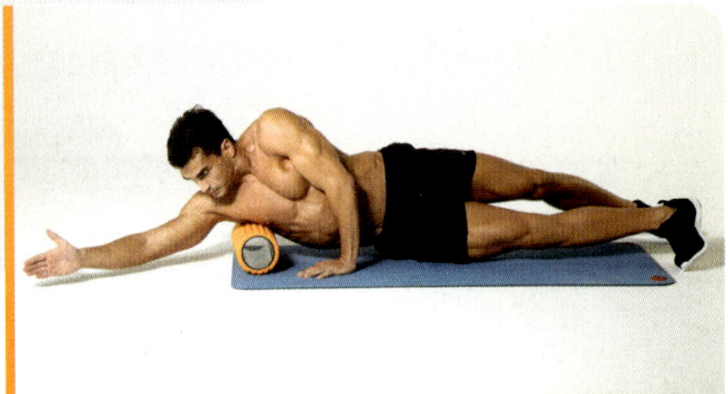

R 8: Oberkörperseiten

WORK-OUT DEHNEN

Beim Dehnen im Fitnesstraining ist die entscheidende Frage, wann gedehnt werden soll: in der Aufwärmphase, in der Abwärmphase oder beim Dehnen als Haupttrainingsinhalt.

- In der Aufwärmphase gilt es, den Körper auf das Training vorzubereiten. Dehnübungen haben dann den Zweck, lokale Verspannungen zu beseitigen, damit der Sportler bei seinen Bewegungen nicht eingeschränkt ist. Die Positionen werden nur jeweils zehn Sekunden gehalten, was auch als »Andehnen« bezeichnet wird.

- Am Ende des Trainings dehnen Sie diejenigen Muskeln, die sich deutlich gespannt anfühlen, da sie beim Krafttraining intensiv belastet wurden. Dies verhindert die Entstehung von Muskelverkürzungen und hilft zudem, vom Training abzuschalten.

- Beabsichtigen Sie, die Beweglichkeit Ihrer Muskulatur schnell und umfangreich zu verbessern, dann sind eigenständige Dehneinheiten notwendig. Dazu wärmen Sie sich fünf bis zehn Minuten lang auf und dehnen dann alle Muskelgruppen ausführlich. Machen Sie zwei bis drei Durchgänge pro Dehnübung und halten Sie die statischen Positionen mindestens 20 Sekunden.

Wenn Sie ein Dehnprogramm zusammenstellen, müssen Sie überlegen, ob Sie es beim Aufwärmen, Abwärmen oder als spezielles Dehntraining nutzen wollen. Auch ist zu berücksichtigen, dass die Anforderungen an das Dehnprogramm sich immer etwas anders darstellen, da die Muskelspannung tagtäglich unterschiedlich ist. Ebenso gilt es, das jeweilige Trainingsziel zu berücksichtigen. Als erfahrener Sportler nutzen Sie für jede Übungseinheit ein auf die speziellen Anforderungen abgestimmtes Programm. Als Einsteiger empfiehlt sich ein Ganzkörperprogramm, wie es auf den folgenden Seiten dargestellt wird. Sie können es als Grundlage nutzen und an Ihre Bedürfnisse anpassen – beispielsweise können Sie Übungen für persönliche Schwachstellen ergänzen.

Beim Dehnen sollten Sie folgende Hinweise beachten:

- Beginnen Sie in einer stabilen Ausgangsposition; eine unsichere Position könnte bei einer hohen Dehnintensität dazu führen, dass Sie die optimale Position überschreiten und sich verletzen. Bewegen Sie sich langsam in die Dehnposition hinein, bis Sie den Dehnreiz wahrnehmen. Bei Schmerzen müssen Sie die Dehnung sofort verringern beziehungsweise komplett verlassen.

INFO: DEHNMETHODEN

Die zwei folgenden Dehnmethoden werden von vielen Fitnesssportlern erfolgreich eingesetzt. Sie können die Methoden nach dem Fitnesstraining sowie in speziellen Dehneinheiten nutzen. Sie können sich aber auch vor dem Training gemäß einer dieser statischen Methoden dehnen, vorausgesetzt, dass Sie die jeweilige Dehnposition nur maximal zehn Sekunden halten (sog. Andehnen).

Bei der **Methode »Entspannen – Erweitern«** bewegen Sie sich vorsichtig in eine Position mit leichtem Dehnreiz. Halten Sie diese Position, wobei Sie sich auf die Entspannung des Muskels konzentrieren. Nach einigen Sekunden lässt die Dehnspannung etwas nach, und Sie können dann die Position erweitern, bis Sie einen erneuten Dehnreiz spüren (beim Aufwärmen sollten Sie allerdings auf eine Erweiterung verzichten). Dieses Vorgehen können Sie wiederholen, wobei die mögliche Dehnerweiterung immer geringer wird.

Auch bei der **Methode »Anspannen – Entspannen – Erweitern«** bewegen Sie sich zuerst vorsichtig in die Dehnposition mit leichtem Dehnreiz hinein. Fühlen Sie, wo genau der Dehnreiz erfolgt. Spannen Sie dann die gereizte Muskelgruppe an, und zwar entgegen der Richtung, in welcher Sie die Körperpartie dehnen. Die Spannung erfolgt aber, ohne das Gelenk zu bewegen, d. h. die Dehnposition wird nicht verlassen. Sie können die Spannung in der Luft ausführen oder einen Widerstand wie Wand, Stange, Boden oder Trainingspartner nutzen. Halten Sie die Spannung mit mittlerer Intensität für etwa fünf Sekunden aufrecht. (Von einer kürzeren Anspannung mit voller Intensität wird abgeraten, da dies zu erhöhter Verletzungsgefahr führt.) Nun entspannen Sie den aktivierten Muskel für zwei bis drei Sekunden, ohne die Dehnposition zu verlassen. Danach intensivieren Sie die Position, bis Sie wieder einen leichten Dehnreiz spüren, und wiederholen das »Anspannen, Entspannen und Erweitern«. Beim Aufwärmen können Sie die Dehnposition einmal erweitern; in der Abwärmphase sowie im Dehntraining können Sie dies häufiger ausführen. Bei jedem Durchgang wird die mögliche Erweiterung der Position geringer.

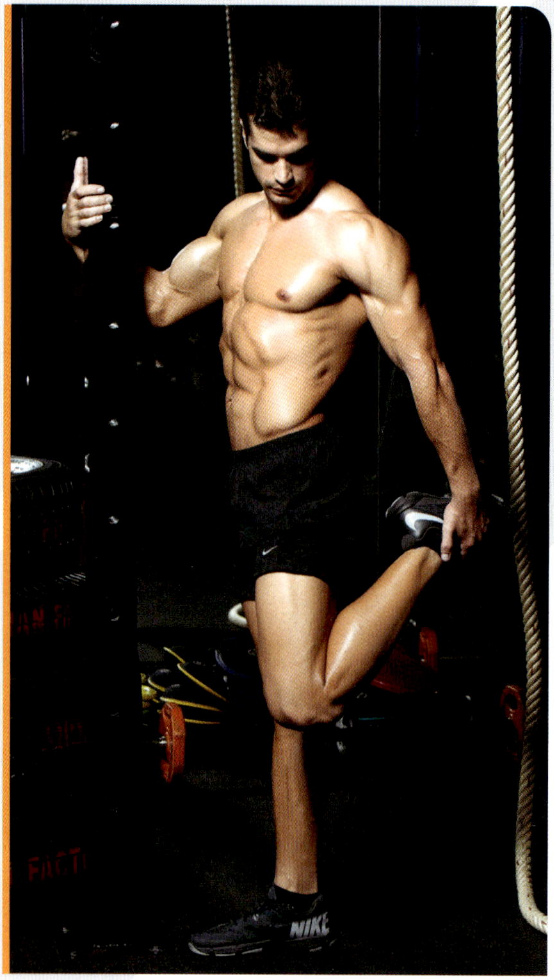

nehmen Sie wahr, wie die Spannung nachlässt. Die Dehnposition erweitern Sie während einer Ausatmung. Nach der Dehnung lösen Sie sich ebenso vorsichtig aus der Position.

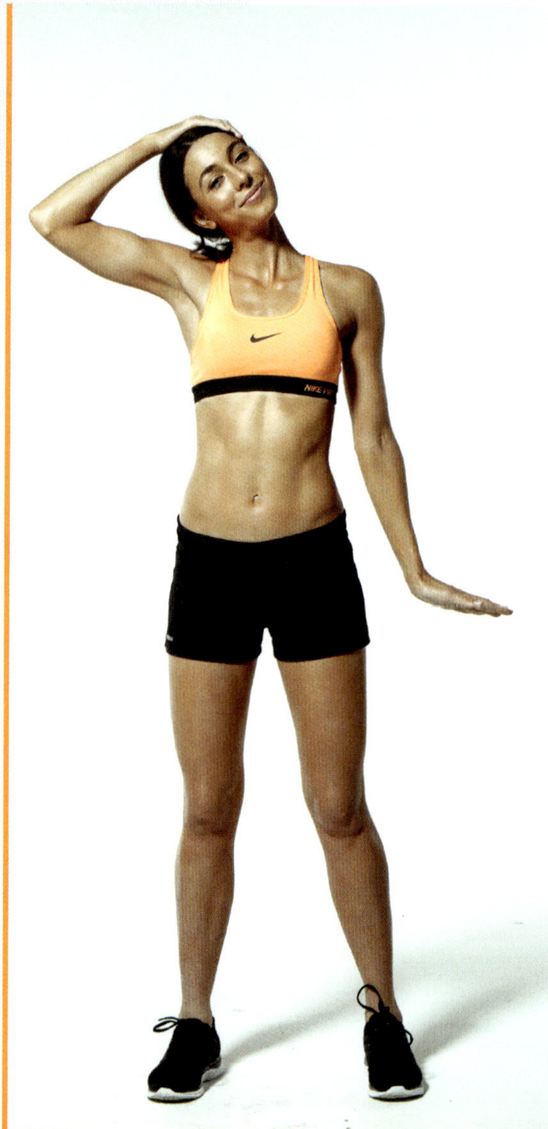

D 1: Dehnung der Hals- und Nackenmuskulatur: Neigen Sie den Kopf zu einer Seite und schieben Sie den Arm der anderen Seite nach unten.

- Die optimale Dehnposition kann sich aufgrund unterschiedlicher Muskelspannung in jeder Trainingseinheit etwas anders darstellen. Es kann also sein, dass Sie den Dehnreiz einmal in einer weniger intensiven Position als bei der vorherigen Trainingseinheit spüren. Nehmen Sie immer die Position ein, die für Sie am Trainingstag geeignet ist.

- Wenn Sie die richtige Position gefunden haben, nutzen Sie eine der vorgestellten Dehnmethoden. Atmen Sie gleichmäßig und konzentrieren Sie sich auf die Dehnung;

Das folgende Programm dehnt häufig verspannte oder verkürzte Muskelgruppen mit einer möglichst geringen Übungsanzahl. Nutzen Sie für diese Übungen entweder die Methode »Entspannen – Erweitern« oder die Methode »Anspannen – Entspannen – Erweitern«. Zum Vordehnen halten Sie die Position etwa 10 Sekunden, beim Nachdehnen 10 bis 20 Sekunden und im Dehntraining mindestens zwanzig Sekunden. Es ist empfehlenswert, jedoch nicht zwingend, den Körper vor den Dehnübungen zu erwärmen; außerdem können Sie den Körper vor dem Dehnen abrollen. Weitere Dehnübungen finden Sie in dem Buch *Best Stretching* (Delp 2008).

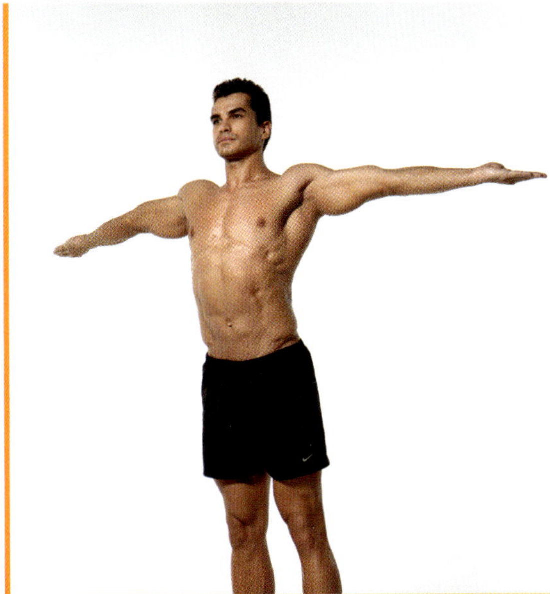

D 2: Dehnung der Brust- und vorderen Oberarmmuskulatur: Im Stand bewegen Sie den Brustkorb vor und die Arme nach hinten.

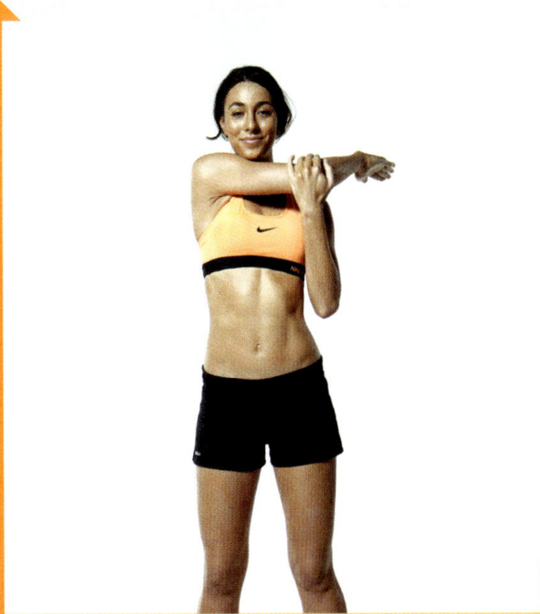

D 3: Dehnung der Schultermuskulatur: Schieben Sie den Arm seitlich am Kopf vorbei nach hinten.

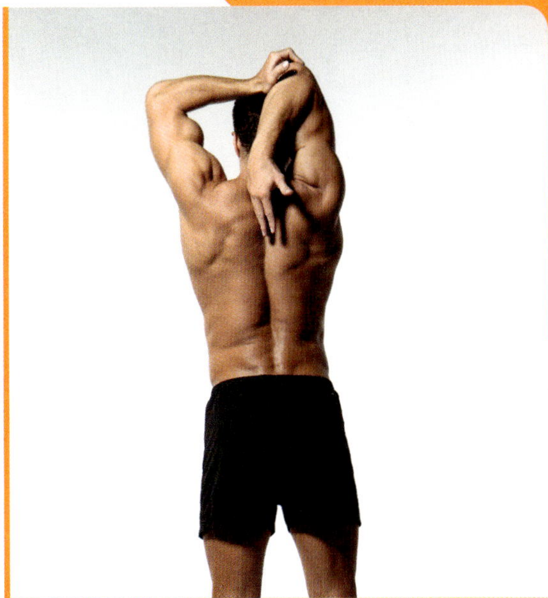

D 4: Dehnung der hinteren Oberarm- und Schultermuskulatur: Bewegen Sie den angewinkelten Arm hinter dem Kopf nach unten.

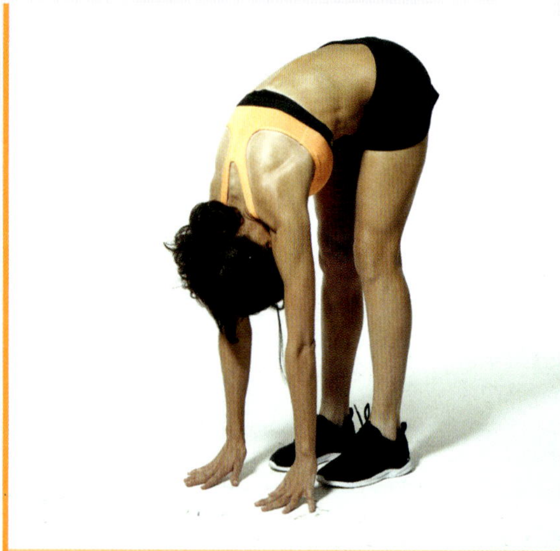

D 5: Dehnung der hinteren Oberschenkel-, Waden- und Rückenmuskulatur: Beugen Sie den Oberkörper bei gestreckten Beinen nach vorne.

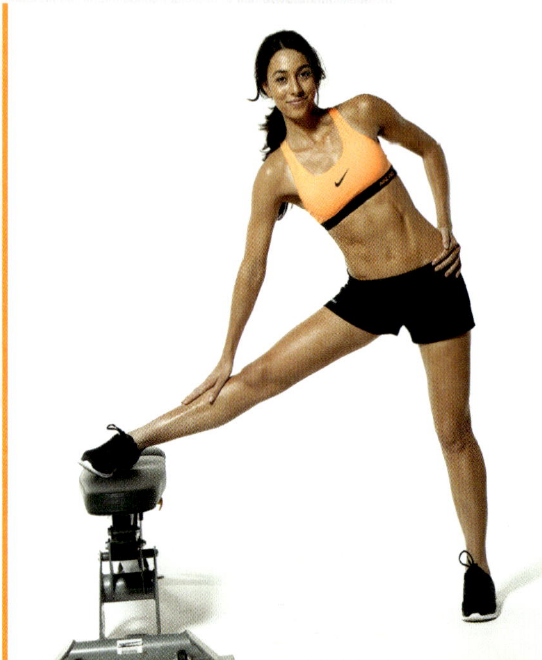

D 7: Dehnung der inneren Oberschenkelmuskulatur: Platzieren Sie einen Fuß seitlich auf die Bank und lehnen Sie den Körper seitlich.

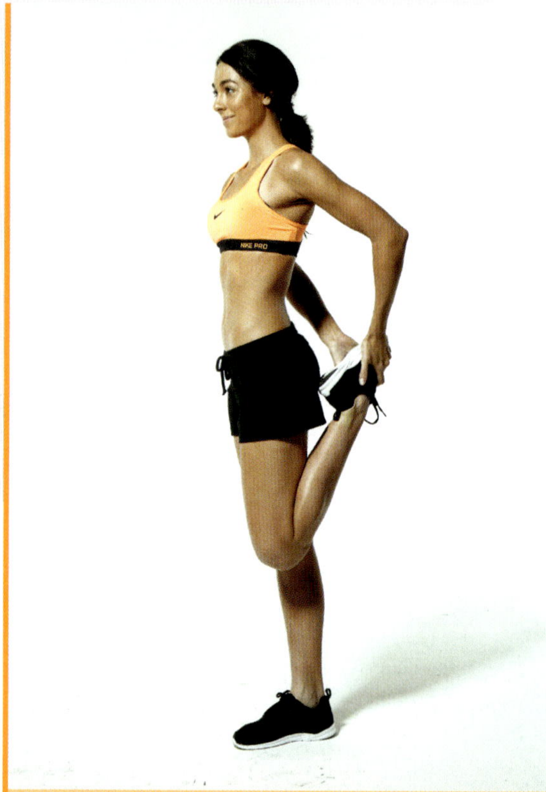

D 6: Dehnung der vorderen Oberschenkelmuskulatur: Ziehen Sie den Unterschenkel an.

WORK-OUT KRAFT A: GANZKÖRPER LEVEL 1 (GRUNDLAGEN)

Bei einigen Übungen müssen Sie testen, ob Sie diese ohne oder mit leichtem Gewicht ausführen; entscheidend ist die korrekte Übungstechnik. Sie können mit Intervallen oder Wiederholungen trainieren oder die Methode abhängig von der Übung auswählen. Es wird davon ausgegangen, dass eine Wiederholung etwa vier (drei bis fünf) Sekunden dauert, wobei diese Angabe zur Orientierung dient und nicht genau eingehalten werden muss (siehe Seite 206).

AUFWÄRMPHASE	
1. KNIEDOMINANTE ÜBUNG BEIDBEINIG	H 44: Beidbeinige Kniebeuge (ohne Gewicht) oder H 45: Beidbeinige Kniebeuge (Squat) mit Armvorstrecken
2. HÜFTDOMINANTE ÜBUNG MIT FAST GESTRECKTEN BEINEN	H 70: Beinrückheben im vorgebeugtem Einbeinstand oder H 71: T-Stand ohne Gewicht oder H 72: Beckenlift mit fast gestreckten Beinen ohne Gewicht
3. DRUCKBEWEGUNGEN NACH VORNE	H 1: Brustdrücken auf Bank (Boden) oder H 5: Fliegende auf Bank (Boden) oder H 7: Liegestütz am Boden
4. ZUGBEWEGUNGEN NACH HINTEN	H 12: Rudern abgestützt auf Bank (Oberschenkel)
5. KNIEDOMINANTE ÜBUNG EINBEINIG	H 51: Ausfallschritt (ohne Gewicht) oder H 53: Rückgleiten in den Ausfallschritt ohne Gewicht oder H 57: Einbeinige Kniebeuge mit abgelegtem Fuß (ohne Gewicht)
6. HÜFTDOMINANTE ÜBUNG MIT ANGEWINKELTEN BEINEN	H 64: Beckenlift (ohne Gewicht) oder H 66: Gesäßtrainer am Boden (ohne Gewicht)
7. DRUCKBEWEGUNGEN NACH OBEN	H 16: Schulterpresse im Stand oder H 19: Schulterpresse im Sitz auf Bank oder H 21: Schwungdrücken
8. ZUGBEWEGUNGEN NACH UNTEN	H 25: Standziehen oder H 27: Klimmzug vereinfacht oder H 29: Ziehen nach unten im Sitz
9. VORRANGIG VORDERE RUMPFMUSKULATUR	H 79: Crunch nach oben ohne Gewicht oder H 81: Crunch nach vorne ohne Gewicht oder H 86: Klappmesser ohne Gewicht
10. VORRANGIG HINTERE RUMPFMUSKULATUR	H 105: Körperanheben ohne Gewicht oder H 106: Oberkörperanheben auf Gymnastikball ohne Gewicht
ABWÄRMPHASE	

- Einsteiger: 2–3 Sätze je Übung, Belastungszeit: 40–60 Sek. je Übungssatz/ Wiederholungen: 10–15 Wdh. je Übungssatz

WORK-OUT KRAFT B: CORE LEVEL 1 (EINSTEIGER)

Bei einigen Übungen müssen Sie testen, ob Sie diese ohne oder mit leichtem Gewicht ausführen. Sie können mit Intervallen oder Wiederholungen trainieren oder die Methode abhängig von der Übung auswählen. Es wird davon ausgegangen, dass eine Wiederholung etwa vier (drei bis fünf) Sekunden dauert (siehe Seite 206). Wenn Sie die drei Stützpositionen noch nicht über die geplante Übungszeit halten können, dann bewegen Sie sich während der Übung in eine leichtere Variante beziehungsweise senken Sie kurz den Körper zum Boden ab; ein Training mit Körperfehlstellungen ist hingegen zu vermeiden.

AUFWÄRMPHASE	
1. VORRANGIG VORDERE RUMPFMUSKULATUR	H 88: Gebeugtes Beinheben im Hängen ohne Gewicht oder H 87: Beinheben in Rückenlage ohne Gewicht oder H 84: Oberkörpersenken mit Drehungen ohne Gewicht oder H 85: Twist mit aufgestellten Füßen (ohne Gewicht) oder H 91: Schwingen von oben nach unten
2. VORRANGIG SEITLICHE RUMPFMUSKULATUR	H 97: Seitliches Oberkörperbeugen im Stand ohne Gewicht oder H 99: Beinanheben in Seitenlage (mit Fußgewicht) oder H 100: Oberkörperanheben in Seitenlage ohne Gewicht
3. VORRANGIG HINTERE RUMPFMUSKULATUR	H 103: Hantelschwingen beidarmig oder H 109: Rumpfdrehen im vorgebeugten Stand ohne Gewicht
4. VORRANGIG VORDERE RUMPFMUSKULATUR	H 89: Frontaler Unterarmstütz
5. VORRANGIG SEITLICHE RUMPFMUSKULATUR	H 93: Seitlicher Unterarmstütz ohne Gewicht
6. VORRANGIG HINTERE RUMPFMUSKULATUR	H 107: Rückwärtiger Unterarmstütz
ABWÄRMPHASE	
• Einsteiger: 2–3 Sätze je Übung, Belastungszeit: 40–60 Sek. je Übungssatz, Belastungszeit Stützposition: 30–60 Sek. je Übungssatz/Wiederholungen: 10–15 Wdh. je Übungssatz	

WORK-OUT KRAFT C: OBERKÖRPER LEVEL 2 (FITNESS)

Sie können mit Intervallen oder Wiederholungen trainieren oder die Methode abhängig von der Übung auswählen. Es wird davon ausgegangen, dass eine Wiederholung etwa vier (drei bis fünf) Sekunden dauert (siehe Seite 206). Falls Sie mehr auf Kraftausdauer als auf Muskelaufbau abzielen, dann wählen Sie lange Intervalle (60 bis 80 Sekunden) beziehungsweise hohe Wiederholungszahlen (15 bis 20 Wdh.).

AUFWÄRMPHASE	
1. KOMBINIERTE ÜBUNG	H 110: Beidbeinige Kniebeuge, dann Schulterpresse oder H 116: Ausfallschritt mit Schulterpresse
2. DRUCKBEWEGUNG NACH VORNE	H 2: Brustdrücken auf Gymnastikball oder H 3: Hantel-Boxen auf Schrägbank oder H 7: Liegestütz auf Kurzhanteln oder H 8: Liegestütz-Walk-over
3. ZUGBEWEGUNG NACH HINTEN	H 9: Rudern vorgebeugt im Stand oder H 10: Abwechselndes Rudern vorgebeugt im Stand oder H 12: Rudern abgestützt auf Gymnastikball oder H 13: Einarmiges Rudern vorgebeugt oder H 14: Rückwärtige Fliegende vorgebeugt im Stand
4. DRUCKBEWEGUNG NACH OBEN	H 16: Abwechselnde Schulterpresse im Stand oder H 17: Front-Drücken im Stand mit Langhantel oder H 20: Arnold-Schulterpresse im Stand oder H 21: Abwechselndes Schwungdrücken oder H 22: Schwungdrücken mit Langhantel
5. ZUGBEWEGUNG NACH UNTEN	H 26: Einarmiges Standziehen ohne Hantel oder H 27: Klimmzug oder H 29: Ziehen nach unten im Sitz auf Gymnastikball
6. ERGÄNZENDE OBERKÖRPER-ÜBUNG	H 30: V-, U-, T-Haltung mit Gewicht-Heben oder H 32: Seit- und Frontheben
7. VORRANGIG VORDERE RUMPFMUSKULATUR	H 83: Roll-out mit Langhantel oder H 79: Crunch nach oben mit Gewicht oder H 88: Gebeugtes Beinheben im Hängen mit Gewicht oder H 85: Twist mit gebeugt angehobenen Beinen mit Gewicht oder H 89: Frontaler Unterarmstütz einarmig oder einbeinig
8. VORRANGIG HINTERE RUMPFMUSKULATUR	H 101: Kreuzheben (Dead-Lift) oder H 102: Schubkarren-Kreuzheben oder H 104: Hantelschwingen einarmig oder H 105: Körperanheben mit Gewicht in den Händen oder H 106: Oberkörperanheben auf Gymnastikball mit Gewicht oder H 107: Rückwärtiger Unterarmstütz mit Beinanheben
ABWÄRMPHASE	

- Leicht Geübte: 2–3 Sätze je Übung, Belastungszeit 32–48 Sek. (60–80 Sek.) je Übungssatz/ Wiederholungen: 8–12 (15–20) Wdh. je Übungssatz

WORK-OUT KRAFT D: BEINE UND GESÄSS LEVEL 2 (FITNESS)

Sie können mit Intervallen oder Wiederholungen trainieren oder die Methode abhängig von der Übung auswählen.Es wird davon ausgegangen, dass eine Wiederholung etwa vier (drei bis fünf) Sekunden dauert (siehe Seite 206). Falls Sie mehr auf Kraftausdauer als auf Muskelaufbau abzielen, dann wählen Sie lange Intervalle (60 bis 80 Sekunden) beziehungsweise hohe Wiederholungszahlen (15 bis 20 Wdh.).

AUFWÄRMPHASE	
1. KOMBINIERTE ÜBUNG	H 117: Ausfallschritt mit Seitheben oder H 113: Beidbeinige Kniebeuge, dann Curl oder H 118: Ausfallschritt, dann Curl
2. KNIEDOMINANTE ÜBUNG BEIDBEINIG	H 45: Beidbeinige Kniebeuge mit Hanteln an den Schultern oder H 47: Sumo-Kniebeuge oder H 49: Front-Kniebeuge oder H 47: Sumo-Kniebeuge oder H 50: Sprung aus der beidbeinigen Kniebeuge (Jump Squat)
3. HÜFTDOMINANTE ÜBUNG MIT ANGEWINKELTEN BEINEN	H 64: Beckenlift mit Gewicht oder H 65: Einbeiniger Beckenlift ohne Gewicht oder H 66: Gesäßtrainer am Boden mit Fußgewicht oder H 67: Gesäßtrainer auf Gymnastikball ohne Fußgewicht
4. KNIEDOMINANTE ÜBUNG EINBEINIG	H 52. Ausfallschritt vorwärts und rückwärts oder H 53: Rückgleiten in den Ausfallschritt oder H 54: Diagonaler Ausfallschritt oder H 55: Ausfallschritt rückwärts nach innen ohne Gewicht oder H 57: Einbeinige Kniebeuge mit abgelegtem Fuß mit Gewicht
5. HÜFTDOMINANTE ÜBUNG MIT FAST GESTRECKTEN BEINEN	H 68: Kreuzheben mit fast gestreckten Beinen oder H 71: T-Stand mit Gewicht oder H 72: Beckenlift mit fast gestreckten Beinen mit Gewicht oder H 73: Einbeiniger Beckenlift mit fast gestrecktem Bein ohne Gewicht
6. ERGÄNZENDE BEINÜBUNG	H 76: Fersenheben beidbeinig oder H 77: Gehen auf Zehen ohne Gewicht (Farmers Walk) oder H 78: Zehenanziehen im Stand

7. VORRANGIG SEITLICHE RUMPFMUSKULATUR	H 97: Seitliches Oberkörperbeugen mit hochgehaltenem Gewicht oder H 98: Seitliches Oberkörperbeugen mit hängendem Gewicht oder H 95: Rotation ohne Gewicht im seitlichen Unterarmstütz oder H 93: Seitlicher Unterarmstütz mit Gewicht oder H 94: Seitlicher Handstütz ohne Gewicht oder H 100: Oberkörperanheben und Knieanziehen in Seitenlage
ABWÄRMPHASE	
• Leicht Geübte: 2–3 Sätze je Übung, Belastungszeit 32–48 Sek. (60–80 Sek.) je Übungssatz/ Wiederholungen: 8-12 (15-20) Wdh. je Übungssatz	

WORK-OUT KRAFT E: DRUCK LEVEL 3 (FITNESS INTENSIV)

Sie können wählen, ob Sie die Übungen mit Intervallen oder Wiederholungen ausführen oder die Methode abhängig von der Übung wählen. Es wird davon ausgegangen, dass eine Wiederholung etwa vier (drei bis fünf) Sekunden dauert (siehe Seite 206). Sie können auch Übungen einsetzen, die bereits mit weniger Trainingserfahrung (Level 1 bis 2) ausführbar sind, indem Sie das Gewicht entsprechend anpassen.

AUFWÄRMPHASE	
1. KOMBINIERTE ÜBUNG	H 111: Beidbeinige Kniebeuge, dann einarmige Schulterpresse oder H 112: Einbeinige Kniebeuge, dann Schulterpresse oder H 119: Ausfallschritt mit Curl, dann Schulterpresse oder H 114: Beidbeinige Kniebeuge, dann Curl, dann Schulter-presse
2. KNIEDOMINANTE ÜBUNG BEIDBEINIG	H 44: Beidbeinige Kniebeuge auf instabilem Untergrund oder H 46: Beidbeinige Kniebeuge mit hochgestrecktem Arm oder H 50: Sprung aus der beidbeinigen Kniebeuge (Jump Squat) mit Gewicht
3. DRUCKBEWEGUNG NACH VORNE	H 2: Abwechselndes Brustdrücken auf Gymnastikball oder H 4: Hantel-Boxen auf Gymnastikball oder H 7: Liegestütz auf Kurzhanteln mit einem Fuß angehoben oder H 8: Liegestütz-Seitsprung

4. KNIEDOMINANTE ÜBUNG EINBEINIG	H 58: Einbeinige Kniebeuge oder H 59: Einbeinige Kniebeuge auf instabilem Untergrund oder H 60: Sprung aus der einbeinigen Kniebeuge oder H 51: Ausfallschritt mit hochgestrecktem(n) Arm(en) oder H 55: Ausfallschritt rückwärts nach innen
5. DRUCKBEWEGUNG NACH OBEN	H 24: Schwungdrücken mit Seitdrehung oder H 23: Einarmiges Schwungdrücken oder H 18: Schulterpresse auf instabilem Untergrund oder H 20: Einarmige Arnold-Schulterpresse
6. ERGÄNZENDE ARMÜBUNG	H 40: Beidarmiges Armstrecken im vorgebeugten Stand oder H 41: Armstrecken nach hinten in Bauchlage
7. VORRANGIG VORDERE RUMPFMUSKULATUR	H 83: Roll-out weit mit Langhantel oder H 80: Crunch nach oben auf Gymnastikball mit Gewicht oder H 82: Oberkörperanheben mit Gewicht oder H 88: Gestrecktes Beinheben im Hängen mit Gewicht oder H 89: Frontaler Unterarmstütz mit Gewichtanheben
8. VORRANGIG SEITLICHE RUMPFMUSKULATUR	H 95: Rotation mit Gewicht im seitlichen Unterarmstütz oder H 96: T-Stütz mit Gewicht oder H 94: Seitlicher Handstütz mit hochgehaltenem Gewicht oder H 100: Oberkörperanheben in Seitenlage auf Gymnastikball
ABWÄRMPHASE	

- Fortgeschrittene: 2–3 Sätze je Übung, Belastungszeit 32–48 Sek. je Übungssatz/ Wiederholungen: 8–12 Wdh. je Übungssatz

WORK-OUT KRAFT F: ZUG LEVEL 3 (FITNESS INTENSIV)

Sie können wählen, ob Sie die Übungen mit Intervallen oder Wiederholungen ausführen oder die Methode abhängig von der Übung wählen. Es wird davon ausgegangen, dass eine Wiederholung etwa vier (drei bis fünf) Sekunden dauert (siehe Seite 206). Sie können auch Übungen einsetzen, die bereits mit weniger Trainingserfahrung (Level 1 bis 2) ausführbar sind, indem Sie das Gewicht entsprechend anpassen (siehe »Bizeps-Curl«).

AUFWÄRMPHASE	
1. SCHNELLKRAFTÜBUNG	H 129: Einarmiges Reißen vom Boden oder H 130: Einarmiges Reißen vom Boden mit Kniebeuge oder H 128: Beidarmiges Reißen vom Boden oder H 127: Einarmiges Hochziehen vom Boden
2. ZUGBEWEGUNG NACH HINTEN	H 11: Rudern vorgebeugt im Einbeinstand oder H 12: Rudern abgestützt im Einbeinstand oder H 13: Einarmiges Rudern vorgebeugt im Einbeinstand oder H 124: Rudern im T-Stand oder H 126: Rudern vorgebeugt und Kreuzheben mit fast gestreckten Beinen
3. HÜFTDOMINANTE ÜBUNG MIT ANGEWINKELTEN BEINEN	H 64: Beckenlift auf instabilem Untergrund mit Gewicht oder H 65: Einbeiniger Beckenlift auf instabilem Untergrund oder H 67: Gesäßtrainer auf Gymnastikball mit Fußgewichten
4. ZUGBEWEGUNG NACH UNTEN	H 28: Klimmzug mit Gewicht oder H 123: Klimmzug mit Beinheben und Gewicht oder H 26: Einarmiges Standziehen mit Kurzhantel
5. HÜFTDOMINANTE ÜBUNG MIT FAST GESTRECKTEN BEINEN	H 68: Einarmiges Kreuzheben mit fast gestreckten Beinen oder H 69: Einbeiniges Kreuzheben mit fast gestrecktem Bein oder H 71: T-Stand mit Kurzhantel und Fußgewicht oder H 73: Einbeiniger Beckenlift mit fast gestrecktem Bein mit Gewicht
6. ERGÄNZENDE OBERKÖRPER-ÜBUNG	H 30: V-, U-, T-Haltung mit Gewicht (auf Gymnastikball)
7. ERGÄNZENDE ARMÜBUNG	H 38: Konzentrations-Curl im Stand oder H 36: Bizeps-Curl im Stand
8. VORRANGIG HINTERE RUMPFMUSKULATUR	H 101: Einarmiges Kreuzheben (Dead-Lift) oder H 102: Einarmiges Schubkarren-Kreuzheben oder H 105: Körperanheben mit Gewicht in Händen und an Füßen oder H 106: Oberkörperanheben mit gestreckten Armen mit Gewicht oder H 108: Rückwärtiger Handstütz mit Beinanheben
ABWÄRMPHASE	

- Fortgeschrittene: 2–3 Sätze je Übung, Belastungszeit 32–48 Sek. je Übungssatz/ Wiederholungen: 8–12 Wdh. je Übungssatz

4. ERFOLGSKONTROLLE

Damit Sie mit dem Hanteltraining langfristig erfolgreich sind, ist es wichtig, dass Sie Ihr Training planen und Ihre Trainingsergebnisse überprüfen. Wie detailliert Sie dabei vorgehen, ist abhängig von Ihren Trainingszielen. Falls die Entwicklung Ihrer optischen Erscheinung für Sie nicht entscheidend ist und die Verbesserung der körperlichen Leistungsfähigkeit das primäre Trainingsziel darstellt, dann genügt es, ein Trainingsbuch zu führen und von Zeit zu Zeit das Gewicht zu kontrollieren. Ist jedoch auch die optische Entwicklung ein wichtiges Kriterium für Sie, dann sollten Sie regelmäßig Körperfotos anfertigen lassen und Ihre Körpermaße überprüfen.

Körperfotos

Um die Entwicklung der Körperproportionen einschätzen zu können, lassen Sie sich am besten regelmäßig fotografieren. Eine eigene Einschätzung über den Blick in den Spiegel ist weniger hilfreich, da hierbei viele Faktoren (beispielsweise Lichtverhältnisse, Spiegelqualität) das Ergebnis beeinflussen.

Für Körperfotos lassen Sie sich in Badekleidung oder Unterwäsche von vorne, von hinten und der Seite fotografieren – am besten vor einer weißen Wand. Stellen Sie sich aufrecht mit schulterbreitem Stand, geraden Schultern und gleichmäßiger Gewichtsverteilung auf beide Füße hin. Die Arme hängen an den Körperseiten nach unten. Die Fotos sollten möglichst vor gleichem Hintergrund und mit gleichen Rahmenbe-

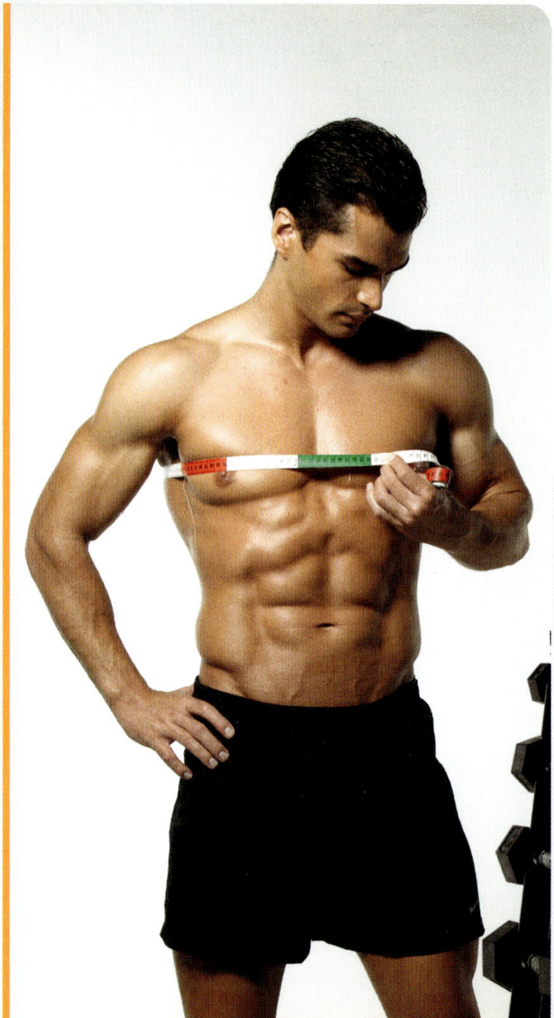

Bei dem Trainingsziel »Körperfettreduktion« ist regelmäßiges Überprüfen der Körperproportionen empfehlenswert.

dingungen erfolgen (Tageszeit, Lichtverhältnisse, Abstand zur letzten Trainingseinheit und Nahrungsaufnahme). Denn ist der Körper einmal vom Training »aufgepumpt« und das andere Mal nicht, dann haben die Fotos wenig Aussagekraft.

Wiegen

Damit Sie aussagekräftige Informationen erhalten, ist es wichtig, dass Sie sich in regelmäßigen Abständen und unter möglichst gleichen Voraussetzungen wiegen; ansonsten können die Ergebnisse leicht zu falschen Schlüssen führen.

Wiegen Sie sich am besten morgens zur etwa gleichen Uhrzeit, direkt nach dem Aufstehen und Toilettengang, ohne vorher etwas getrunken zu haben. Wenn Sie die Möglichkeit haben, dann nutzen Sie eine Waage, die auch den Körperfettanteil ermittelt. Denn das Körpergewicht kann trotz regelmäßigen Trainings gleich bleiben oder sogar steigen, wenn sich zwar das Körperfett reduziert, sich aber gleichzeitig die Muskulatur aufbaut.

Wie schnell sich das Körperfett reduziert, hängt von körperlicher Ausgangssituation, Ernährung, Trainingsintensität und -planung, aber auch von Alter und Rahmenbedingungen wie Erholung und Stress ab. Grundsätzlich lässt sich sagen, dass pro Monat bei einer sinnvollen Trainingsgestaltung 2 bis 3 Prozent Körperfett abgebaut werden können, solange noch über 10 Prozent Körperfett vorhanden sind; je weniger Körperfett Sie besitzen, desto schwieriger wird der Abbau.

Körpermaße

Das Vermessen der Körperproportionen liefert verlässliche Ergebnisse über die Entwicklung der körperlichen Erscheinung. Auch hier gilt, dass die Messungen zur gleichen Tageszeit und unter möglichst gleichen Voraussetzungen erfolgen müssen; das Messen morgens direkt nach dem Aufstehen liefert verlässliche Ergebnisse. Messen Sie jedoch Ihre Körperproportionen nicht zu oft (einmal pro Woche genügt), da Veränderungen Zeit benötigen und Sie sich keinem unnötigen Stress aussetzen sollten, der dazu führt kann, dass Sie den Spaß am Training verlieren.

Messen Sie den Brustumfang (Höhe der Brustwarzen), Bauchumfang (Höhe des Bauchnabels) und Hüftumfang (z. B. Höhe der Hüftknochen). Zusätzlich können Sie die Oberarme bei angespanntem Bizeps und auch die Oberschenkel und die Waden vermessen. Bei hohem Körperfettanteil sollten sich die Maße in den ersten Trainingsmonaten an allen Stellen verringern; bei bereits sportlicher Erscheinung gilt, dass sich der Bauchumfang und gegebenenfalls auch der Hüftumfang verringern und die anderen Umfänge vergrößern sollen. Ob dies stark oder weniger stark passiert, ist abhängig vom Trainingsziel und der dementsprechend gewählten Trainingsmethode sowie der Ernährungsgestaltung.

Trainingsbuch

Ein Trainingsbuch verdeutlicht die Fortschritte und hilft, eine Stagnation der Leistung zu erkennen und dieser entgegenzusteuern. In den ersten Monaten des Trainings werden die Fortschritte noch recht leicht erkennbar sein, doch je länger Sie trainieren, desto komplexer wird das Training. Auch die Leistungssteigerungen werden langsamer eintreten. Es ist wichtig, dass Sie die Trainingsdetails beobachten, um sicherzustellen, dass Sie sich auf dem richtigen Weg befinden und Ihre körperlichen und sportlichen Ziele erreichen.

Ein Trainingsbuch ist auch eine großartige Motivationshilfe, wenn Sie mal keine Lust auf das Training verspuren. Lesen Sie das Buch und machen Sie sich bewusst, was Sie bereits erreicht haben. Dies wird Sie motivieren, dass Training fortzuführen.

Als Trainingsbuch können Sie ein einfaches Heft nutzen und in diesem die Notizen eintragen. Sie können aber auch ein Ringbuch verwenden und am Computer entworfene Übungsseiten einheften oder alle Aufzeichnungen in einer Datei im Computer festhalten. Für jede Trainingsperiode sollten Sie die Trainingsziele eintragen sowie die Planung zur Zielerreichung. Zu jeder Trainingseinheit werden dann die wichtigsten Eckdaten festgehalten.

- Mögliche Notizen vor dem Training: Datum, Uhrzeit, körperliche Verfassung, Gewicht, Ernährung.
- Mögliche Notizen zu der Trainingseinheit: Übungen, Intensität/Gewicht/Widerstand, Intervalllänge/Wiederholungen, Satzzahlen, Pausendauer, Gesamtdauer, Trinken, Snack.
- Mögliche Notizen nach dem Training: Regenerationsgestaltung, Ernährung, körperlicher Zustand nach dem Training, Schlaf, körperlicher Zustand am Folgetag.

Tragen Sie in Ihrem Übungsplan die Gewichte für einen Trainingszyklus so ein, dass Sie die gewählten Übungen über die geplante Intervalldauer beziehungsweise Wiederholungsanzahl im ersten Satz zwar angestrengt, aber noch technisch korrekt ausführen können. Ist eine Übung zu einfach oder aber nicht korrekt bis zum Ende des Übungssatzes möglich, dann passen Sie das Hantelgewicht entsprechend an. Nehmen Sie sich Zeit, um nach der ersten Trainingseinheit eines Zyklus die Werte zu optimieren; denn diese Angaben sind die Grundlage für die nächste Übungseinheit ebenso wie für die Erfolgskontrolle des geplanten Trainingszyklus.

Jedem Fitnesssportler steht frei, wie weit er ins Detail geht. Einigen Sportlern ist eine detaillierte Aufzeichnung zu aufwendig und sie halten nur die grundlegenden Daten fest; anderen Sportlern macht es Spaß, alle möglichen Daten zu notieren. Es sollten aber zumindest die ausgeführten Übungen und deren Intensitäten festgehalten werden. Wählen Sie eine Gestaltungsmethode für das Trainingsbuch, die Ihren individuellen Bedürfnissen gerecht wird.

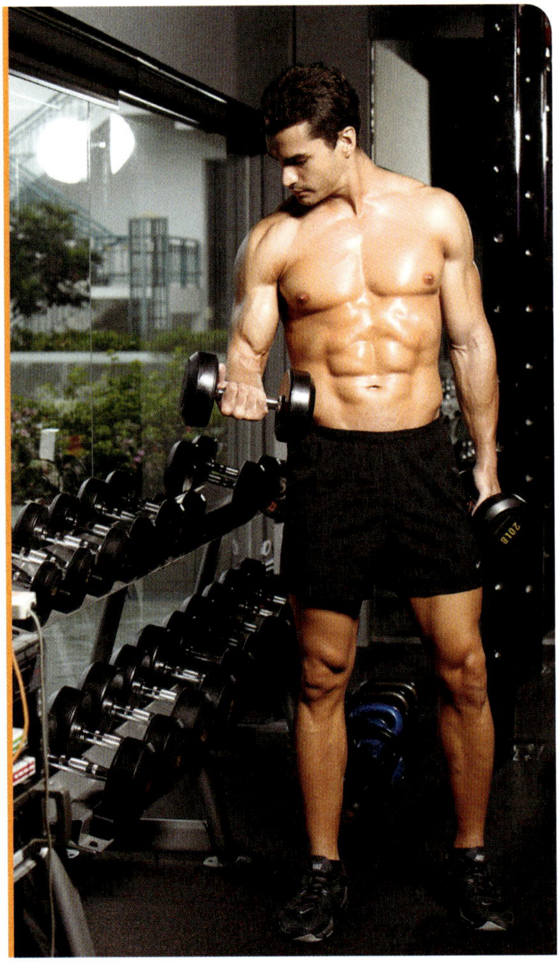

LITERATUR

- Arndt, K.: Erfolgsorientiertes Hanteltraining, Arnsberg 2013.
- Boyle, M.: Functional Training, München, 5. Aufl., 2013.
- Campbell, A.: Das Men's Health Muskelbuch, 2. Aufl., München 2014.
- Delp, C.: Medizinball-Training, München, 2015.
- Delp, C.: Dehnen für Kampfsportler, 2. Aufl., Stuttgart 2014.
- Delp, C.: Kickboxen Basics, 2. Aufl., Stuttgart 2014.
- Delp, C.: Perfektes Training für Bauch und Rücken, Stuttgart 2013.
- Delp, C.: Fitness für Kampfsportler, 3. Aufl., Stuttgart 2013.
- Delp, C.: Muay Thai DVD – Training mit Weltmeistern, Lampertheim 2013.
- Delp, C.: Thai-Boxen Training, Stuttgart 2012.
- Delp, C.: Das große Fitnessbuch, Stuttgart 2011.
- Delp, C.: Perfektes Hanteltraining, 4. Aufl., Stuttgart 2011.
- Delp, C.: Thai-Boxen basics, 2. Aufl., Stuttgart 2011.
- Delp, C.: Best Stretching. Dehn-Übungen für alle Sportarten, 2. Aufl., Stuttgart 2008.
- Manocchia, P.: Anatomy of Strength Training, Heatherton (Australia) 2009.
- Verstegen, M.: Jeder Tag zählt, München 2014.

INTERNETADRESSEN

www.functional-training-magazin.de
www.trainingsworld.com

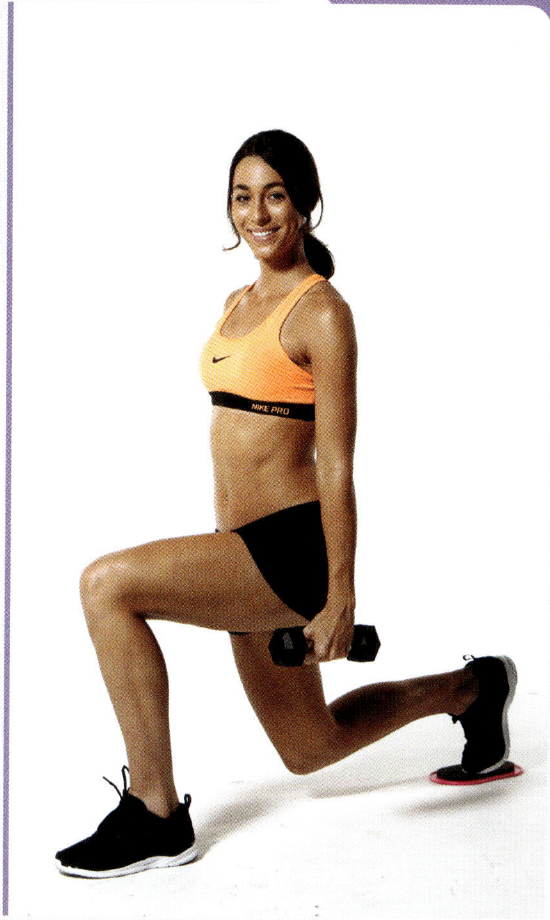

DANK

Ich danke Christian Jund (Riva) für die Unterstützung bei der Verwirklichung meiner Buchprojekte, Julia Jochim (Riva) und Klaus Bartelt für die gute Zusammenarbeit beim Lektorat, Daniel Förster für den Satz sowie dem Fotografen Nop und den Fitnessmodels Danielle, Artem, Mark und John für die angenehmen Fotoshootings.

Auch möchte ich Chalomejit Looktarn Junkate, in deren Fitnessstudio »Hot Man Factory« in Bangkok einige der Aufnahmen gemacht wurden, für ihre Unterstützung danken.

Hot Man Factory,
21/85–86 Level 1, (RCA) Phetchaburi Road,
Rama 9, Bangkapi,
Bangkok, Thailand 10240
www.hotmanfactory.com

Die Ausrüstung für das Fotoshooting wurde von der Firma ***Perform Better*** zur Verfügung gestellt:
Perform Better · www.perform-better.de

BUCHTEAM

Darsteller

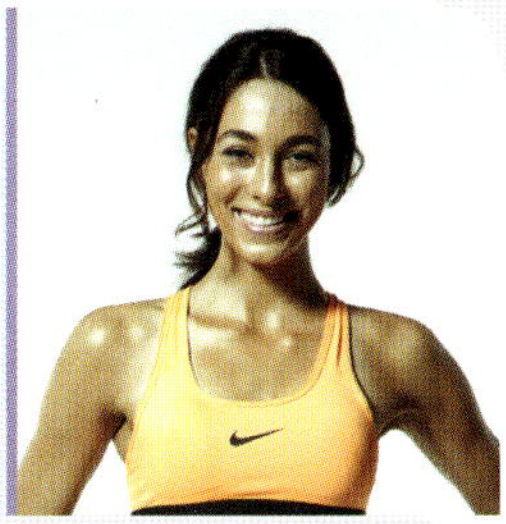

Danielle Robertson,
Model und Fitnesssportlerin

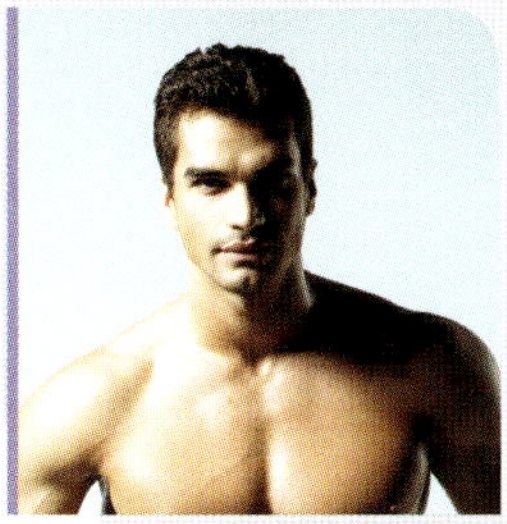

Artem Golubev, Fitnessmodel und Trainer für Functional Fitness

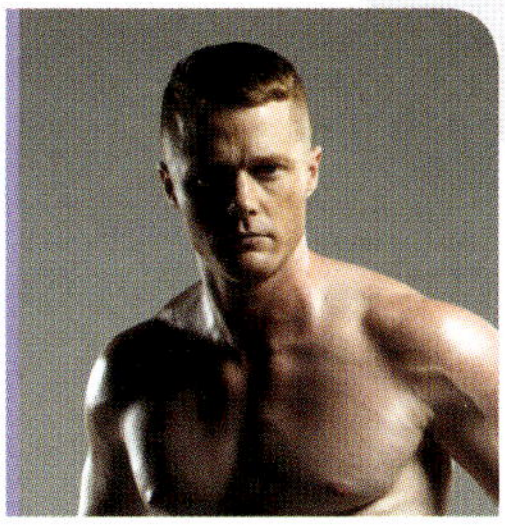

Mark Abbott, Fitness Presenter für Reebok und Fitwhey

Weitere abgebildete Sportler:
John S. (Fitnessmodel) und Christoph Delp

Autor

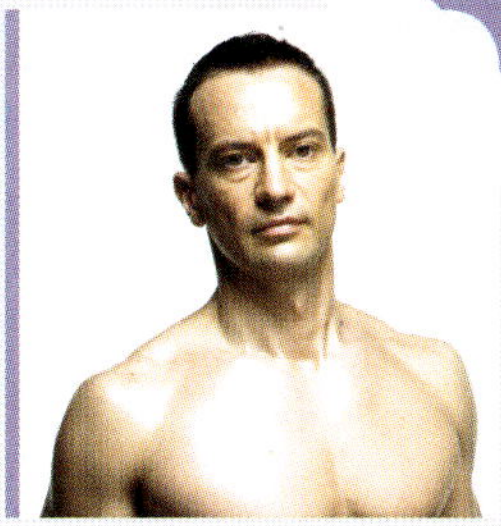

Christoph Delp,
Autor, Diplom-Betriebswirt,
Trainer für Functional Fitness und Muay Thai (Thai-Boxen) in Bangkok

www.christophdelp.de
www.muaythai-dvd.com
www.youtube.com/muaythaidvd

Fotograf

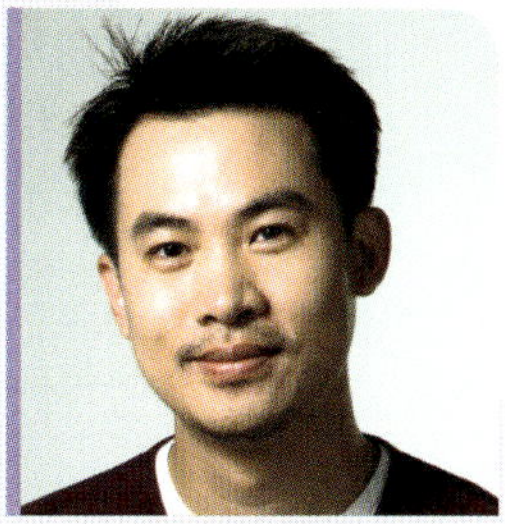

Alle Fotos von
Nopphadol Viwatkamolwat.
www.astudioonline.com

ÜBUNGSLISTE

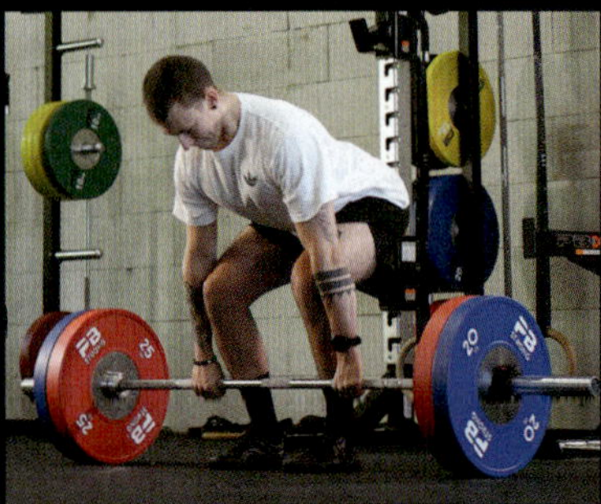

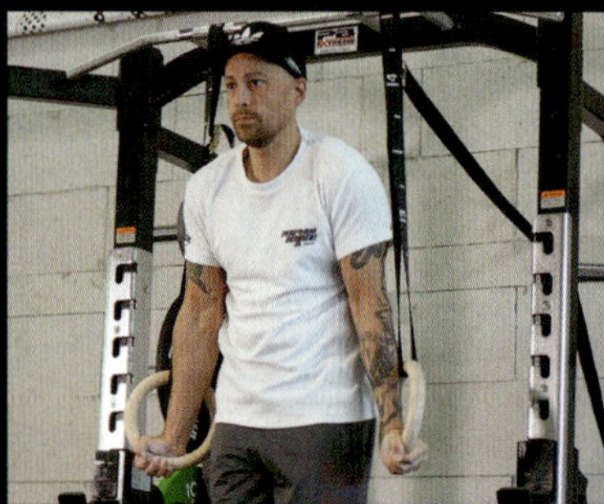

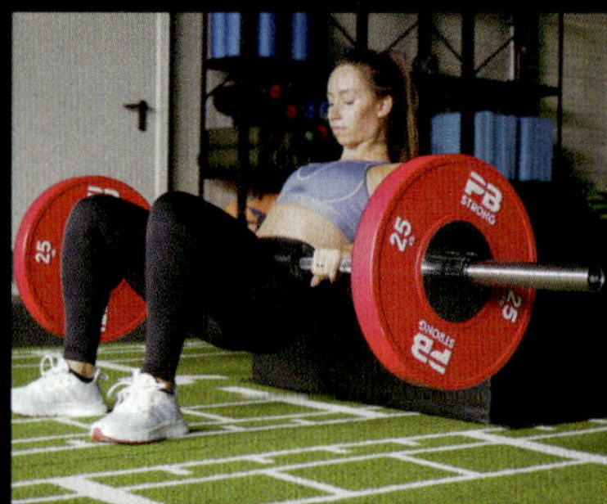

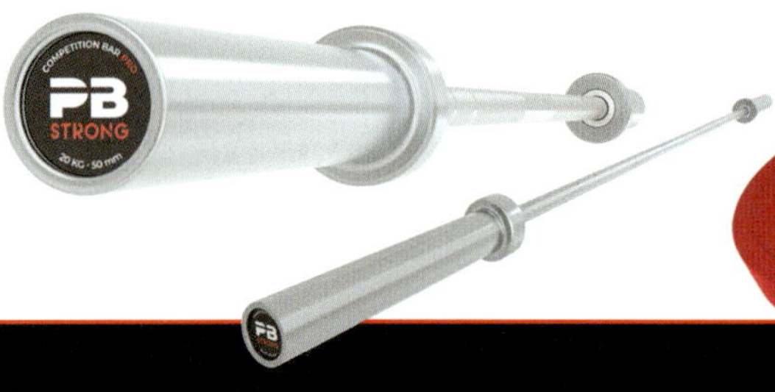
PB
STRONG

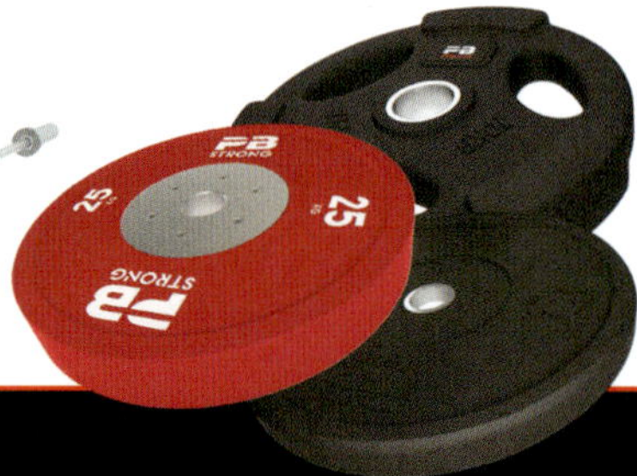
25
PB
STRONG

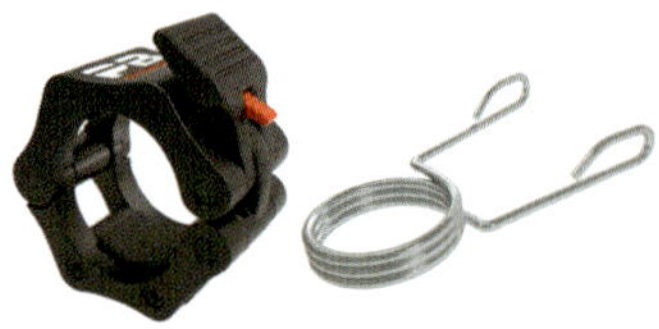

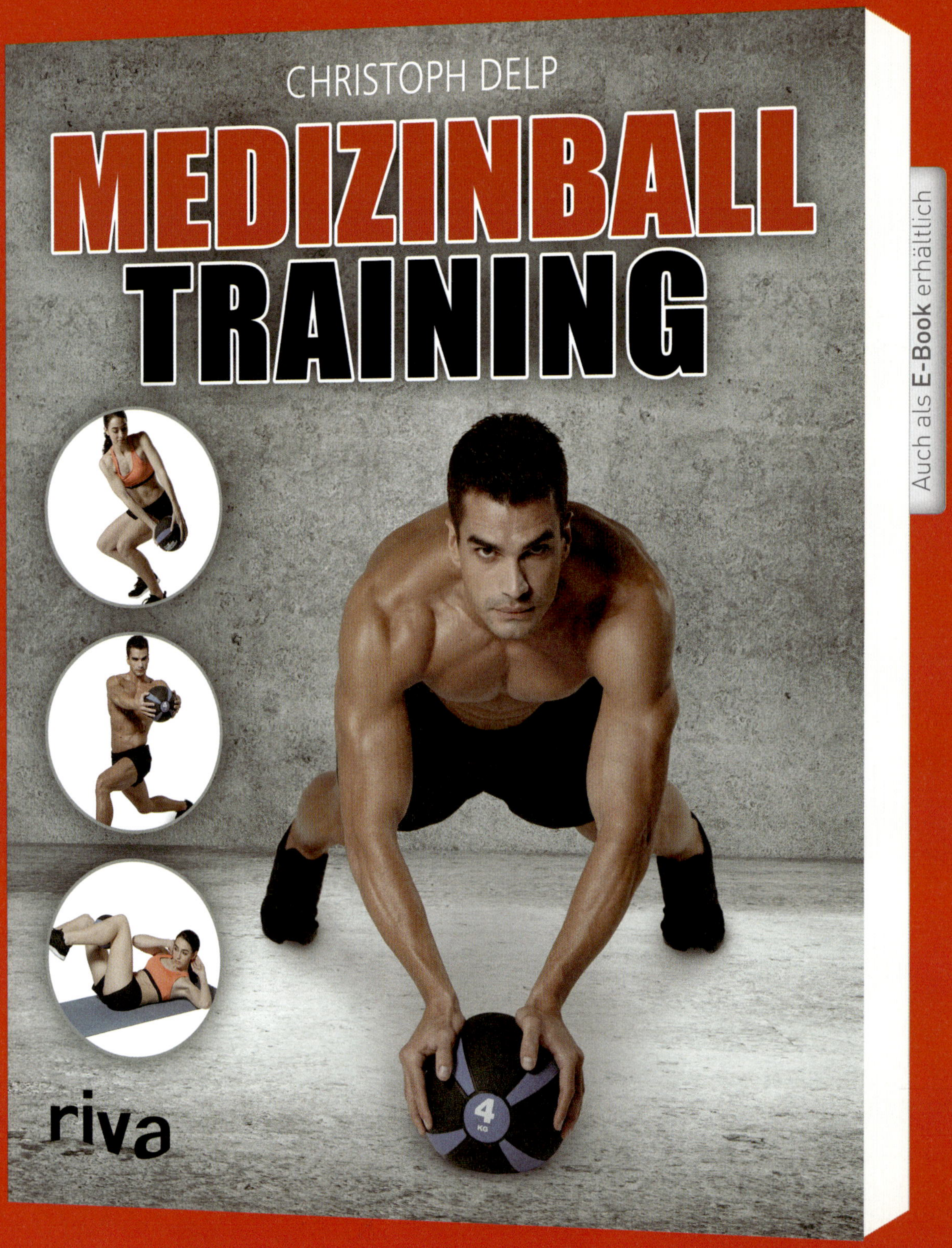
CHRISTOPH DELP
MEDIZINBALL
TRAINING
riva
Auch als E-Book erhältlich

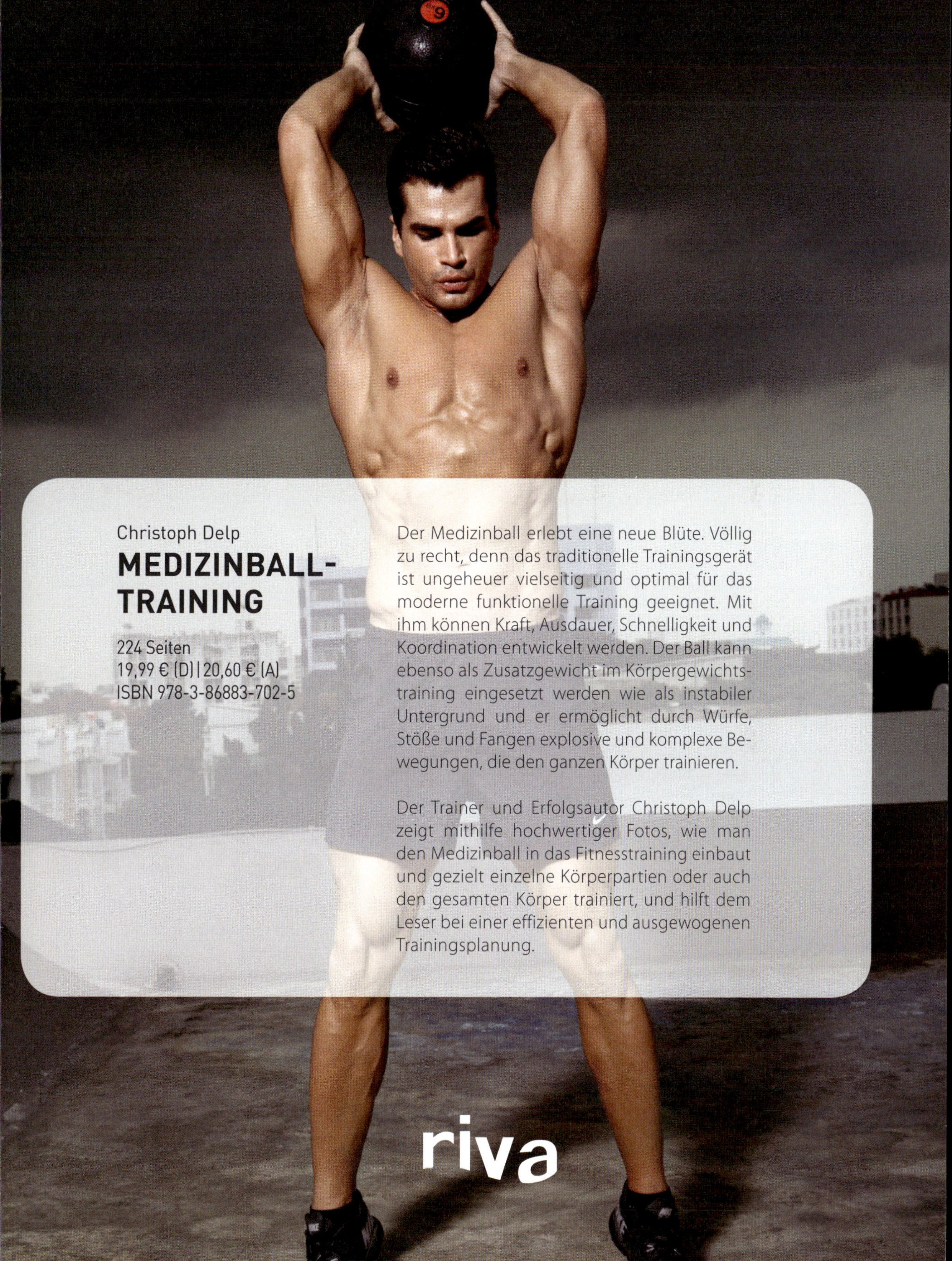
Christoph Delp
MEDIZINBALL-
TRAINING
224 Seiten
19,99 € (D) | 20,60 € (A)
ISBN 978-3-86883-702-5
Der Medizinball erlebt eine neue Blüte. Völlig zu recht, denn das traditionelle Trainingsgerät ist ungeheuer vielseitig und optimal für das moderne funktionelle Training geeignet. Mit ihm können Kraft, Ausdauer, Schnelligkeit und Koordination entwickelt werden. Der Ball kann ebenso als Zusatzgewicht im Körpergewichtstraining eingesetzt werden wie als instabiler Untergrund und er ermöglicht durch Würfe, Stöße und Fangen explosive und komplexe Bewegungen, die den ganzen Körper trainieren.
Der Trainer und Erfolgsautor Christoph Delp zeigt mithilfe hochwertiger Fotos, wie man den Medizinball in das Fitnesstraining einbaut und gezielt einzelne Körperpartien oder auch den gesamten Körper trainiert, und hilft dem Leser bei einer effizienten und ausgewogenen Trainingsplanung.
riva